Gerhard Fürstler · Clemens Hausmann

Psychologie und Sozialwissenschaft für Pflegeberufe 1

Gerhard Fürstler
Clemens Hausmann

Psychologie und Sozialwissenschaft für Pflegeberufe 1

Grundlagen der Psychologie

Entwicklungspsychologie

Pädagogik

Sozialhygiene

Facultas Universitätsverlag

Der Abschnitt „Grundlagen der Psychologie" wurde von C. Hausmann verfaßt. G. Fuerstler ist Autor der Abschnitte „Entwicklungspsychologie", „Pädagogik" und „Sozialhygiene".

Die Abbildungen auf Seite 41 stammen aus Zimbardo, P. und Gerrig, R.: (1995) Psychologie, 7., neu übersetzte und bearbeitete Auflage, Springer, Berlin, Abb. 3.19., Seite 131, und 3.32., 142; die Abbildungen auf den Seiten 42 und 115 stammen aus Herkner, W.: (1992) Psychologie, 2. Auflage, Springer, Berlin, Abb. 13, Seite 24, und 135, Seite 301. Mit freundlicher Genehmigung des Springer Verlags.

Die Deutsche Bibliothek – CIP-Einheitsaufnahme

Fürstler, Gerhard, Hausmann, Clemens: Psychologie und Sozialwissenschaft für Pflegeberufe : Band 1: Grundlagen der Psychologie, Entwicklungspsychologie, Pädagogik und Sozialhygiene / von Gerhard Fürstler und Clemens Hausmann. -
Wien : Facultas, 2000
ISBN 3-85076-495-8

Facultas Universitätsverlag, Berggasse 5, A-1090 Wien

Umschlaggestaltung: Haller + Haller
Umschlagfoto: Images Colour / Contrast
Lektorat und Layout: Mediendesign Wien
Druck: Facultas AG
Printed in Austria
ISBN 3-85076-495-8

Vorwort

Die Entstehung dieses Buches geht zurück auf den neuen Lehrplan für die österreichischen Gesundheits- und Krankenpflegeschulen (1998). Der Bereich Psychologie (das Fach „Soziologie, Psychologie, Pädagogik und Sozialhygiene“) wurde dabei von uns ausgearbeitet.

Auftraggeber war das Österreichische Bundesinstitut für Gesundheitswesen (ÖBIG). In der Folge ergab sich die Möglichkeit, diese Themen in Form dieses Lehrbuchs zu publizieren. Wir danken Frau Ingrid Rottenhofer, der verantwortlichen Projektkoordinatorin im ÖBIG, sowie Herrn Dr. Michael Huter, dem Verlagsleiter des Wiener Universitätsverlages. Besonderer Dank gilt auch Frau Dr. Christa Hanten für die überaus korrekte Lektorentätigkeit.

Unser Dank gilt weiters jenen Personen, die durch ihre Anregungen, Hinweise und Rückmeldungen geholfen und uns vor allem ihre kostbare Zeit zur Verfügung gestellt haben. Wesentlich zum Gelingen dieses Buches beigetragen haben: Brigitte Grabner, Michaela Schernthanner, Martin Oberbauer, Elisabeth Fürstler sowie Ursula und Signe Fürstler.

Schließlich danken wir den Direktorinnen, Kolleginnen und Kollegen der Schulen für Gesundheits- und Krankenpflege in Krems und Schwarzach sowie den vielen SchülerInnen, Kurs- und SeminarteilnehmerInnen für den lebendigen Austausch über die Inhalte diese Buches. Ohne sie wäre es nicht zu Stande gekommen.

Wien und Salzburg, im Sommer 1999

Gerhard Fürstler
Clemens Hausmann

Inhalt

1. Einführung

1.1. Bedeutung der Psychologie für Pflegeberufe

Psychologie ist eine wesentliche Grundlage der Gesundheits- und Krankenpflege. Im Umgang mit pflegebedürftigen Menschen unterstützt sie das Erkennen der psychischen Situation von Patienten, Heimbewohnern und Angehörigen, aber auch von Kollegen, Vorgesetzten und von sich selbst. Weiters ermöglicht sie das tiefergehende Verstehen von Einstellungen, Verhaltensweisen und Reaktionen anderer Menschen sowie von sich selbst. Schließlich bildet sie die Grundlage für angemessenes Handeln auch in psychologisch heiklen Situationen.

Im Kontext der Pflege stellt die Psychologie immer wieder folgende drei Fragen:

1. Was ist da? – d.h. in welcher psychischen Verfassung befindet sich eine Person, was denkt und fühlt sie, was tut sie, welche Bedürfnisse äußert sie usw.
2. Warum ist es da? – d.h. was sind die Gründe für bestimmte Gefühle, Reaktionen, Handlungen etc.
3. Was kann man sinnvollerweise tun? – d.h. wie kann man eine Person psychologisch unterstützen, wie kann man ihr helfen, ein Problem innerlich zu überwinden, eine Krise zu bewältigen usw.

Diese Fragen spielen während des gesamten Pflegeprozesses eine wichtige Rolle. Im Team können sie zu verbesserter Kooperation und zum konstruktiven Umgang mit Konflikten führen. Dem Pflegenden selbst helfen die psychologischen Grundbegriffe, mit schwierigen Situationen richtig umzugehen, und dienen so unter anderem der Psychohygiene und dem Stressmanagement.

1.2. Auswahl des Stoffes

Dieses Buch orientiert sich am österreichischen Curriculum für die Ausbildung in Allgemeiner Gesundheits- und Krankenpflege. Es ist zunächst als Lehrbuch und Unterrichtsgrundlage konzipiert. Darüber hinaus bietet es allen Interessierten einen fundierten Überblick über die psychologischen, pädagogischen und soziologischen Grundlagen der Pflege und gibt an vielen Stellen konkrete Anregungen für psychologisch richtiges und situationsgerechtes Handeln.
Das Buch enthält mehr, als im Psychologie-Unterricht an Gesundheits- und Krankenpflegeschulen üblicherweise vermittelt wird. Es bietet weiterführende Hintergrundinformationen und dient somit auch dem Nachlesen und der Vertiefung. Auf der anderen Seite enthält dieses Buch weniger als allge-

meine Lehrbücher der Psychologie. Aus den verschiedenen Bereichen des Faches und aus der Fülle an Einzeluntersuchungen und Theorien wurden bewusst jene ausgewählt, die für den Pflegeberuf wichtig und relevant sind.

Die für die Pflege wichtigen psychologischen und pädagogischen Themen wurden zugleich umfassend und leicht verständlich dargestellt, wobei besonderes Augenmerk darauf gelegt wurde, die Inhalte praxisnah und mit konkreten Beispielen aus der Pflege zu vermitteln. Zwei wichtige Themenbereiche mussten jedoch ausgeklammert werden, da sie den zur Verfügung stehenden Rahmen gesprengt hätten: Die Sozialpsychologie kann nur in wichtigen Teilaspekten vorgestellt werden. In der Ausbildung an den österreichischen Gesundheits- und Krankenpflegeschulen werden ergänzende sozialpsychologische Aspekte im Unterrichtsfach „Kommunikation, Konfliktbewältigung, Supervision und Kreativitätstraining" ausführlich behandelt. Der zweite Bereich ist die Pflegepädagogik. In diesem Zusammenhang wird auf das Buch „Ethik in der Pflegepädagogik" von Eleonore Kemetmüller (1998) verwiesen, das Basiskenntnisse der Pflegepädagogik als wesentlichen Bestandteil der Gesundheits- und Krankenpflege vermittelt.

1.3. Didaktische Überlegungen für Gesundheits- und Krankenpflegeschulen

Liebe Schülerin! Lieber Schüler!

Zu den vielen Unterrichtsfächern in der Ausbildung zum gehobenen Dienst für Gesundheits- und Krankenpflege, mit denen Sie sich in der nächsten Zeit auseinander setzen, gehört auch das Fach „Soziologie, Psychologie, Pädagogik und Sozialhygiene". Was Sie darüber wissen sollten, enthält das vorliegende Buch.

- Der inhaltliche Schwerpunkt orientiert sich an den Bedürfnissen des gehobenen Dienstes für Gesundheits- und Krankenpflege. Text und Darstellung entsprechen dem Niveau eines gehobenen Berufes.
- Das Buch geht in seinem Aufbau über das Wesentliche hinaus. Das gibt Ihnen die Möglichkeit, sich vieles selbstständig zu erarbeiten und weiterführende Themen zu vertiefen.
- Am Ende eines jeden Kapitels finden Sie eine Zusammenfassung der wichtigsten Inhalte sowie Wiederholungs- und Testfragen zur Wissensüberprüfung.

Wir hoffen, dass Ihnen dieses Buch vieles bringt, das Ihr Interesse weckt. Vor allem aber sollen Sie mit Hilfe der Psychologie und der Sozialwissenschaften Ihre gesundheits- und krankenpflegerischen Fähigkeiten auf ein hohes Niveau stellen können.
Für Ihre Ausbildung wünschen wir Ihnen viel Erfolg!

Liebe Kollegin! Lieber Kollege!

Das vorliegende Buch behandelt den Lehrstoff des Faches „Soziologie, Psychologie, Pädagogik und Sozialhygiene". Der erste Band enthält die Themen des ersten Ausbildungsjahres, der zweite Teil die des zweiten und dritten Ausbildungsjahres.
Bei der Entwicklung des Buches wurden aus der Fülle psychologisch-pädagogischer Erkenntnisse jene ausgewählt, die für die Bedürfnisse des gehobenen Dienstes der Gesundheits- und Krankenpflege relevant sind. Dennoch bleibt Ihnen die Möglichkeit, im vorliegenden Stoffangebot Schwerpunkte zu setzen.
Ein weiteres Anliegen war es, die Methodenvielfalt zu erhalten. Grundsätzlich können zur Vermittlung des Lehrstoffes, der in viele Abschnitte gegliedert und mit Beispielen versehen wurde, alle Methoden und Medien herangezogen werden, die die heutige Unterrichtsgestaltung ausmachen. Über allem aber stand die Maxime, die Inhalte und Themen möglichst praxisnah und zugleich dem Niveau eines gehobenen Berufes entsprechend darzustellen.

Wir würden uns über Ihre Rückmeldungen freuen und wünschen Ihnen und Ihren Schülerinnen und Schülern einen guten Unterrichtserfolg!

1.4. Was Psychologie nicht ist

Bevor in den folgenden Kapiteln genau auf die verschiedenen Bereiche und Aspekte der Psychologie eingegangen wird, soll verdeutlicht werden, wovon sich wissenschaftlich fundierte Psychologie klar abgrenzt. Sie ist nicht:

- „naive Psychologie", d.h. ein loses Bündel von Einsichten, die man auf Grund von verschiedenen privaten Erlebnissen gewonnen hat, nach dem Motto: „Ich kenne die Menschen, ich habe schon viel erlebt." Psychologie als Wissenschaft weiß, dass viele Dinge nicht immer so sind, wie sie sich zunächst darstellen. Sie geht über Einzelerfahrungen hinaus und untersucht die dahinter liegenden allgemeinen Zusammenhänge.
- „Zeitschriften-Psychologie", d.h. oberflächliches, am Augenschein orientiertes Psychologisieren nach dem Motto: „Das sieht man doch, was da los ist." Die so geäußerten Ansichten bestätigen oft Vorurteile oder sind bestimmte populäre Irrtümer (z.B. dass man immer etwas tun kann, wenn man nur wirklich will). Psychologie, die für die Pflege und Betreuung von Menschen relevant ist, bleibt nicht beim Einfachen und Oberflächlichen stehen, sondern weiß um die Komplexität und Vielschichtigkeit seelischer Vorgänge.
- „Nervensägen-Psychologie", d.h. dauerndes Analysieren, Hinterfragen und Aufdeckenwollen. Dies ist ein Verhalten, das bei Psycholo-

gie-„Anfängern" immer wieder zu beobachten ist und die Mitmenschen, die zum Gegenstand und Opfer der Analyse werden, erheblich belasten kann. Hilfreiche Psychologie ist somit nicht, wie Karl Kraus in Bezug auf die Psychoanalyse formuliert hat, „das Problem, für dessen Lösung sie sich hält". Sie tritt vielmehr dort in den Vordergrund, wo sie konkrete Fragen beantworten oder zur Lösung von Problemen beitragen kann.

In sozialen und helfenden Berufen ist es entscheidend, fundiert über die seelischen und zwischenmenschlichen Phänomene und Zusammenhänge Bescheid zu wissen. Nur so kann man angemessen auf sie reagieren, mit ihnen umgehen und Patienten und Heimbewohner adäquat unterstützen. Psychologisch Gebildete wissen auch um mögliche kommunikative Fallen und Schwierigkeiten im Umgang mit psychischen Auffälligkeiten und verfügen über verschiedene Möglichkeiten, damit umzugehen.

Psychologie ist eine Wissenschaft, die fundiert bestimmte Fragen klärt sowie Hilfe und Unterstützung bietet. In welcher Art und Weise dies für die Pflege zutrifft, soll in diesem Buch dargestellt werden.

2. Grundlagen der Psychologie

2.1. Psychologie als Wissenschaft

In diesem Kapitel wird die Psychologie im Überblick dargestellt: die grundlegenden Fragen, Ziele und Methoden. Einer kurzen Geschichte dieser zugleich alten und jungen Wissenschaft folgt eine Übersicht über die aktuellen Bereiche und Forschungsfelder. Ein kleines Who´s who der psychologischen Berufe bildet den Abschluss.

2.1.1. Gegenstand und Fragestellungen der Psychologie

Die Psychologie behandelt Fragen, die den Menschen von alters her bewegen: Was ist Persönlichkeit, was sind Gefühle und woher kommen sie? Welchen Einfluss haben unsere Gedanken und Erwartungen auf unser Leben? Warum verhalten wir uns in Gruppen manchmal anders, als wenn wir allein sind? Was bestimmt unsere seelische Entwicklung im Laufe der Jahre? Warum bleiben manche Menschen unter Stress psychisch stabil und andere nicht? Was genau sind psychische Störungen und wie kann man sie behandeln?

In früheren Jahrhunderten galt die Psychologie als die „Lehre von der Seele". Allerdings konnte man die menschliche Seele weder näher definieren noch wissenschaftlich klar umschreiben. Der Begriff bezeichnete etwas „Inneres" – zum Beispiel Gedanken und Gefühle –, das sich von körperlichen Prozessen unterschied, andererseits mit diesen auch eng verknüpft zu sein schien. Weiters schien die Seele die besondere Eigenheit eines Menschen auszumachen, und Theologen spekulierten über die Bedingungen ihrer Unsterblichkeit, während Materialisten sie lediglich als eine Art Begleiterscheinung der Maschine Körper ansahen.

Der Begriff Psychologie stammt aus dem Griechischen und bedeutet wörtlich übersetzt „Lehre von der Seele".

Nach jahrhundertelangen Diskussionen über Art und Beschaffenheit der Seele, die kein befriedigendes Ergebnis brachten, wurde der Versuch einer Definition der Seele schließlich aufgegeben. Man einigte sich stattdessen auf eine Definition der Psychologie und ihres Gegenstandes, die auch empirisch überprüfbar ist:

Psychologie ist die Wissenschaft vom menschlichen Erleben und Verhalten.

Mit Erleben ist die Art und Weise gemeint, wie wir die Welt und uns selbst wahrnehmen und bewerten, was wir fühlen, denken, lernen, wollen und erwarten – ob bewusst oder unbewusst.

Verhalten sind alle unsere Handlungen und Reaktionen – alles, was wir bewusst oder unbewusst tun – sowie alle Arten von verbaler und non-

verbaler Kommunikation – alles, was wir der Umwelt mitteilen und wie wir das tun.
Direkt zugänglich ist uns dabei nur das eigene Erleben. Das Erleben anderer Menschen kann aber durch Beobachtung und begründete Vermutung erschlossen werden. Gesichtsausdruck, Körperhaltung und Gestik weisen darauf hin, wie sich z.B. jemand fühlt, ob er sich freut oder traurig ist. Wir wissen von außen aber nicht, wie genau die Freude oder Traurigkeit beschaffen ist, welche spezielle und individuelle Tönung sie für die Person aufweist. Darüber kann nur die erlebende Person selbst Auskunft geben.

Eine detaillierte Aufzählung der verschiedenen Bereiche der Psychologie folgt in Abschnitt 2.1.4.

2.1.2. Ziele und Methoden

2.1.2.1. Ziele der Psychologie

Die Ziele der Psychologie als Wissenschaft sind die Beschreibung, Erklärung und Vorhersage des Erlebens und Verhaltens sowie, im Rahmen psychologischer Behandlung, deren Veränderung zur Verbesserung der Lebensqualität.

Mit **Beschreibung** ist die Sammlung und Ordnung von empirisch gewonnen Daten zu einem bestimmten Phänomen gemeint. Wenn z.B. ein Patient vor einer Operation Angst hat, so enthält die Beschreibung seiner Gefühle seine verbalen Äußerungen („Ich kann nicht mehr ruhig sitzen.“ „Glauben Sie, dass die Operation gelingen wird?“ „Hoffentlich geht bei der Narkose nichts schief.“ etc.), aber auch Beobachtungen des Verhaltens (z.B. motorische Unruhe, Zittern, längerer Blickkontakt) und physiologischer Veränderungen (erhöhter Blutdruck, Schwitzen). Die Beschreibung bleibt dabei an der Oberfläche des Phänomens und beschränkt sich darauf, dieses so genau wie möglich zu erfassen.
Von **Erklärung** spricht man, wenn Bedingungen oder Ursachen eines Phänomens genannt werden können. Sie geht also weiter als eine Beschreibung und dringt sozusagen hinter die Oberfläche des Phänomens. Im obigen Beispiel wäre die bevorstehende Operation eine wichtige Ursache für die augenblickliche Angst des Patienten. Daneben können aber noch weitere Ursachen eine Rolle spielen, die erst im Gespräch mit dem Patienten oder aus der Krankengeschichte auftauchen. Wenn etwa eine frühere Narkose für den Patienten mit starken Schmerzen und Übelkeit nach dem Aufwachen verbunden war, kann das in der aktuellen Situation angstverstärkend wirken. Auch negative Vorstellungen, etwa auf Grund von Zeitungsberichten („Schon wieder Kunstfehler bei Routineeingriff!“), können eine Ursache für die Angst des Patienten sein.
Vorhersagen (Prognosen) beziehen sich auf die zukünftige Auftrittswahrscheinlichkeit von Ereignissen. In der klinischen Praxis helfen sie, sich auf bevorstehende Ereignisse einzustellen, um besser mit ihnen umgehen zu können. So wird etwa bei Patienten auf einer Intensivstation oft ein so genanntes Durchgangssyndrom beobachtet, in dem

vorübergehend psychotische Symptome wie Halluzinationen oder Wahnvorstellungen auftreten. Das kann sehr plötzlich geschehen und unvorbereitete Personen erschrecken oder ängstigen. Das Pflegepersonal der Intensivstation rechnet aber mit diesen Symptomen und kann gezielt und sicher darauf eingehen, wenn sie auftreten.
Beschreibung, Erklärung und Vorhersage bilden schließlich die Basis für gezielte **Veränderungen des Erlebens und Verhaltens.** So werden etwa in der Behandlung von Lernstörungen die auftretenden Schwierigkeiten genau diagnostiziert und analysiert, bevor die verschiedenen Ursachen behoben und die Lernprobleme schrittweise überwunden werden können. Gleiches gilt für die psychologische Behandlung von Angstzuständen, Depression, Desorientierung usw.

Beispiel

Frau R. ist 67, Pensionistin, seit sechs Jahren Witwe und kinderlos. Sie wird wegen eines Darmverschlusses stationär aufgenommen und soll in zwei Tagen operiert werden. Dem Pflegepersonal und auch dem behandelnden Arzt kommt sie „misstrauisch", „verschlossen" und „irgendwie komisch" vor, ohne dass sie genauer sagen könnten, warum.

Beschreibung des Verhaltens: Obwohl sie völlig mobil ist, hält sich Frau R. den ganzen Tag in ihrem Zimmer auf. Von sich aus beginnt sie kein Gespräch, weder mit dem Krankenhauspersonal noch mit den Mitpatienten. Wenn sie angesprochen oder etwas gefragt wird, antwortet sie knapp und kurz angebunden. Dabei fixiert sie ihr Gegenüber mit ihrem Blick. Als sie einmal von einer Nichte besucht wird, spricht sie mit ihr leise und hastig, aber so, dass niemand das Gespräch mitverfolgen kann.

Erklärung: Die verschlossen und misstrauisch wirkende Art von Frau R. ist zunächst darin begründet, dass sie seit dem Tod ihres Mannes allein lebt und außer zu einigen Verwandten keine sozialen Kontakte pflegt. Die vielen verschiedenen Menschen im Krankenhaus stellen für sie eine erhebliche Belastung dar, auf die sie mit Rückzug reagiert. Darüber hinaus ist ihr Mann in eben diesem Krankenhaus an Krebs gestorben. Eine Schwester hat Frau R. wieder erkannt, die Patientin will aber nicht mit ihr sprechen. Die Erinnerungen an die Ärzte und das Pflegepersonal, die ihrem sterbenden Mann nicht mehr helfen konnten, sind noch immer schlimm für sie. Zugleich hat sie insgeheim Angst, dass es ihr selbst so ergehen könnte wie ihrem Mann.

Vorhersage und Veränderung: An die vielen neuen Bezugspersonen wird sich Frau R. nach und nach gewöhnen. Das Pflegepersonal kann sie dabei unterstützen, indem z.B. solche Schwestern und Pfleger sie betreuen, zu denen sie leichter einen Bezug herstellen kann, etwa weil sie aus derselben Gegend stammen wie sie oder sich mit ihr über gemeinsame Interessen unterhalten. – Die Erinnerungen an den Tod ihres Mannes werden für Frau R. so lange eine Rolle spielen, als sie ihre jetzige Situation mit der ihres Mannes gleichsetzt. Ein Klinischer Psychologe kann ihr helfen, ihren jetzigen Krankenhausaufenthalt von dem ihres Mannes gedanklich zu trennen und die beiden Ereignisse unabhängig voneinander zu sehen. Dadurch wird sie frei, sich auf ihre eigene Genesung zu konzentrieren

2.1.2.2. Methoden der Psychologie

Die Psychologie ist eine grundsätzlich empirische Wissenschaft, d.h. ihre Erkenntnisse und Theorien werden auf der Grundlage überprüfbarer Tatsachen (empirischer Daten) gewonnen und formuliert.

Darin unterscheidet sie sich etwa von der so genannten Parapsychologie, in der es um empirisch nicht gesicherte Phänomene wie etwa Geistererscheinungen geht, sowie von den Theorien der Esoterik, die auf empirisch überprüfbare Ereignisse gar nicht oder nur höchst unzureichend eingeht.

Die Methoden, die für die Datenerhebung zur Verfügung stehen, sind **systematische Beobachtungen, Experimente, Befragungen und psychologische Tests.** Diese Verfahren unterliegen strengen wissenschaftlichen und ethischen Kriterien. Die Daten müssen überprüfbar sein und in systematischen Verfahren (also nicht durch Zufallsbeobachtung) gewonnen werden. Weiters müssen die Erhebungen zuverlässig sein, d.h. unter denselben Bedingungen gleiche Ergebnisse bringen, sowie auf gültige Art jenes psychologische Phänomen erfassen, das tatsächlich untersucht werden soll (vgl. Popper, 1973). Schließlich darf durch eine psychologische Untersuchung niemand zu Schaden kommen, weshalb z.B. Experimente über das Verhalten in Extremsituationen nie „bis zum bitteren Ende“ durchgeführt, sondern vorzeitig abgebrochen bzw. nur simuliert werden.
Die durch Beobachtungen, Experimente, Befragungen und psychologische Tests gewonnenen Daten werden anschließlich statistisch ausgewertet, wodurch zuvor formulierte Hypothesen mit hoher Wahrscheinlichkeit bestätigt oder verworfen werden können. Die solcherart bestätigten Hypothesen werden zu allgemeinen Theorien zusammengefasst (z.B. über Gefühle, Bedürfnisse oder Denkprozesse). Es gibt aber auch den umgekehrten Fall, dass zuerst eine psychologische Theorie aufgestellt wird (z.B. über bestimmte Störungen, ihre Entstehung und Behandlung) und man anschließend versucht, sie empirisch zu überprüfen. Als gesichert gelten jedoch nur solche Erkenntnisse, die einer empirischen Prüfung standhalten.

2.1.3. Geschichtliche Entwicklung und Hauptströmungen

2.1.3.1. Anfänge, experimentelle Psychologie

Die Psychologie als Wissenschaft hat „eine lange Vergangenheit, aber nur eine kurze Geschichte“, wie einer ihrer ersten großen Vertreter Anfang des 20. Jahrhunderts schrieb (Hermann Ebbinghaus, nach Zimbardo, 1996, S. 3). Viele der zu Beginn dieses Abschnitts aufgeworfenen Fragen werden seit Jahrtausenden diskutiert. Schon die Philosophen der griechisch-römischen Antike (z.B. Aristoteles, Epikur,

Lukrez) äußerten Vermutungen über das Zusammenwirken von Körper und Seele, beschrieben menschliche Eigenschaften und versuchten Erklärungen für ihr Entstehen zu geben. Im christlich geprägten Mittelalter stellten vor allem Theologen Überlegungen über die Beschaffenheit der Seele an (Augustinus, Thomas von Aquin). In der Neuzeit wurde die Psychologie immer mehr als Teilgebiet der Philosophie aufgefasst, wobei Prozesse der Wahrnehmung und der Erkenntnis (John Locke, Immanuel Kant) ebenso erörtert wurden wie Fragen der psychischen Entwicklung und Erziehung (Jean-Jacques Rousseau) sowie der Triebe und des Willens (Arthur Schopenhauer, Friedrich Nietzsche).

Im 18. und 19. Jahrhundert erlebten die Naturwissenschaften einen ungeheuren Aufschwung. In ihrem Umfeld entwickelte sich die moderne Psychologie endgültig zu einer eigenständigen Wissenschaft. Als ihr Beginn wird meist die Eröffnung des ersten psychologischen Laboratoriums 1879 in Leipzig durch Wilhelm Wundt genannt. In den folgenden Jahrzehnten entfaltete sich die Psychologie als empirisch orientierte Wissenschaft, die vor allem in Experimenten Daten gewann und darauf fußende Theorien über die menschliche Wahrnehmung, Denk- und Gedächtnisprozesse sowie über soziales Verhalten formulierte. Hauptvertreter dieser Richtung zu Beginn des 20. Jahrhunderts waren u.a. Karl Bühler, Max Wertheimer, Kurt Lewin.

2.1.3.2. Tiefenpsychologie und Behaviorismus

Um die Wende zum 20. Jahrhundert entwickelte sich als zweite große Strömung die Tiefenpsychologie, die die Rolle und den Einfluss des Unbewussten im Seelenleben untersucht. Sie wurde von Sigmund Freud begründet und entfaltete sich von Wien aus zunächst im deutschen Sprachraum, später auch in England, Frankreich und den USA. Neben der Gewinnung allgemeiner Erkenntnisse über den Einfluss unbewusster und verdrängter psychischer Kräfte (vor allem auf Grund klinischer Befunde) lag der Schwerpunkt auf der Behandlung von psychischen Störungen. Deshalb gelten Freud sowie seine Schüler und Nachfolger (Alfred Adler, C. G. Jung, später Fritz Perls, Victor Frankl u.a.) auch als Begründer der modernen Psychotherapie. Zugleich entfaltete die Tiefenpsychologie ein großes gesellschafts- und kulturkritisches Potenzial und hatte erheblichen Einfluss auf die geistesgeschichtliche Entwicklung im 20. Jahrhunderts.

In Russland und in den USA wurde die Psychologie zu Beginn des 20. Jahrhunderts vor allem vom Behaviorismus geprägt, der sich auf die Erforschung des unmittelbar beobachtbaren Verhaltens beschränkt. Iwan Pawlow, John B. Watson und Burrhus F. Skinner stellten in unzähligen Versuchsreihen, die zunächst an Tieren und dann teilweise auch an Menschen durchgeführt wurden, psychologische Gesetze auf, die sich vor allem auf das Lernen und Ändern von Verhaltensweisen bezogen.

In Europa hatten die Herrschaft der Nationalsozialisten und der Zweite

Weltkrieg erhebliche Folgen auf die Weiterentwicklung der Psychologie. Viele der fähigsten Psychologen und Psychotherapeuten wurden verfolgt und sahen sich gezwungen zu emigrieren. Die meisten gingen nach England und in die USA, nur wenige kamen nach dem Zweiten Weltkrieg zurück. Dies ist ein wesentlicher Grund dafür, dass die Psychologie in der zweiten Hälfte des 20. Jahrhunderts vor allem von Forschern des angloamerikanischen Raumes geprägt war.

2.1.3.3. Humanistische Psychologie und kognitive Wende

Nach 1945 etablierte sich an den Universitäten in Deutschland und Österreich wieder die experimentell geprägte Psychologie, während in den USA der behavioristische Ansatz dominierte. Zugleich entwickelte sich dort der Ansatz der Humanistischen Psychologie. Diese stellt die erlebende Person und ihr aktives Streben nach einem sinnerfüllten Leben, nach Anerkennung und Selbstverwirklichung in den Mittelpunkt. Die Begründer der Humanistischen Psychologie (Charlotte Bühler, Abraham Maslow, Carl Rogers u.a.) untersuchten die inneren Prozesse, die zu neuen Einsichten und Wertorientierungen führen. Sie betonten Wert und Würde des Menschen, die Bedeutung eines positiven Selbstkonzeptes sowie das Streben nach seelischem Wachstum.
In den 60er Jahren kam es, mit bedingt durch die Entwicklung der Computertechnik, zur so genannten kognitiven Wende in der Psychologie. Nicht mehr äußere Verhaltenstatsachen und Lernbedingungen, sondern innere geistige Prozesse – Kognitionen – standen im Zentrum des wissenschaftlichen Interesses. Die Kognitive Psychologie untersuchte den großen Einfluss von Gedanken, Erinnerungen und Vorstellungen auf das Erleben und Verhalten in den verschiedensten Bereichen. Dieser Einfluss wurde auch für die Behandlung von psychischen Störungen nutzbar gemacht (u.a. von Edward C. Tolman, Albert Bandura, Paul Watzlawick).

2.1.3.4. Aktuelle Entwicklungen

Gegen Ende des 20. Jahrhunderts gewannen biologische und vor allem neurophysiologische Prozesse immer größere Bedeutung für die Psychologie. Die umfangreichen und vielfältigen Forschungsergebnisse der so genannten **Neuroscience** – also der biologisch-chemisch-psychologischen Wissenschaft des Nervensystems und des Gehirns – sind in ihren Konsequenzen zurzeit noch nicht zu überblicken. Jedoch zeigen sich bereits viel versprechende Ansätze zur Erklärung von Emotionen, Denkprozessen und psychischen Störungen.

Schon in einem kurzen geschichtlichen Überblick erweist sich die Psychologie als höchst dynamische Wissenschaft, die in stetigem Austausch mit den anderen geistigen und wissenschaftlichen Strömungen ihrer Zeit steht. Neuere Erkenntnisse verdrängen dabei weniger die alten, sondern ergänzen sie und führen zu immer differenzierteren Theorien über die verschiedenen Teilaspekte des Erlebens und Verhaltens. Trotz verschiedentlicher Bestrebungen in Richtung einer Einheitstheorie, die alle psychischen Phänomene von einer (tiefenpsychologischen, behavioristischen, kognitivistischen, biologischen) Warte aus zu erklären versucht, geht die allgemeine Entwicklung doch in Richtung einer pragmatischen Wissenschaft, die ihren Gegenstand von verschiedenen Gesichtspunkten aus umkreist und erfasst. Dieser Ansatz ist mit der möglichst vollständigen fotografischen Darstellung eines Menschen oder einer Landschaft vergleichber: Auch dies gelingt nicht mit einer Aufnahme von einem einzigen Standpunkt aus, sondern verlangt viele Aufnahmen aus den verschiedensten Perspektiven, wobei erst die Summe der Ansichten, der Detail- und Gesamtaufnahmen ein halbwegs vollständiges Bild der Wirklichkeit ergibt.

Viele verschiedene Sichtweisen ergeben ein Bild.

2.1.4. Bereiche der Psychologie

Die Psychologie gliedert sich in folgende sieben Bereiche:

1. Die **Allgemeine Psychologie** beschäftigt sich mit den psychischen Grundfunktionen und Prozessen, die allen Menschen gemeinsam sind: Wahrnehmung, Denken, Lernen, Gefühle, Bedürfnisse, Motivation.

2. Die **Persönlichkeitspsychologie** (Differenzielle Psychologie) untersucht die Unterschiede zwischen den einzelnen Menschen, d.h. was bei jedem Einzelnen besonders ist: Eigenschaften, Fähigkeiten, Leistungspotenziale, Einstellungen und kognitive Stile, Einflüsse der persönlichen Geschichte, spezielle unbewusste Prozesse.

3. Die **Sozialpsychologie** beschäftigt sich mit dem Verhalten und Erleben im Zusammenhang mit anderen Menschen: soziale Rollen, Vorurteile, Gruppenbildung und Gruppendynamik, soziale Konflikte, Kommunikation.

4. Die **Entwicklungspsychologie** beschreibt und erklärt die Entwicklung und Veränderungen im Erleben und Verhalten während des ganzen Lebens: von der vorgeburtlichen Entwicklung über Kindheit und Jugend zum Erwachsenenalter bis hin zum höheren Alter und zum Tod.

5. Die **Klinische Psychologie** untersucht Störungen im Erleben und Verhalten und entwickelt darauf abgestimmte Behandlungsmöglichkeiten, z.B. bei psychischen Krisen, Angstzuständen, Depression, Essstörungen, aber auch zur Bewältigung von Unfällen, körperlichen Erkrankungen, Behinderungen etc.

6. Die **Angewandte Psychologie** bietet Anwendungen psychologischer Erkenntnisse in den verschiedensten Lebensbereichen: Arbeitsorganisation, Arbeitsplatzgestaltung, Verkehr, Wohnen, Umwelt,

Erziehung, Sport etc.

7. Die **Biologische Psychologie** schließlich untersucht die Zusammenhänge zwischen biologischen Prozessen und Verhalten und Erleben des Menschen: die Steuerung des Verhaltens durch Gehirnaktivität, die neuronale und hormonelle Basis von Gefühlen, Gedanken, Lernen, Stress, Wohlbefinden, Sucht und zahlreichen Krankheiten.

2.1.5. Who´s who – Psychologische Berufe

In der Praxis überschneiden sich die Tätigkeitsfelder der drei genannten Berufe immer wieder, unter anderem deshalb, weil viele Psychologen und Psychiater zugleich auch Psychotherapeuten sind.

„Du brauchst ja einen Psychiater!" – Im alltäglichen Sprachgebrauch werden die so genannten „Psycho-Berufe" – Psychologe, Psychiater und Psychotherapeut – immer wieder miteinander verwechselt. Zwar haben sie tatsächlich vieles gemeinsam, etwa die Diagnose von psychischen Leidenszuständen und die Behandlung von Störungen; dennoch sollten sie, wie die folgenden Berufsbeschreibungen zeigen, klar voneinander unterschieden werden. (Die Berufsbezeichnungen umfassen im Folgenden stets beide Geschlechter.)

2.1.5.1. Psychologe

Ein Psychologe hat Psychologie studiert (die Mindeststudiendauer beträgt in Österreich zehn Semester, die durchschnittliche Studiendauer liegt bei 14 Semestern) und sich dann auf die Arbeit in verschiedenen, zum Teil sehr unterschiedlichen Bereichen spezialisiert. Psychologen arbeiten u.a. in psychosozialen Betreuungseinrichtungen und Beratungsstellen, in Krankenhäusern, Heimen und Schulen, in der Erwachsenenbildung, im Personalwesen, in der Wirtschaft, Werbung und Forschung sowie in freier Praxis. Das berufliche Spektrum eines Psychologen ist also sehr breit.

Für den klinischen und den Gesundheitsbereich gibt es zwei Spezialisierungen, die in Österreich eigens gesetzlich geregelt sind:

- Ein **Klinischer Psychologe** ist Spezialist für die psychologische Diagnostik, Beratung und Behandlung von körperlich kranken und psychisch beeinträchtigten Personen. Dies umfasst die Unterstützung bei der Bewältigung körperlicher Krankheiten ebenso wie die Behandlung von psychischen Störungen wie Angst, Depression und Sucht (z.B. Alkoholentziehung, Raucherentwöhnung), weiters die Vermittlung und Beratung bei Konflikten, die Beratung bei Lernschwierigkeiten sowie die Behandlung von Teilleistungsstörungen und geistiger Behinderung. Ein weiterer Bereich ist die Erstellung von Gutachten etwa nach dem Waffengesetz oder für Gerichtsverfahren.
- Ein **Gesundheitspsychologe** arbeitet vor allem präventiv, d.h. bevor bestimmte körperliche oder psychische Störungen auftreten: in der Stressbewältigung, der Gesundheitsvorsorge oder im Rahmen gesund-

heitsfördernder Projekte (innerbetrieblich, gemeindebezogen oder auch generalpräventiv).

2.1.5.2. Psychiater

Ein Psychiater ist von der Ausbildung her Arzt, genauer ein Facharzt für Psychiatrie (früher für Psychiatrie und Neurologie). Er hat Medizin studiert und eine vierjährige Facharztausbildung abgeschlossen. Er arbeitet zumeist in Nervenkliniken bzw. psychiatrischen Stationen und/oder in freier Praxis.

Psychiatrische Patienten weisen oft schwere psychische Störungen auf (Wahnvorstellungen, psychotische Störungen, Major Depression, schwere Angstzustände, suizidale Krisen etc.). Diese werden vom Psychiater häufig mit Medikamenten (Psychopharmaka) behandelt. In zunehmendem Maße kommen aber auch – nach zusätzlicher facheinschlägiger Ausbildung und Erfahrung des Psychiaters – psychologische und psychotherapeutische Methoden zum Einsatz (therapeutische Gespräche, Gruppentherapie u.a.)

Nur Ärzte dürfen Medikamente verschreiben.

2.1.5.3. Psychotherapeut

Um in Österreich tätig sein zu dürfen, muss ein Psychotherapeut zunächst eine Grundausbildung in einem gesetzlich definierten psychosozialen Beruf sammeln (die meisten sind Psychologen und Ärzte) und danach eine vier- bis sechsjährige Spezialausbildung nach einer bestimmten psychotherapeutischen Methode absolvieren (z.B. Gesprächs-, Gestalt-, Familien-, Gruppen-, Verhaltens-, Logotherapie, Psychoanalyse u.a.).

Ein Psychotherapeut arbeitet meist in einer psychosozialen Betreuungseinrichtung und/oder in freier Praxis, oft in Kooperation mit Ärzten und Psychologen (zur Diagnostik, medizinischen Behandlung etc.). Er behandelt psychische Probleme und Störungen mit psychotherapeutischen Methoden (die sich aus allgemeinen psychologischen Erkenntnissen ableiten). Das Ziel dabei ist es, bestehende Symptome zu mildern oder zu beseitigen, gestörte Verhaltensweisen und Einstellungen zu ändern und die Reifung, Entwicklung und Gesundheit des Klienten zu fördern.

Es gibt viele verschiedene Richtungen und Methoden in der Psychotherapie.

Die konkrete Behandlungsweise eines Psychotherapeuten hängt vom methodenspezifischen „Weltbild" und den Mitteln der jeweiligen Therapie-Richtung ab. (Ein Psychologe hingegen geht von den psychologischen Theorien zu einer Störung aus und wählt aus den dementsprechenden Behandlungsmethoden die geeignetste aus.)

Psychotherapie ist oft eine längerfristige und tiefgehende Behandlung, die sich über Monate oder manchmal Jahre erstrecken kann. Dabei können auch weit zurückliegende Erfahrungen und Konflikte thematisiert werden. Behandelt werden Familienkonflikte und Lebenskrisen, die Folgen psychischer Traumata (z.B. sexueller Missbrauch), verschiedene Formen von Depression, Angstzustände sowie, in Abstimmung mit Ärzten, psychosomatische Störungen und Krankheiten wie Essstörungen, Migräne etc.

2.1.6. Zusammenfassung

Psychologie ist die Wissenschaft vom menschlichen Erleben und Verhalten. Ihre Ziele sind die Beschreibung, Erklärung und Vorhersage des Erlebens und Verhaltens sowie, im Rahmen psychologischer Behandlung, deren Veränderung zur Verbesserung der Lebensqualität. Die Psychologie ist grundsätzlich empirisch ausgerichtet. Die Methoden, die dabei zur Verfügung stehen, sind systematische Beobachtungen, Experimente, Befragungen und psychologische Tests. Als eigenständige Wissenschaft entwickelte sie sich in der zweiten Hälfte des 19. Jahrhunderts. Heute gliedert sie sich in die Hauptbereiche Allgemeine, Persönlichkeits-, Sozial-, Entwicklungs-, Klinische, Angewandte und Biologische Psychologie. Das berufliche Spektrum eines Psychologen ist sehr umfangreich. Es unterscheidet sich in wichtigen Punkten von denen eines Psychiaters und eines Psychotherapeuten.

2.1.7. Fragen zur Wissensüberprüfung

1. *Wie wird Psychologie definiert und was ist ihr Gegenstandsbereich?*
2. *Was sind die Ziele der wissenschaftlichen Psychologie?*
3. *Welches sind die empirischen Methoden der Psychologie?*
4. *Welches sind die Hauptströmungen der Psychologie im 19. und 20. Jahrhundert?*
5. *In welche Bereiche gliedert sich gegenwärtig die Psychologie?*
6. *Was haben Psychologen, Psychiater und Psychotherapeuten gemeinsam und worin unterscheiden sich diese Berufe?*

2.2. Biologische Grundlagen des Erlebens und Verhaltens

Aus biopsychologischer Sicht machen vor allem zwei Tatsachen den Menschen zu einem besonderen Lebewesen: sein hoch entwickeltes Gehirn und sein komplexes Nervensystem. Gehirn- und Nervenaktivität steuern das Verhalten von einfachen Reflexen bis zu komplexen Verhaltensmustern. Auf ihrer Grundlage laufen die kompliziertesten gedanklichen und emotionalen Prozesse ab. Hormonelle Prozesse wirken eher langsam auf das Erleben und bewirken überdauernde und langfristige Verhaltensweisen. Der Einfluss der Erbanlagen wird in den letzten Jahren verstärkt untersucht, wovon man sich wichtige neue Erkenntnisse über die genetischen Voraussetzungen der Biologie und ihrer Entwicklung im Bereich der Gesundheit wie der Krankheit verspricht.
Die psychologische Bedeutung von Nerven, Gehirn, Hormonen und Genen wird in diesem Kapitel eingehend dargestellt.

2.2.1. Nerven

2.2.1.1. Aufbau und Funktion von Nervenzellen

Nervenzellen (Neuronen) bilden die Grundeinheiten des Nervensystems. Allein das Gehirn besteht aus 25 Milliarden Neuronen, die Informationen empfangen, verarbeiten und an andere Zellen weiterleiten. Größe und Form der Nervenzellen sind sehr unterschiedlich, jedoch weisen alle den gleich Grundplan auf: Sie bestehen aus einem Zellkörper (Soma) und Fortsätzen an diesem: einem mehr oder weniger langen Axon und meist mehreren Dendriten.
Die Dendriten empfangen Signale von unzähligen anderen Nervenzellen. Der Zellkörper kombiniert und verarbeitet diese Informationen und gibt sie an den Hauptfortsatz – das Axon – weiter. Dieses leitet es über kleine knollenförmige Endknöpfchen (Synapsen) zu anderen Nerven- oder Muskelzellen.

Nach ihrer Funktion können drei Hauptklassen von Neuronen unterschieden werden:

- Sensorische (afferente) Neuronen übertragen Signale von der Peripherie nach innen, also z.B. von den Augen, den Ohren oder aus den verschiedenen Muskelgruppen zum Zentralnervensystem. Sie dienen der Wahrnehmung.
- Motorische (efferente) Neuronen leiten Signale nach außen, also vom Zentralnervensystem zu den Muskeln und Drüsen. Sie steuern Körperfunktionen und Verhalten.
- Interneuronen vermitteln zwischen sensorischen und motorischen Neuronen. Im menschlichen Gehirn gehen sie untereinander hoch komplexe Vernüpfungen ein und bilden so unser einzigartiges System der Informationsverarbeitung.

Das menschliche Gehirn verfügt bereits kurz nach der Geburt über alle Nervenzellen. Neue wachsen später nicht mehr nach, sondern täglich sterben sogar rund 10.000 Neuronen ab. Da aber mehrere Milliarden davon vorhanden sind, macht dieser Rückgang in 70 Jahren weniger als 2 % aus, vorausgesetzt dass keine Gehirnkrankheit vorliegt. Das Nachlassen der Gehirnfunktionen bei alten Menschen ist also meistens nicht durch den Rückgang an Nervenzellen verursacht, sondern durch Degenerationsprozesse in den verbliebenen Neuronen bzw. Veränderungen in den Neurotransmittersystemen.

Abbildung 1: Aufbau einer Nervenzelle

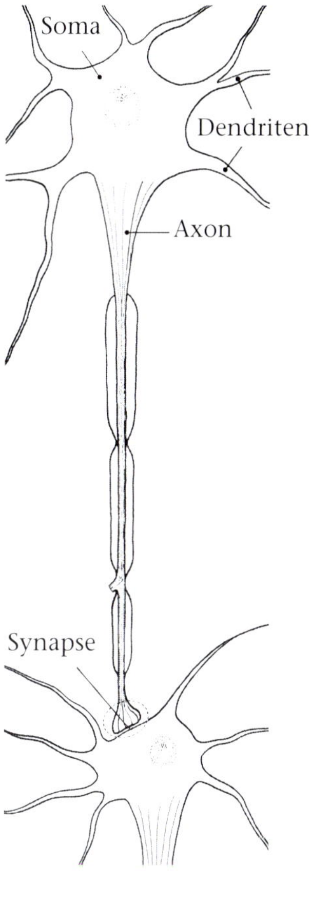

2.2.1.2. Signalübertragung

Innerhalb der Nervenzelle werden die Signale elektrisch weitergeleitet, zwischen den Nervenzellen elektrochemisch. Zentrale Bedeutung für die Psychologie hat die Signalübertragung zwischen den Neuronen, die über die Synapsen abläuft. Dieser Prozess umfasst folgende Schritte:

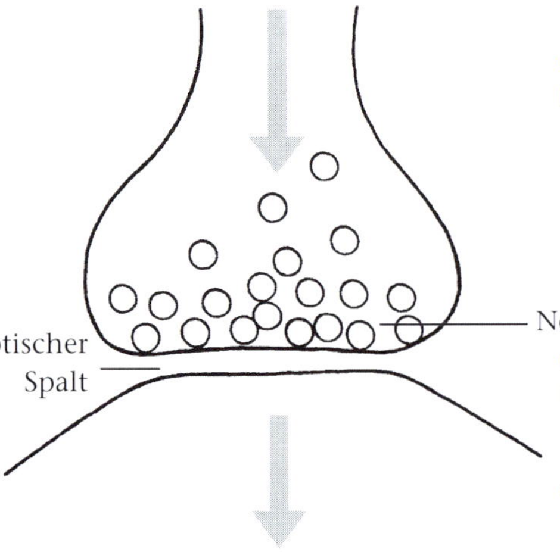

Abbildung 2: Signalübertragung zwischen Nervenzellen

1. Ein Nervenimpuls erreicht das Ende des Axons als elektrisches Signal und muss den Abstand zwischen zwei Neuronen – den so genannten synaptischen Spalt – überwinden, um an die nächste Nervenzelle weitergeleitet werden zu können. Das geschieht chemisch, indem Neurotransmitter in den synaptischen Spalt ausgeschüttet werden, sobald das Signal die Synapse erreicht.
2. Die Neurotransmitter binden sich an die Rezeptoren der postsynaptischen Zelle und können dort ein elektrisches Signal auslösen, das in der neuen Zelle weiterverarbeitet wird. Sie können aber auch hemmend wirken und Impulse in der postsynaptischen Zelle unterbinden. Die Art der Wirkung hängt u.a. von der chemischen Bauweise der Transmitter und der Rezeptoren ab.
3. Nach der Rezeption werden die Neurotransmitter entweder zersetzt oder wandern zurück in die Synapse.

Die psychologische Bedeutung dieses elektrochemischen Vorganges ist vielfältig. Die Signale werden fast ausschließlich von der präsynaptischen Seite des Axons auf die postsynaptische Seite der nachfolgenden Nervenzelle übertragen. Den Synapsen kommt also eine Ventilfunktion zu, die eine geordnete Tätigkeit des Nervensystems z.B. im Denken und Handeln überhaupt erst ermöglicht. Weiters sind Synapsen sozusagen trainierbar: Bei häufiger Beutzung übertragen sie die Signale besser als bei seltener. Sie erfüllen damit gewisse Lern- und Gedächtnisfunktionen. Schließlich sind die Synapsen jene Wirkstellen, an denen – über die Neurotransmittersysteme – viele Psychopharmaka angreifen.

2.2.1.3. Störungen der Signalübertragung

Die einwandfreie Signalübertragung innerhalb der und zwischen den Nervenzellen bildet die Grundlage der Wahrnehmung, der kognitiven und emotionalen Verarbeitung sowie der Verhaltenssteuerung.

Eine Störung kann z.B. darin bestehen, dass zu wenige Neurotransmitter erzeugt werden und für die Signalübertragung nicht zur Verfügung stehen; oder Neurotransmitter werden nach der Übertragung nicht abgebaut und lösen in der postsynaptischen Zelle weitere elektrische Impulse aus. Wie es zu diesen Störungen kommt, ist noch weitgehend unbekannt, sie können jedoch dramatische Folgen für das Erleben und Verhalten haben.

So sind etwa **Halluzinationen** biochemisch auf eine Störung der Neurotransmittersysteme zurückzuführen. Halluzinationen sind Scheinwahrnehmungen von Dingen oder Ereignissen, die objektiv nicht da sind, für die betroffene Person jedoch subjektiv völlig real. Sie hört z.B. Stimmen, die zu ihr sprechen oder sie beschimpfen – und sie klingen so wirklich wie die eines Menschen im selben Raum. Andere Patienten sehen z.B. Lichtpunkte, die sie umtanzen und bedrängen, und versuchen diese zu verscheuchen.
Solche scheinbar realen, aber oft unerklärlichen Halluzinationen sind für die meisten Betroffenen sehr beunruhigend. Manche suchen nach Erklärungen für das Erlebte, die sich zu komplizierten Gedankengebäuden auswachsen können, für andere Menschen aber zumeist nicht nachvollziehbar sind: Sie wirken verrückt und wahnhaft.
In früheren Zeiten stand man diesen Symptomen hilflos gegenüber. Die Geschichte der Psychiatrie zeugt von den fortgesetzten Versuchen, damit irgendwie zu Rande zu kommen. In der Mitte des 20. Jahrhunderts konnten jedoch Medikamente entwickelt werden, die diese Symptome zum Verschwinden bringen. Diese Psychopharmaka, die heute zur Behandlung von Halluzinationen, Wahnvorstellungen und Psychosen verwendet werden, wirken auf den gestörten Mechanismus der Signalübertragung und führen ihn sozusagen wieder in geordnete Bahnen. Allerdings wirken sie nur symptomatisch, d.h. sie bringen die Störungsbilder zwar zum Verschwinden, heilen aber nicht die damit verbundene Grundstörung (etwa Schizophrenie). Deshalb müssen die Medikamente oft über einen sehr langen Zeitraum eingenommen werden.

Die wichtigsten **Neurotransmitter-Systeme** sind folgende:

- Das **Dopamin-System** beeinflusst u.a. die Kontrolle von Bewegungen (Störungen erzeugen Symptome wie bei der Parkinson'schen Krankheit) und steuert kognitive Funktionen wie Gedächtnis und Emotionen. Es wird auch vermutet, dass Schizophrenie durch eine Überaktivität von dopaminergen Neuronen mit verursacht wird. Die typischen Neuroleptika greifen in das Dopaminsystem ein.
- Das **Noradrenalin-System** wirkt im Allgemeinen modulierend. Die Aufmerksamkeit und Orientierung gegenüber möglichen Bedrohungen wird erhöht, vegetativ werden Herzfrequenz und Blutdruck beeinflusst. Dieses System spielt daher eine wichtige Rolle bei affekti-

ven Störungen (z.B. Phobien, Panikattacken). Weiters beeinflusst es positive Motivation, Appetit und den Schlaf-Wach-Rhythmus.

- Das **Serotonin-System** erfüllt wichtige Aufgaben bei der Stimmungssteuerung, der Ausgestaltung einzelner Emotionen, der Schlafsteuerung, der Schmerzverarbeitung sowie bei Gedächtnisprozessen. Es spielt bei allen psychiatrischen Störungen eine zum Teil gewichtige Rolle. Neue Psychopharmaka können über dieses System auch gezielt aggressive Verhaltensweisen beeinflussen.
- Das **GABA-System** steuert unter anderem die neuronale Aktivität des Gehirns und dient so der Modulation der Informationsverarbeitung. Pharmaka, die auf GABA-Rezeptoren wirken, helfen rasch bei Angststörungen.
- Das **Cholin-System** hat wesentlichen Anteil an der Steuerung der Motorik, des Gedächtnisses und der Schmerzverarbeitung.

2.2.1.4. Wirkung von Drogen

Die Neurotransmittersysteme können durch verschiedene psychoaktive Drogen künstlich beeinflusst und vorübergehend verändert werden. So bewirken Haschisch und Marihuana oft Halluzinationen und Stimmungssteigerung, Heroin und Morphium intensive Glücksgefühle und Schmerzstillung, Kokain und Crack Antriebssteigerung usw.
Die Wirkstoffe dieser Drogen sprechen einen oder mehrere Neurotransmitter-Rezeptoren an. Auf Grund ihrer **chemischen Ähnlichkeit** mit Neurotransmittern werden sie von den Rezeptoren irrtümlich „akzeptiert" und lösen so dieselben Wirkungen aus.
Die Transmittersysteme gewöhnen sich meist rasch an die künstliche Zufuhr von Wirkstoffen und reduzieren den körpereigenen Einsatz der Neurotransmitter. Dies führt z.B. bei Heroin zur körperlichen Abhängigkeit von der Droge, die dann nicht mehr des schnellen Glücksgefühls wegen gebraucht wird, sondern um die normale, alltägliche Funktionsweise des Nervensystems aufrechtzuerhalten. Die Entzugssymptome sind für die Betroffenen körperlich und psychisch oft kaum zu ertragen. Sie entsprechen den Empfindungen, die ein Nicht-Drogenabhängiger hätte, wenn seine entsprechenden Neurotransmitter-Systeme blockiert oder deaktiviert wären.

Die Entwicklung einer Sucht hängt nicht nur von biochemischen Mechanismen ab, sondern vor allem von psychischen und auch psychosozialen Faktoren.

Drogen, die körperlich nicht abhängig machen, wie z.B. Haschisch oder LSD, können dennoch zu einer psychischen Abhängigkeit führen. Darüber hinaus kann die halluzinogene Wirkung dieser Sustanzen bei gefährdeten Personen psychotische Störungen auslösen, die auch nach dem Abklingen der Drogenwirkung bestehen bleiben und psychiatrisch behandelt werden müssen.

kontrollieren sie langsame, kontinuierliche Prozesse wie die Aufrechterhaltung des Zucker- und des Kalziumspiegels im Blut, den Stoffwechsel und das allgemeine Körperwachstum. Aber auch die Stimmungslage sowie die momentane Erregung (Wachheit) werden hormonell gesteuert. Das endokrine System hilft weiters, Infektionen und Krankheiten zu bekämpfen. Durch die Regulation des Sexualverhaltens und der Fortpflanzungsbereitschaft dient es schließlich dem Überleben der Gattung Mensch.

Die Ausschüttung von Adrenalin ermöglicht es, auf plötzlich auftretende Notsituationen schnell und gezielt zu reagieren.

2.2.3.2. Störungen

Störungen im Hormonhaushalt führen zu allgemeinen und langfristigen Beeinträchtigungen, körperlich und psychisch. Ein Beispiel dafür sind die hormonellen Umstellungen in der Pubertät und bei Frauen im Wechsel, die nicht nur große körperliche Veränderungen bewirken, sondern auch Stimmungsschwankungen und allgemein emotionale Turbulenzen.
Ein anderes Beispiel sind Über- und Unterfunktion der Schilddrüse:

- Bei Unterfunktion der Schilddrüse ist der gesamte Stoffwechsel herabgesetzt, das Herz schlägt langsamer, die Körpertemperatur sinkt um ein bis zwei Grad. Gleichzeitig kommt es zu markanten psychischen Beeinträchtigungen wie Teilnahmslosigkeit, Niedergeschlagenheit und Schlafsucht. Weiters verlangsamt sich das Denken, was zu Lernschwierigkeiten und teils erheblichen Intelligenzdefiziten führen kann.
- Bei Überfunktion der Schilddrüse beschleunigt sich der Stoffwechsel, die Haut wird stark durchblutet und neigt zum Schwitzen, der Herzschlag steigt und auch das Nervensystem ist übermäßig erregt. Die psychischen Folgen sind unter anderem hohe Erregbarkeit, Schlaflosigkeit, Herzbeschwerden, rasche, fahrige Bewegungen sowie manchmal Angstzustände und geistige Verwirrung. Diese Symptome sind allerdings reversibel und verschwinden, wenn die Schilddrüse wieder zu ihrer normalen Funktion gebracht wird.

2.2.4. Gene

Die Gene enthalten die Erbinformation des Organismus, sozusagen seinen Bauplan. Sie sind – auf den Chromosomen wie zu Paketen zusammengefasst – in jeder Zelle enthalten. Die Chromosomen sind dabei jeweils doppelt vorhanden.

Schon lange erforscht ist der genetische Faktor bei der Intelligenz. Vergleichsstudien bei eineiigen Zwillingen (die mit identischen Erbinformationen ausgestattet sind) zeigten, dass rund 70% der Intelligenz eines Menschen angeboren sind, die restlichen 30% werden durch Umwelteinflüsse bestimmt. Geistige Anregung und Förderung in der

Intelligenz ist großteils angeboren.

Kindheit können das Intelligenzniveau deutlich heben, durch fehlende Anregung kann das vorhandene Potenzial aber auch verkümmern bzw. nicht weiter ausgeschöpft werden (mehr zum Thema Intelligenz bringt Kap. 2.6).

Auch bestimmte Formen geistiger Behinderung sind angeboren. So ist etwa das Down-Syndrom (Trisomie 21, früher auch „Mongolismus" genannt) durch ein Zuviel an genetischer Information bedingt. Das 21. Chromosom ist nicht zwei-, sondern dreimal vorhanden. Die Folgen sind vor allem große Intelligenzdefizite und verschiedene körperliche Fehlbildungen. Da das Down-Syndrom bereits kurz nach der Zeugung festgelegt ist, kann es nicht behandelt werden. Die Betroffenen leben meist in häuslicher Pflege oder in Heimen.

Das Thema geistige Behinderungen wird im 2. Band: Klinische Psychologie behandelt.

Der Einfluss einzelner Gene auf bestimmte Verhaltensweisen, Eigenschaften oder psychische Störungen ist noch heftig umstritten. Ob z.B. Rauchen, Optimismus oder Depression tatsächlich angeboren sind oder sich auf Grund einer bestimmten Lern- und Lebensgeschichte entwickelt haben, wird erst die weitere Forschung zeigen.

2.2.5. Zusammenfassung

Nerven, Gehirn, Hormone und Gene bilden die biologischen Grundlagen des Erlebens und Verhaltens. Die Signalübertragung zwischen den Nervenzellen ist die Voraussetzung für rasche Informationsverarbeitung und zielgerichtetes Handeln. Störungen führen unter anderem. zu Halluzinationen, Wahnvorstellungen und Psychosen. Bestimmte Drogen können diese Störungen künstlich herbeiführen. Bestimmte Drogen können diese Störungen künstlich herbeiführen. In Gehirn laufen alle höheren geistigen Prozesse ab, wobei gewisse Kontroll- und Koordinationsfuktionen in speziellen Rindenfeldern lokalisiert sind. Hormone beeinflussen das Erleben und Verhalten eher langsam und allgemein. Der Einfluß der Gene ist grundsätzlich unbestritten, muß aber für viele spezielle Bereiche erst im Detail untersucht werden.

2.2.6. Fragen zur Wissensüberprüfung

1. *Welches sind die drei Hauptklassen von Neuronen?*
2. *Wie läuft die neuronale Signalübertragung ab und worin liegt ihre psychologische Bedeutung?*
3. *Welche Folgen können Störungen der Signalübertragungen haben?*
4. *Auf welche Weise wirken psychoaktive Drogen? Worin liegen die Gefahren?*
5. *Worin besteht die psychologische Bedeutung des menschlichen Gehirnes?*
6. *Was sind Rindenfelder und wie steuert das Gehirn komplexe Verhaltensweisen?*
7. *Welche psychischen Funktionen werden hormonell gesteuert?*
8. *Wie wirken sich Störungen im Hormonhaushalt psychisch aus? Nennen Sie einige Beispiele.*
9. *Welchen Einfluss haben die menschlichen Gene auf das Erleben und Verhalten? Nennen Sie zwei Beispiele.*

2.3. Wahrnehmung

Wahrnehmung

Unaufhörlich strömen Reize und Signale auf den Menschen ein. Wenn wir z.B. über einen Markt gehen, wandert unser Blick über die angebotenen Waren, hören wir die Stimmen der Händler und Kunden, riechen wir Gemüse, Obst und frisches Brot und merken vielleicht, dass wir hungrig sind. Auf Grund unserer Wahrnehmungen können wir die angebotenen Waren gustieren und entscheiden, ob wir etwas davon kaufen oder nicht. Zugleich orientieren wir uns im Gedränge, damit wir nicht mit anderen Menschen zusammenstoßen.

Jeder baut sich seine eigene Welt.

In diesem Kapitel werden die Prozesse der Wahrnehmung in ihren verschiedenen Facetten dargestellt. Es beginnt mit den drei Stufen der Wahrnehmung (sensorische Rezeption, Empfindung und Musterbildung), beschreibt die Eigenschaften der Wahrnehmung (Subjektivität, Selektivität, Prägnanz) sowie weitere Faktoren, die die Wahrnehmung beeinflussen. Nach einem speziellen Abschnitt über die Wahrnehmung anderer Menschen schließen grundsätzliche Überlegungen zum Verhältnis von Wirklichkeit und Objektivität das Kapitel ab.

2.3.1. Die Elemente des Wahrnehmungsprozesses

2.3.1.1. Sensorische Rezeption, Empfindung und Musterbildung

Die Wahrnehmung versorgt uns mit Informationen über die Umwelt und den eigenen Körper.

Sie macht uns Gegenstände, Ereignisse und körperliche Zustände erfahrbar, ohne die sie für uns momentan nicht existieren würden. Sie ermöglicht uns weiters, uns in der Welt zu orientieren und gezielt zu bewegen. Schließlich bildet sie die Voraussetzung für viele nachfolgende psychische Prozesse wie Gedanken, Gefühle, Lernen usw.

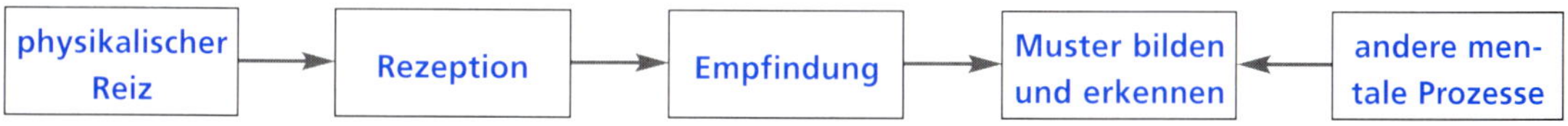
physikalischer Reiz
Rezeption
Empfindung
Muster bilden und erkennen
andere mentale Prozesse

Abbildung 3: Die Stufen des Wahrnehmungsprozesses

Die physikalische Welt, in der wir uns bewegen, besteht aus Atomen und Molekülen, elektromagnetischen und mechanischen Schwingungen. Der Prozess der Wahrnehmung macht sie psychisch erlebbar. Dies geschieht jedoch nicht, indem die äußere Wirklichkeit quasi 1 : 1 im Bewusstsein abgebildet würde, sondern als komplizierter Prozess, als eine Folge von Umwandlungen, in denen schrittweise ein Bild der Wirklichkeit konstruiert wird.

Die Wahrnehmung gliedert sich in drei Stufen: sensorische Rezeption, Empfindung und Musterbildung (Klassifikation).

Für viele physikalische und chemische Reize gibt es spezialisierte Sinnesorgane, in denen wiederum spezialisierte Rezeptorzellen lokalisiert sind (z.B. Zapfen- und Stäbchenzellen auf der Netzhaut des Auges). Auf der ersten Stufe der Wahrnehmung werden hier eintreffende Reize wie z.B. Lichtwellen in Nervenimpulse umgewandelt und als neuronale Informationen ins Gehirn weitergeleitet. Diese Informationen sind zunächst unscharf und lückenhaft, sie müssen erst entsprechend aufbereitet werden. (Das Netzhautbild etwa steht eigentlich am Kopf und muss im Verlauf des Wahrnehmungsprozesses erst „umgedreht" werden.)

Auf der zweiten Stufe der Wahrnehmung werden die „Rohdaten" aus den Sinnesorganen im Gehirn geordnet und zu Empfindungen weiterverarbeitet: zu Farben, Gerüchen, Berührung, Lautstärke, Schmerz etc. Diese Empfindungen sind von Erregungsprozessen in bestimmten

Abbildung 4: Der Mensch hat mehr als nur 5 Sinne! (nach Herkner 1986, S. 3)

Reiz	Rezeptor	Empfindung	Beispiele für mögliche Wahrnehmungen
elektromagnetische Wellen	Stäbchen und Zapfen in der Netzhaut des Auges	Farben, Helligkeit	Gegenstände, Personen, Tiere
elektromagnetische Wellen	Hautzellen	Wärme, Kälte	Feuer, Eis
mechanische Schwingungen	Rezeptorzellen im Innenohr (in der Schnecke)	Tonhöhe Lautstärke Klänge, Geräusche	Stimmen Musik
Druck	Hautzellen	Berührung	Metalle, Gewebe
Kopfbewegungen	Rezeptorzellen im Innenohr (im Vestibularapparat)	Gleichgewicht Bewegung	Fallen, Drehung, Beschleunigung, Bremsen
Chemikalien in wässriger Lösung	Geschmackszellen auf der Zunge	süß, sauer, bitter, salzig	Speisen, Getränke
Chemikalien in gasförmigem Zustand	Riechzellen in der Nase	Gerüche	Blumen, Speisen
chemische und mechanische Zustandsänderungen im Körperinneren	Zellen in den Eingeweiden	Druck, Spannung	Hunger, Durst, Aufregung
hohe Energiebeträge jeder Art	freie Nervenendigungen	Schmerz	Wunden, Erkrankungen

Gehirnteilen abhängig und ohne diese nicht möglich. Es entsteht eine erste, quasi „flirrende“ Repräsentation des wahrgenommenen Gegenstandes, die sich zunächst noch aus Einzelempfindungen zusammensetzt.
In einer dritten Stufe werden die Empfindungen zu Mustern zusammengesetzt und kategorisiert: Lichtflecke fügen sich zu einem Gesicht, Töne zu einer Melodie, Gerüche und Farben zu einer Speise usw. Schließlich werden diese Muster vertrauten Kategorien von Gegenständen zugeordnet: Das Gesicht wird als das eines Freundes erkannt, die Melodie als die eines bestimmten Schlagers etc. Dabei helfen Vorerfahrung, Erwartungen, Schlussfolgerungen und Wissen. Zugleich ist dieser Prozess durch Wünsche und soziale Umstände beeinflusst, die die Klassifikation und damit die Wahrnehmung insgesamt stark beeinträchtigen und verfälschen können.

Beispiel

Herr D. kommt nach einem Unfall im Krankenhaus zu sich. Seine Sinne sind zunächst getrübt. Der ganze Körper tut ihm weh. Ansonsten nimmt er nur Schatten und verschwommene Geräusche wahr. Er weiß nicht, wo er ist. Allmählich werden die Empfindungen deutlicher. Er spürt, dass er weich liegt, und erkennt, dass er sich in einem Bett befindet. Das Helle links wird zu einem Fenster, die Geräusche formen sich zu Stimmen. Vorsichtig bewegt er den Kopf. Er erkennt, wie groß das Zimmer ist, und sieht noch andere Betten, die ihn an Spitalsbetten erinnern. Eine weiß gekleidete Frau tritt in sein Gesichtsfeld und sieht ihn an. Er kennt sie nicht, aber irgendwie sieht sie aus wie eine Krankenschwester. Jetzt glaubt er zu wissen, wo er sich befindet.

2.3.1.2. Weiterführende Verarbeitungsprozesse

Die so gewonnenen Wahrnehmungen sind die Grundlage von weiterführenden Einschätzungen, Bewertungen und Urteilen (z.B. gefährlich-harmlos, angenehm-unangenehm, sympatisch-unsympathisch).
Im Alltagsleben gehen **Wahrnehmung und Beurteilung** oft sehr schnell ineinander über. Viele Menschen verwechseln diese beiden Bereiche und geben statt einer neutralen Beschreibung gleich eine Bewertung ab.

Beispiel

Eine genau beobachtende Diplomschwester macht folgende Wahrnehmung: Frau N. ist 22 Jahre alt und hat vor zwei Tagen ihr erstes Kind zur Welt gebracht. Bei der Pflege des Neugeborenen ist sie noch sehr unsicher. Sobald das Baby schreit, ruft sie eine Krankenschwester um Hilfe. Eine schnell urteilende Kollegin hingegen hält Frau N. bloß für „schreckhaft, ein richtiges Ganserl“.

Die Verwechslung von Wahrnehmung und Bewertung ist die Quelle unzähliger Missverständnisse und Fehldeutungen, woraus Vorurteile und Konflikte entstehen können, die nicht mehr so leicht zu beseitigen sind.

Genau genommen können auch Persönlichkeitseigenschaften einer anderen Person nicht direkt wahrgenommen werden. Als Beobachter kann man sie nur aus wahrgenommenen Verhaltensweisen erschließen. Diese Schlüsse können begründet und sehr wahrscheinlich sein, bleiben aber immer mit einem gewissen Fehlerrisiko behaftet.
In sozialen Berufen wie auch speziell in der Pflege und Betreuung hilfsbedürftiger Menschen ist eine genaue Wahrnehmung (z.B. von Veränderungen, Verhaltensauffälligkeiten etc.) ebenso wichtig wie die strikte Trennung zwischen Wahrnehmung und Interpretation. Nur so ist eine weitgehend vorurteilsfreie Betreuung möglich.

2.3.2. Eigenschaften der Wahrnehmung

Die Wahrnehmung weist einige Eigenschaften oder Eigenheiten auf, die bei jedem Wahrnehmungsvorgang auftreten bzw. eine Rolle spielen. Es sind dies Subjektivität, Selektivität und die Tendenz zur Prägnanz

2.3.2.1. Subjektivität

Jede Wahrnehmung ist subjektiv, d.h. ein und derselbe Reiz wird von verschiedenen Personen unterschiedlich wahrgenommen. Auch ein und dieselbe Person kann zu unterschiedlichen Zeitpunkten einen konstanten Reiz verschieden wahrnehmen.

Zwei Beispiele

Herr A. hört auch im Krankenhaus gerne Musik. Stundenlang hält er sich das Radiogerät ans Ohr. Im Zimmer ist die Musik als rhythmisches Flüstern zu hören. Für den Bettnachbarn ist auch das viel zu laut, immer wieder beschwert er sich. Herr A. versteht nicht, was den Bettnachbarn stört.

Die Schülerin Renate soll Herrn G. baden. Sie lässt Wasser in die Wanne und prüft mit ihrer Hand die Temperatur, bis ihr das Wasser warm genug erscheint. Vorher hat sie Medikamente in den Stationskühlschrank gelagert und dadurch kalte Finger. Herr G. kommt direkt aus dem warmen Bett. Er steigt nur zögernd in die Wanne: Ihm ist das Wasser zu kalt.

Die **Subjektivität der Wahrnehmung** ergibt sich unter anderem aus **zwei Faktoren:**

- **Schwellen:** Alle Reize müssen eine gewisse Intensität aufweisen, damit sie von den Sinnesorganen registriert werden. Zu geringe Intensitäten nehmen wir nicht wahr. Sind die Rezeptorzellen geschwächt oder beschädigt, müssen die Reize umso intensiver sein (z.B. die Lautstärke bei Hörschäden). Für manche physikalischen Reize (wie z.B. Radiowellen, Röntgenstrahlen) gibt es kein direktes Sinnesorgan. Um sie dennoch wahrzunehmen, brauchen wir ein „Übersetzungsgerät“ (Radiogerät, Röntgenapparat).
- **Adaptationsniveau:** Für jede Empfindungsart ist ein subjektiver Bezugspunkt vorhanden, von dem aus verglichen wird, ob ein Gegenstand leicht oder schwer, groß oder klein, hell oder dunkel ist. Dieses

so genannte Adaptationsniveau ist jedoch nicht konstant, sondern von Person zu Person verschieden. Es hängt auch von Umgebungsreizen und persönlichen Erfahrungen ab. Ein und derselbe Reiz bewirkt deshalb in verschiedenen Situationen unterschiedliche Empfindungen. Subjektive Bezugspunkte gibt es darüber hinaus für alle Arten von Bewertungen und anderen subjektiven Dimensionen.

2.3.2.2. Selektivität

Jede Wahrnehmung ist selektiv: Von allen Reizen, die wir wahrnehmen könnten, wählen wir (bzw. unsere Sinne) nur einen Bruchteil aus. Der Wahrnehmungsapparat filtert die Informationen aus der Umwelt und dem Körper und lässt nur einen Bruchteil in das Bewusstsein passieren.

Beispiel

Der Schüler Georg ist den ersten Tag auf einer neuen Station. Ungeheuer viele Eindrücke prasseln auf ihn ein. Die Stationsleiterin macht mit ihm einen Rundgang und zeigt ihm die Räume, nennt Medikamente, erzählt von Patienten, stellt ihn Kolleginnen vor, beschreibt die häufigsten Krankheitsbilder usw. Schon bald dröhnt Georg der Kopf, aber er versucht, sich wenigstens das Wichtigste zu merken.

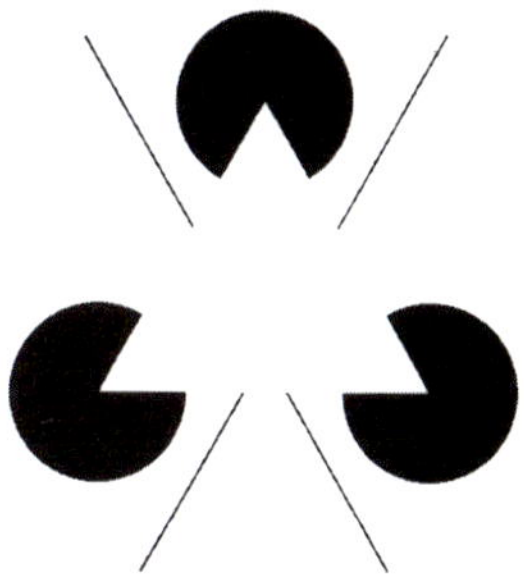

Abbildung 5.1.: Optische Täuschungen – subjektive Konturen für ein „erdachtes Dreieck" (nach Zimbardo 1995, S. 189)

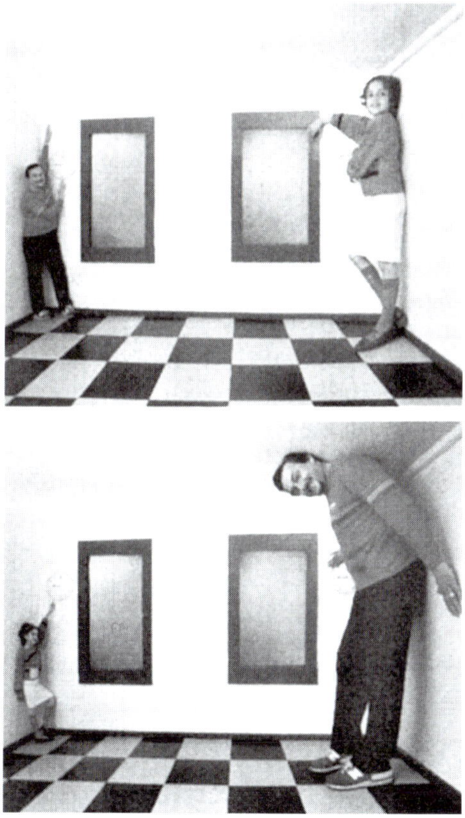

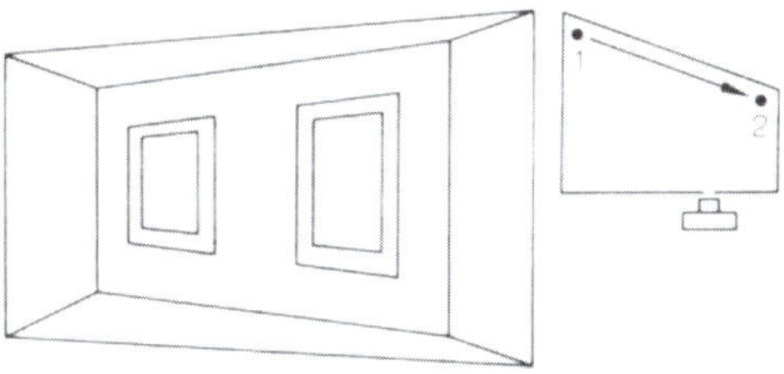

Abbildung 5.2.: Optische Täuschungen – der Ames'sche Raum (nach Zimbardo 1995, S. 195)

Dieser **Filterprozess** ist die Grundlage von Aufmerksamkeit und Konzentration und somit von großer Bedeutung für Denken, Lernen und schnelles Reagieren.

- Aufmerksamkeit ist eine Art Filter, die nur die wichtigen Wahrnehmungen ins Bewusstsein durchlässt und die unwichtigen abhält. Sie kann mit einem Scheinwerfer verglichen werden: Was hell im Licht ist, d.h. worauf wir unsere Aufmerksamkeit lenken, wird besonders deutlich wahrgenommen; die Dinge, die im Schatten liegen, treten kaum ins Bewusstsein.
- Konzentration ist die Fähigkeit, die Aufmerksamkeit längere Zeit auf einen physikalischen oder auch geistigen Gegenstand zu konzentrieren. Dies ist etwa beim Lernen für eine Prüfung sehr wichtig und kann durch verschiedene Lerntechniken geübt werden (siehe Kap. 2.7).

Abbildung 5.3.: Optische Täuschungen – Kreise und Quadrat (nach Herkner 1986, S. 24)

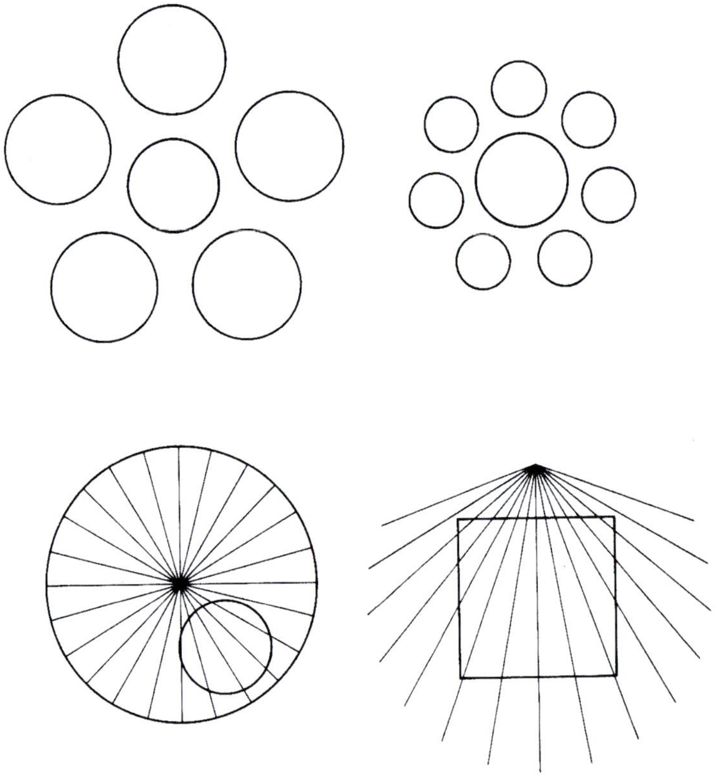

2.3.2.3. Tendenz zur Prägnanz

Neben Subjektivität und Selektivität weist jede Wahrnehmung noch eine dritte Eigenschaft auf: die Tendenz zur Prägnanz (zur „**Guten Gestalt**"). Damit ist gemeint, dass die Gegenstände, zu denen sich – auf der dritten Stufe des Wahrnehmungsprozesses – die Empfindungen ordnen, bestimmte formale Eigenschaften aufweisen: Sie sind zumeist in sich geschlossen, heben sich als Figur von einem Untergrund ab und sind möglichst einfach und regelmäßig strukturiert. Diese Eigenschaften werden ihnen oft erst durch die Art der menschlichen Informationsverarbeitung verliehen. So kommt es, dass wir manchmal Dinge wahrnehmen, die eigentlich unmöglich oder auch gar nicht da sind.

Wahrnehmung ist immer auch ein Konstruktionsprozess, in dem Erwartungen, Wissen, Motivation, Persönlichkeitseigenschaften und soziale Erfahrungen eingesetzt werden, um dem Wahrgenommenen eine Bedeutung und Sinn zu geben. Das spielt z.B. bei der Erstellung von **Diagnosen** eine große Rolle. Dabei werden bei einem Patienten zunächst bestimmte Auffälligkeiten, die medizinisch, psychologisch oder pflegerisch relevant sind, als Symptome klassifiziert. In einem zweiten Schritt werden diese Symptome bestimmten Störungsbildern oder Problemstellungen zugeordnet. Wenn genügend einschlägige Hinweise vorhanden sind, kann schließlich eine Diagnose gestellt werden. Diagnosen sind somit (wie Wahrnehmungen und in gewisser Weise wie jede Art von Erkenntnis) Konstruktionen, die es erlauben, mit der Wirklichkeit in einer bestimmten Weise umzugehen. Im Falle von Krankheiten und Störungen sind sie die Grundlage einer gezielten und effektiven Behandlung.

Allgemein kann man sagen, dass jede Wahrnehmung „zurechtgebogen" ist.

Wir nehmen die Welt nicht so wahr, wie sie ist, sondern so, wie wir sie wahrzunehmen gewohnt sind bzw. wie es uns leicht fällt, sie wahrzunehmen (und zu verarbeiten).

2.3.3. Weitere Faktoren, die die Wahrnehmung beeinflussen

Neben Subjektivität, Selektivität und Tendenz zur Prägnanz, die sozusagen Systemeigenschaften des Wahrnehmungsprozesses sind und praktisch immer ablaufen, spielt eine Reihe anderer Faktoren eine erhebliche Rolle beim Aufnehmen und Interpretieren von Sinnesdaten.

- **Signalerkennung (Antworttendenzen)**

Manche Empfindungen sind so unscharf oder lückenhaft, dass wir nicht sicher sind, ob wir tatsächlich etwas wahrnehmen oder doch einer Sinnestäuschung unterliegen. Je wichtiger eine Situation ist, in der eine unscharfe Wahrnehmung auftritt, desto deutlicher treten gewisse Antworttendenzen einer Person auf. Man will auf jeden Fall rechtzeitig reagieren oder auf jeden Fall einen falschen Alarm vermeiden usw. Die Signalerkennung ist abhängig von den Erwartungen, Wünschen und Gewohnheiten einer Person.

Beispiel

Eine Nachtschwester, die allein im Dienstzimmer Papiere ordnet, hört entfernt ein leises Summen und schreckt hoch, weil sie ein Notsignal vermutet. Ein Patient im Nebenzimmer hört das Summen auch, aber für ihn ist es bedeutungslos, und er reagiert nicht darauf.

● Wissen

Ich sehe, was ich weiß.

Sensorische Informationen werden bei der Weiterverarbeitung durch Wissensinhalte ergänzt. Am Telefon versteht man beispielsweise den Gesprächspartner auch dann, wenn man seine Worte nur undeutlich hört. Die fehlenden Informationen werden hinzugedacht. Dasselbe gilt für Geschichten, die man nur unvollständig mitbekommt, oder für Bilder, die man nur teilweise sieht. Der Ausspruch „Ich weiß doch, was ich sehe!" gilt hier im umgekehrt wörtlichen Sinne. Man sieht tatsächlich oft mehr das, was man weiß (oder zu wissen glaubt), als das, was man de facto wahrnimmt.
Gleichzeitig steuert das Wissen auch neue Wahrnehmungen: Je mehr man über eine bestimmte Sache weiß, desto mehr nimmt man davon wahr. Je genauer beispielsweise eine Pflegeperson über die psychische Seite von Krankheit und Krankenhausaufenthalt Bescheid weiß, desto mehr Gefühlsäußerungen eines Patienten nimmt sie wahr; je mehr sie über die Folgen von Dauerstress weiß, desto früher erkennt sie die Symptome bei sich und kann frühzeitig darauf reagieren.

● Erwartungen

Wenn man bestimmte Dinge oder Ereignisse erwartet, nimmt man bereits erste Anzeichen sehr genau wahr. Ein Patient etwa, der ein Schmerzmittel nehmen muss und dabei Nebenwirkungen erwartet, nimmt schon geringe Spannungen im Magenbereich als Übelkeit wahr. Es wird ihm früher und stärker schlecht als einem vergleichbaren Patienten, der statt auf die Nebenwirkungen vor allem auf die Schmerzlinderung achtet. Das Gleiche gilt für einen Allergiker, der schon bei geringer Pollenkonzentration einen Heuschnupfenanfall erwartet. Bereits ein leichtes Jucken oder Brennen registriert er als allergisches Symptom. Seine Körperwahrnehmung hat sich durch den Heuschnupfen geschärft.

● Wünsche

Ein Sonderfall von Erwartungen sind Wünsche: Man erwartet nicht nur etwas, man sehnt es vielmehr herbei. Auch in diesem Fall ist die Wahrnehmung geschärft, z.B. wenn eine Heimbewohnerin auf den Besuch ihrer Tochter wartet. Wünsche können der Wahrnehmung aber auch Streiche spielen, wenn man etwa ein bestimmtes Geräusch für herannahende Schritte hält.
So wie das Wissen steuern auch Wünsche die Wahrnehmung. Wer eine Diät halten muss, sieht in der ersten Zeit überall verbotene Speisen; wer müde durch den Schnee stapft, mag in jedem Schatten die rettende

Hütte erkennen; und wer demnächst Vater bzw. Mutter wird, bemerkt, wie viele Elern mit kleinen Kindern eigentlich unterwegs sind.

- **Einstellungen**

Wahrgenommen wird, was die Einstellungen bestätigt.

Einstellungen sind fixe Meinungen, die sich auf Personen, Institutionen, Dinge oder Sachverhalte beziehen. Patienten haben zumeist gewisse (positive oder negative) Einstellungen zu Ärzten, zum Altersheim, zu Medikamenten, zu ihrer Krankheit usw., die auf die Wahrnehmung wie Filter wirken: Wahrgenommen wird vor allem, was mit bereits bestehenden Einstellungen übereinstimmt und sie bestätigt. Was nicht zu ihnen passt, wird oft nur ungern oder lückenhaft wahrgenommen. Das kann sich bis zur Wahrnehmungsabwehr steigern: Manche Menschen wollen bestimmte Dinge überhaupt nicht hören (z.B. eine alte Dame von ihren Kindern, wie bequem es in einem Altersheim wäre) oder bemerken (z.B. ein Tumorpatient, in welchem körperlichen Zustand er sich tatsächlich befindet). Dahinter stehen Abwehrmechanismen sowie Prozesse der kognitiven Dissonanz (siehe Kap. 2.8.4 und Band 2: Klinische Psychologie)

- **Soziale Umgebung**

Ein weiterer wichtiger Faktor, der die Wahrnehmung beeinflussen und verfälschen kann, sind andere Menschen. Diese lenken mit ihrem Verhalten, ihren Aussagen und Reaktionen die Aufmerksamkeit auf bestimmte Bereiche, auf die man allein vielleicht gar nicht geachtet hätte. Manchmal entsteht sogar ein gewisser **sozialer Druck**, Dinge auf eine bestimmte Weise wahrzunehmen bzw. zu missachten.

Beispiele

Bei einer Familie, die sich bewusst ausgewogen und gesund ernährt, wird man als Gast dazu angehalten, die Vorzüge der aufgetischten Vollwertkost genau wahrzunehmen.

Unter Alkoholikern besteht oft die soziale Übereinkunft, von der gemeinsamen Droge Alkohol nur die scheinbar positiven Seiten zu beachten, die schädlichen Folgen aber auszublenden. (Drogenentzug schließt deshalb immer auch soziales Kompetenztraining mit ein, in dem man lernt, den eigenen Wahrnehmungen zu vertrauen und sich dem Gruppendruck zu widersetzen.)

2.3.4. Soziale Wahrnehmung

2.3.4.1. Andere Menschen wahrnehmen

Die Wahrnehmung von Gegenständen ist sehr fehleranfällig. In noch viel größerem Ausmaß gilt das für die Wahrnehmung der sozialen Umgebung, d.h. von Personen und zwischenmenschlichen Beziehungen.

Auch die soziale Wahrnehmung ist subjektiv, selektiv und tendiert zur Prägnanz. Sie wird beeinflusst von Signalerkennung, Wissen, Erwartungen, Wünschen, Einstellungen und dem Meinungsdruck, der von anderen Menschen ausgehen kann. Gleichzeitig beeinflusst die soziale Wahrnehmung unser Verhalten anderen Menschen gegenüber.

Wie man auf eine bestimmte Person zugeht und sich zu ihr verhält – freundlich oder vorsichtig, entgegenkommend oder fordernd –, hängt weitgehend davon ab, welches Bild man sich von ihr macht, welche Eigenschaften man ihr zuschreibt und wie man diese Eigenschaften bewertet.
Für Angehörige sozialer Berufe ist es besonders wichtig, andere Menschen möglichst neutral und vorurteilsfrei wahrzunehmen. Nur so kann man sich in die anvertrauten Menschen richtig einfühlen, auf ihre Bedürfnisse angemessen eingehen und ihnen die Pflege und Betreuung zukommen lassen, die sie brauchen. Deshalb ist es hilfreich, Genaueres über die Art und Weise zu wissen, wie wir zur Einschätzung anderer Menschen kommen.

Das Bild, das man sich von einer anderen Person macht, setzt sich zusammen aus:

- **Wahrnehmungen** von konkreten Verhaltensweisen, selbst gemachten Beobachtungen, selbst gehörten Aussagen etc.
- **Vermutungen** über dahinterliegende Fähigkeiten, Eigenschaften, Einstellungen und Motive sowie über nicht beobachtete, aber „dazupassende“ Verhaltensweisen und Eigenschaften
- **Verallgemeinerungen:** Man nimmt an, dass das beobachtete Verhalten immer wieder auftritt und die Person immer ungefähr so ist wie jetzt.
- **emotionalen Bewertungen:** Man findet die Person und ihr Verhalten sympathisch bzw. unsympathisch.
- **blinden Flecken:** Manche Verhaltensweisen, die nicht „ins Bild“ passen, werden ausgeblendet oder fallen einem überhaupt nicht auf.

2.3.4.2. Erster Eindruck, Vermutungen, Sympathie

Von allen Dingen und Merkmalen, die man an einem Menschen beobachten kann – äußere Erscheinung, Gesichtsausdruck, Körperhaltung, Gestik, Sprache usw. – werden in der Regel die hervorstechendsten ausgewählt. Auf der Grundlage dieser wenigen Auswahlkriterien, die sich der Beobachter auf Grund seiner Erfahrungen angeeignet hat, entsteht der erste Eindruck. Wissen, Normen und Einstellungen spielen dabei eine wesentliche Rolle. Dieser Prozess, der zumeist automatisch und unbewusst verläuft, wird auch **Hof-Effekt** genannt.

Bestimmte Eindrücke wirken auf den Beobachter so stark, dass sie alle anderen Wahrnehmungen überstrahlen. Die Signalerkennung ist abhängig von den Erwartungen, Wünschen und Gewohnheiten einer Person.

Die weiteren Eindrücke, die man von einem anderen Menschen sammelt, orientieren sich am ersten Eindruck. Dieser wirkt wie ein **Wahrnehmungsfilter**, der dazupassende Beobachtungen hervorhebt und nicht dazupassende ausblendet. Auf diese Weise kann bereits der erste Eindruck zu Fehleinschätzungen eines anderen Menschen führen. Um diesen negativen Effekt zu verhindern, sollte man eine Person immer wieder und in verschiedenen Situationen beobachten, bevor man sich ein genaueres Bild von ihr macht. Darüber hinaus sollte man sich bewusst halten, dass dieses Bild immer nur vorläufig ist und immer wieder durch neue Beobachtungen und Erfahrungen beeinflusst, verändert und ergänzt werden kann.

Die Vermutungen über Eigenschaften und Fähigkeiten einer Person werden ebenfalls zumeist auf der Basis von Vorerfahrungen und inneren Bildern aufgestellt. Häufig nimmt man jedoch zusätzliche Eigenschaften an, auf die es im beobachteten Verhalten keinen direkten Hinweis gibt. Sie werden hinzugedacht, weil sie (scheinbar) ins Bild passen. All diese Vermutungen zusammen entsprechen zumeist unbewussten Klischees von Persönlichkeit. Offensichtlich haben wir bestimmte Vorstellungen davon, welche Eigenschaften zusammenpassen und gemeinsam vorkommen und welche nicht. Auch diese **Klischees oder Stereotype** wirken als Wahrnehmungsfilter. Es sind vorgeprägte Meinungen, wie eine Person „als ganze" ist, z.B. „freundliche Menschen sind auch ehrlich". Man hält die Vermutung für richtig, auch wenn man nur eine Seite der Person kennt (zu Persönlichkeit siehe auch Kap. 2.9).

Beurteilungen auf Grund von Vermutungen sind natürlich oft unsicher. Man nennt diese Fehlschlüsse auch **logische Fehler**. Vermeiden kann man sie dadurch, dass man jede vermutete Eigenschaft einer Person durch konkrete Beobachtungen sozusagen belegt. Um vorschnelle Beurteilungen zu vermeiden, kann man sich auch fragen, was man von einer bestimmten Person eigentlich wirklich weiß und was man tatsächlich selbst beobachtet hat.

Ein letzter Fehler, der die Wahrnehmung eines anderen Menschen verfälschen kann, ist der Sympathie-Fehler. Schon nach kurzem Kennenlernen kann ein Mensch sympathisch oder unsympathisch wirken. Dieses **Sympathie- bzw. Antipathiegefühl** wirkt ebenfalls als Wahrnehmungsfilter, der die weiteren Beobachtungen lenkt und zurechtbiegt. Manche Menschen wirken sympathisch, weil sie dem Beobachter ähnlich sind. Andere erscheinen unsympathisch, weil sie so sind, wie man selbst nicht sein möchte, und vielleicht Eigenschaften aufweisen, die man an sich selbst nicht mag. – Gespräche und Austausch mit Kollegen und Vorgesetzten helfen den Sympathiefehler zu vermeiden. Durch die Einschätzung anderer kann man den eigenen Blickwinkel ergänzen und erweitern, womit die Wirkung von Sympathie und Antipathie relativiert wird.

2.3.4.3. Vorurteile

Die besprochenen Wahrnehmungs- und Beurteilungsfehler führen, wenn man sie nicht beachtet oder übersieht, zu Vorurteilen. Dabei handelt es sich um Urteile, die man fällt, bevor man eine Person richtig kennen gelernt hat. Im Umgang mit anderen Menschen – Patienten, Heimbewohnern, Angehörigen, Kollegen, Vorgesetzten – können daraus krasse Fehleinschätzungen entstehen. In der Folge fühlen sich die falsch Beurteilten oft ungerecht behandelt oder eben „vorverurteilt", gleichzeitig neigen sie selbst oft zu Vorurteilen. Die daraus entstehenden Konflikte sind häufig nur mehr schwer zu lösen.
Im Alltag ist niemand völlig ohne Vorurteile. Tatsächlich haben sie auch eine gute Seite: Sie ermöglichen eine schnelle Orientierung und bieten subjektiv Sicherheit, die allerdings oft fehlerhaft und trügerisch ist. Vorurteile können demnach nicht völlig vermieden, in ihrem Einfluss jedoch möglichst klein gehalten werden. Dabei helfen vor allem genaues Beobachten, Achten auf die Wahrnehmungsfilter, Bewusstmachen der eigenen Werte und Vorannahmen, Akzeptieren, dass kein Eindruck hundertprozentig sicher und jedes Bild von einem Menschen vorläufig ist, sowie Offenheit für neue Wahrnehmungen und Erfahrungen, auch wenn sie nicht „ins Bild" passen.

2.3.5. Wirklichkeit und Objektivität

Die Wirklichkeit ist eine Konstruktion.

Die menschliche Wahrnehmung liefert alles andere als ein objektives Bild der Wirklichkeit. Sie ist vielmehr ein Prozess der Informationsverarbeitung und -aufbereitung: Sinnesdaten werden ausgewählt, zusammengefügt, interpretiert und ergänzt. Die Wahrnehmung liefert Bilder einer Wirklichkeit, die es nicht in der Gestalt gibt, wie wir sie wahrnehmen. Dazu sind die ursprünglichen Sinnesdaten zu vielen Veränderungen unterworfen. Wahrscheinlich hat die Wirklichkeit, die wir erleben, Ähnlichkeiten mit der Welt und den Dingen „an sich". Wie sie aber tatsächlich beschaffen ist, wissen wir nicht, da zu viele Wahrnehmungsfilter zwischen ihr und unserem Bewusstsein stehen. Das gilt für die physikalische Umwelt ebenso wie für die soziale Umgebung und die Biologie unseres Körpers.

Zugespitzt kann man sagen: Was wir als Wirklichkeit erleben, ist eine Konstruktion des psychischen Apparates.

Wirklichkeit kann nicht objektiv erfahren oder betrachtet werden, aber es gibt Annäherungen an sie. Ein wesentliches Kriterium dabei ist die so genannte **Intersubjektivität:** Wenn eine Tatsache nicht nur von einer Person, sondern von sehr vielen als wahr und wirklich angesehen wird, lassen wir sie üblicherweise als wirklich gelten. Die Intersubjektivität spielt eine große Rolle bei der Beurteilung von Halluzinationen und

Wahnvorstellungen (siehe Kap. 2.2.1). Diese sind für den Betroffenen subjektiv absolut wirklich, allerdings nur für ihn allein. Alle anderen hören keine Stimmen, sehen keine Lichtpunkte etc. Halluzinationen sind nicht intersubjektiv überprüfbar und gelten deshalb den anderen als nicht existent. Sie werden vielmehr als ein Symptom aufgefasst, das in letzter Konsequenz behandelt werden muss.
Die ständige Konstruktion von Wirklichkeit und die Unmöglichkeit, sie völlig objektiv zu erfassen, haben bedeutende Folgen für die Wissenschaft. Sie versucht gültige Aussagen über die Welt und den Menschen zu treffen, die sich empirisch beweisen und theoretisch begründen lassen. Aber auch für sie gilt, dass alle Erkenntnis letzlich vorläufig ist. Was immer als empirisch fundiert angesehen wird, kann sich ändern, wenn neue Fakten auftauchen. Wissenschaftliche Theorien, z.B. über Gefühle oder die Entstehung von Krankheiten, gelten immer nur bis zum Beweis des Gegenteils.

2.3.6. Zusammenfassung

Die Wahrnehmung ist ein mehrstufiger Prozess: Sensorische Rezeptionen werden zu Empfindung zusammengesetzt und zu Mustern – den eigentlichen Wahrnehmungsbildern – weiterverarbeitet. Jede Wahrnehmung ist subjektiv, selektiv und unterliegt der Tendenz zur Prägnanz. Weiters wird sie durch Antworttendenzen, Wissen, Erwartungen, Wünsche, Einstellungen und die soziale Umgebung beeinflusst. Die Wahrnehmung anderer Menschen wird zusätzlich durch den ersten Eindruck, Vermutungen, Sympathie und Vorurteile bestimmt. Die menschliche Wahrnehmung liefert demnach kein objektives Bild der Wirklichkeit. Diese kann man stets nur annäherungsweise erfassen.

2.3.7. Fragen zur Wissensüberprüfung

1. *Welches sind die drei Stufen des Wahrnehmungsprozesses?*
2. *Wie verläuft die Wahrnehmung bei verschiedenen menschlichen Sinneskanälen?*
3. *Warum sollten Wahrnehmung und Beurteilung getrennt werden?*
4. *Was sind die drei Eigenheiten der Wahrnehmung? Erklären Sie jede anhand eines Beispiels.*
5. *Nennen Sie weitere Faktoren, die die Wahrnehmung beeinflussen? Geben Sie Beispiele.*
6. *Woraus setzt sich das Bild zusammen, das man sich von einem Menschen macht?*
7. *Was beeinflusst die soziale Wahrnehmung?*
8. *In welchem Verhältnis stehen Wirklichkeit und Objektivität zueinander?*

2.4. Gefühle

Hunger und Durst sind keine Gefühle, sondern Wahrnehmungen.

Das menschliche Gefühlsleben ist außerordentlich vielfältig. Wir fühlen Freude, Liebe, Hoffnung, Glück und Zufriedenheit ebenso wie Sehnsucht, Überdruss, Enttäuschung, Unzufriedenheit und vielleicht Hass.
Im klinischen Bereich spielen negativ getönte Gefühle wie Angst, Hilflosigkeit, Traurigkeit und Wut eine wichtige Rolle, aber auch positive wie Dankbarkeit, Erleichterung und Zuversicht.
In diesem Kapitel werden Gefühle als Reaktionen auf verschiedene innere und äußere Umstände aufgefasst. Dabei werden ihre Entstehung und ihre angeborene Funktion ebenso untersucht wie verschiedene Arten gelernter Gefühlsreaktionen. Abschließend geht es um zwei wichtige Grundgefühle: Urvertrauen und Selbstwertgefühl.

2.4.1. Gefühle als Reaktionen

Farben des Seelenlebens

Gefühle (Emotionen) sind ein grundlegender Bestandteil der menschlichen Existenz und eine zentrale Form unserer Selbsterfahrung. Sie umfassen einen allgemeinen affektiven Zustand (Lust-Unlust, angenehm-unangenehm) und eine spezielle Gefühlstönung (z.B. Freude, Erleichterung, Glück). Gefühle werden durch verschiedene Prozesse ausgelöst bzw. begleitet und äußern sich im Verhalten auf vielfältige Weise (Lächeln, Weinen etc.). Zugleich können sie komplexe Handlungen hervorrufen (Danken bei Erleichterung, Fluchtimpuls bei Angst etc.).

Gefühle sind Reaktionen auf Wahrnehmungen, Vorstellungen und Erinnerungen bzw. Folgen körperlicher Zustände.

- **Wahrnehmungen**: Freude beim Anblick eines geliebten Menschen, Angst beim Ertönen eines Notsignals, Zuversicht beim Hören einer ruhigen Stimme
- **Vorstellungen**: Vorfreude, Zuversicht vor einer Operation, Prüfungsangst
- **Erinnerungen**: angenehme bzw. unangenehme Gefühle bei der Erinnerung an einen früheren Krankenhausaufenthalt, beim Denken an die „gute alte Zeit"
- **körperliche Zustände**: Erschöpfungsdepression, Stimmungsänderung durch Medikamente

Man spricht in diesem Zusammenhang auch von **Gefühlsantworten.** Wichtig dabei ist, dass auf einen Auslöser stets mehrere emotionale Antworten möglich sind: Auf eine bevorstehende Chemotherapie etwa kann ein Patient mit Gefühlen von Zuversicht bis Niedergeschlagenheit reagieren, je nachdem, was er sich von ihrer Wirkung verspricht: „Das wird den Krebs endgültig besiegen." „Mir werden alle Haare ausfallen." „Es hat ohnehin keinen Sinn mehr."

Die Gefühlsreaktionen folgen also keiner strikten Automatik, sondern sind veränderbar: Darin liegt die Chance für psychologische Unterstützung und Behandlung.

Im Umfeld von Krankheit und Pflegebedürftigkeit treten häufig Gefühle von Angst, Scham, Trauer, Schuld und Wut auf, aber auch Zuversicht, Erleichterung, Sicherheit und Dankbarkeit. Der 2. Band (Klinische Psychologie) bringt nähere Informationen über ihre Entstehung und Bedeutung im Kontext der Krankengeschichte sowie Hinweise zum Umgang mit Patienten in diesem Zustand

Gefühle können auch als Handlungsauslöser wirken (siehe Kap. 2.5).

2.4.2. Entstehung und Funktion von Gefühlen

2.4.2.1. Erregung und Erklärung

Gefühle sind stets mit körperlicher Aktivierung verbunden. Besonders deutlich wird das bei sehr starken Gefühlen: Sie sind fast immer von großer Erregung begleitet, von Herzklopfen, Zittern, Schweißausbrüchen usw. Diese physiologische Erregung ist jedoch relativ unspezifisch und tritt bei den verschiedensten Gefühlen in ähnlicher Weise auf: Herzklopfen stellt sich bei Freude ebenso ein wie bei Ärger oder Angst.

Körperliche Erregung ist ein notwendiger, aber nicht der einzige Bestandteil eines Gefühls. Als zweite Komponente kommt die gedankliche Erklärung hinzu, die man sich selbst für diese Erregung gibt, d.h. auf welche Ursachen man die Erregung zurückführt. Von dieser Erklärung hängt es ab, welches Gefühl genau man empfindet.

Diese so genannte **Zwei-Komponenten-Theorie** der Gefühle wurde in einem eindrucksvollen Experiment nachgewiesen (Singer & Schachter, 1962). Dabei wurden Versuchspersonen eingeladen, an einem Medikamententest teilzunehmen. Sie sollten eine Flüssigkeit („Suproxin") injiziert bekommen und dann 20 Minuten warten, bis dieses Mittel seine Wirkung entfaltete. Der Medikamententest war allerdings nur ein Vorwand (und „Suproxin" ein erfundener Name). Tatsächlich ging es bei diesem Experiment um das Verhalten während der Wartezeit. Die eine Hälfte der Versuchspersonen bekam eine völlig harmlose Flüssigkeit injiziert (Salzlösung), die keinerlei chemische Wirkung ausübte. Die andere Hälfte erhielt Adrenalin-Injektionen. Diese stark aktivierende Substanz bewirkte bei den Versuchspersonen Herzklopfen, Hitzeempfindungen und Zittern der Hände, also deutliche physiologische Erregung. Entsprechend der Zwei-Komponenten-Theorie zeigten diese Personen in der Wartezeit deutlichere und intensivere Gefühle als die Vergleichsgruppe, was über einen Einwegspiegel beobachtet werden konnte.

Um zu überprüfen, ob die gleichen körperlichen Erregungsprozesse mit verschiedenen Gefühlen verbunden sein können, wurden die Versuchsgruppen weiter unterteilt. Jeweils die Hälfte der Personen wurde in eine lustige Situation gebracht, die andere in eine ärgerliche. Dies geschah während der Wartezeit, in der ein Fragebogen über sehr persönliche Erlebnisse auszufüllen war. Eine zweite Person im Raum – in Wahrheit ein Mitarbeiter des Versuchsleiters – benahm sich beim einen Teil der Gruppe sehr lustig (indem er Witze erzählte, Papierflugzeuge faltete, Unfug trieb etc.), beim anderen Teil sehr verärgert (wobei er über die indiskreten Fragen schimpfte, den Fragenbogen zerriss und zuletzt wütend den Raum verließ). Auf die „echten" Versuchspersonen hatte dieses Verhalten den erwarteten Effekt: Sie kamen selbst in eine heitere, fröhliche Stimmung bzw. ärgerten und empörten sich, je nachdem, welche Gefühle ihr „Kollege" gezeigt hatte. Die Gefühle waren bei der „Adrenalin"-Gruppe stark ausgeprägt, bei der „Salzlösung"-Gruppe eher schwach.

Abbildung 6: Versuchsbedingungen im Experiment von Singer & Schachter (1962)

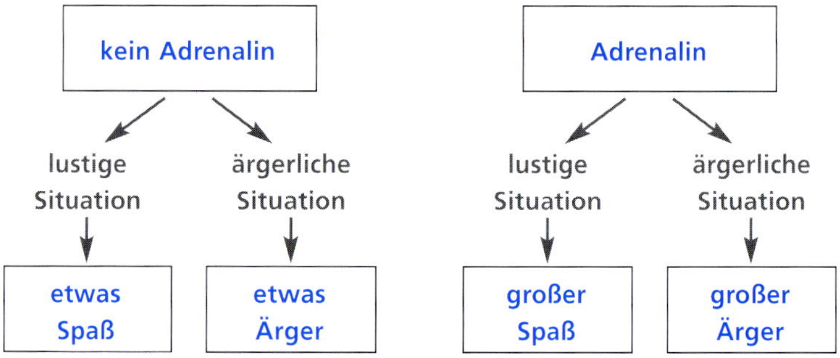

Aus diesem Experiment lässt sich Folgendes schließen:

Gefühle sind gedanklich interpretierte körperliche Erregungen. Die Stärke eines Gefühls hängt dabei vom Ausmaß der Erregung ab. Die Art des erlebten Gefühls wird von Wahrnehmungen, Erinnerungen und Vorstellungen bestimmt.

Je nachdem, welche gedankliche „Erklärung" man sich selbst dafür gibt, kann eine bestimmte physiologische Erregung als Freude, Ärger, Traurigkeit, Stolz usw. erlebt werden.

2.4.2.2. Biologische Funktion von Gefühlen

Neuere Forschungen zur Entstehung von Gefühlen beschäftigen sich vor allem mit ihrer biologischen Funktion. Gefühle werden dabei als biologische Ausrüstung des Organismus aufgefasst, die letztlich seinem Überleben dient. Angst und Wut etwa sind bei allen Säugetieren zu finden. Sie werden durch wichtige und herausfordernde Lebensereignisse ausgelöst und stellen genetisch verankerte „Stellungnahmen" zur Situation eines Lebewesens in einer gegebenen Umwelt dar. Sie organisieren das Verhalten und ändern die Empfindlichkeit in der Wahrnehmung und Reaktionsbereitschaft. Der Ablauf der fundamentalen Emotionen wird weitgehend durch autonome Systeme des Gehirns gesteuert.

Das Limbische System gilt als das neuroanatomische Substrat der Emotionen.

- **Wut** mobilisiert ein Individuum, wenn es sich in seiner Freiheit eingeschränkt fühlt. Sie dient damit der ungestörten Enfaltung der eigenen Aktivitäten.

- **Angst** tritt bei Bedrohung der körperlichen oder seelischen Unversehrtheit auf und dient der Vermeidung von Schmerz und Gefahr. Auf der Verhaltensebene führt sie typischerweise zu Flucht, Kampf oder Erstarrung.

- **Trauer** bezieht sich auf die soziale Zugehörigkeit und Bindung. Die Trennung eines Jungtieres von der Mutter führt z.B. zu Rufen des Verlassenseins. Bei Menschen kann nach dem Tod eines Partners oder einer anderen geliebten Person das komplexe posttraumatische Stress-Syndrom auftreten.

Diese und noch einige andere fundamentale Gefühle sind angeboren und universell. Sie stehen in enger Verbindung zu Instinkten und Bedürfnissen. In der komplexen sozialen Welt der Menschen lassen sie sich allerdings oft nicht vollständig bzw. nicht in ihrer ursprünglichen Form ausdrücken. Sie werden durch die menschliche Erziehung und Sozialisation geformt, verfeinert und teilweise auch verändert und unterdrückt. Dies erleichtert einerseits das Zusammenleben, andererseits ist ein fortgesetztes Unterdrücken von Gefühlen der psychischen Gesundheit nicht förderlich. Die Unfähigkeit oder Unmöglichkeit, Gefühle auszudrücken, kann zu psychosomatischen Krankheiten führen (mehr zu diesem Thema in Band 2: Klinische Psychologie).

2.4.3. Gelernte Gefühlsreaktionen

Gefühlsreaktionen treten nicht immer spontan auf, sondern können auch gelernte Reaktionsmuster darstellen, die sich im Laufe eines längeren Prozesses etablieren und dabei sozusagen in das Verhalten eingraben.
Was diesen Lernprozess bestimmt und wie er im Detail abläuft, wird im Kapitel 2.6 (Lernen) näher erklärt, im Folgenden nur anhand von drei Beispielen aus der klinischen Praxis dargestellt.

2.4.3.1. Gefühle auf Grund klassischer Konditionierung

Gefühlsreaktionen können auf Grund klassischer Konditionierung gelernt werden, z.B. starke Angst:

Beispiel

Miriam, vier Jahre alt, ist wegen unklarer Bauchbeschwerden stationär im Kinderspital. Nach einigen anderen Untersuchungen soll eine Magenspiegelung vorgenommen werden, bei der nach einer lokalen Betäubung ein Schlauch durch die Speiseröhre in den Magen geführt wird. Miriam hat große Angst, sie würgt und wehrt sich gegen den Schlauch. Frau Dr. B., die die Untersuchung durchführt, versucht das Mädchen zu beruhigen, auch eine assistierende

Schwester bemüht sich um Miriam, aber vergebens. Zuletzt muss das Kind von beiden fest gehalten werden, damit die Untersuchung zügig abgeschlossen werden kann. Alle Beteiligten sind froh, als die Prozedur vorbei ist. Erschöpft kommt Miriam zurück auf die Station und schläft sofort ein. Später am Nachmittag kommt Dr. B. zur Visite und betritt lächelnd das Zimmer. Als Miriam sie sieht, schreit sie auf und versteckt sich hinter einer Schülerin, die neben ihrem Bett steht. Sie zittert und will die Ärztin nicht in ihre Nähe lassen. Schon ihr Anblick löst bei Miriam starke Angst aus, obwohl jetzt keine schmerzhafte Untersuchung mehr ansteht. Noch Tage später zeigt das Kind Angst und zittert, wenn Ärztinnen (auch andere als Dr. B.) zu ihr kommen, sie untersuchen etc. Die ursprüngliche Gefühlsreaktion (Angst vor der Ärztin bei der Untersuchung) hat sich zu einem Verhaltensmuster gefestigt, das automatisch bei verschiedenen Auslösern auftritt, egal ob die Angst tatsächlich begründet und angemessen ist oder nicht. Dieses Muster wird nur langsam schwächer und verliert sich erst, als Miriam bei weiteren Untersuchungen nichts Schlimmes (keine Schmerzen usw.) mehr „zugefügt" wird.

2.4.3.2. Verstärkte Gefühle

Bestimmte Gefühle können durch (positive oder negative) Konsequenzen verstärkt und bestätigt werden, z.B. Vertrauen:

Beispiel

Herr Z., 72, kommt nach einem Sturz über eine Stiege mit mehreren Brüchen auf die Unfallstation. Obwohl seine Verletzungen kompliziert sind und einen längeren Krankenhausaufenthalt erfordern, ist Herr Z. von Anfang an zuversichtlich, was seine Genesung betrifft. Den Ärzten und Pflegepersonen gegenüber verhält er sich sehr vertrauensvoll, auch allen Untersuchungen und Behandlungsmaßnahmen gegenüber ist er aufgeschlossen, selbst wenn er sie noch gar nicht kennt. Er hat sozusagen ein positives Vorurteil, was die Pflege und Behandlung in diesem Krankenhaus betrifft. Der Grund dafür liegt in einem früheren Aufenthalt in diesem Haus, bei dem der damalige Primar Herrn Z. „die Hand gerettet" hat. Dieser Primar ist inzwischen zwar in Pension gegangen, doch Herr Z. glaubt, dass auch der Nachfolger „sein Handwerk versteht" und zusammen mit dem Pflegepersonal alles tun wird, um ihn körperlich wiederherzustellen. Das Vertrauen, das er dem Krankenhaus jetzt entgegenbringt, hat seine Wurzeln also in weit zurückliegenden Erfahrungen. Positive Gefühle (Freude, Dankbarkeit) wurden damals intensiv erlebt und emotional gespeichert. Der neuerliche Krankenhausaufenthalt aktualisiert sie und macht Herrn T. von vornherein kooperativ, obwohl er gar nicht genau weiß, was ihn erwartet. Wenn die aktuelle Behandlung mit seinen Erwartungen übereinstimmt, wird sich dieses Vertrauen weiter festigen und die Kommunikation positiv beeinflussen.

2.4.3.3. Übernommene Gefühle

Manche Gefühle werden auch von anderen Personen übernommen, z.B. Zuversicht:

Beispiel

Frau L. weiß seit zwei Monaten, dass sie einen Gehirntumor hat. Sie ist 43, verheiratet und hat zwei Kinder im Alter von 13 und sechs Jahren. Ihre Familie ist über ihre Krankheit so wie sie selbst voll informiert. Die Heilungschancen stehen gut, aber niemand kann Frau L. völlige Sicherheit geben, dass sie wieder gesund wird. Anfangs stand sie der Krankheit, ihrer Behandlung und den Folgen gefasst gegenüber, inzwischen macht sie sich aber immer mehr Sorgen. Sie sieht sich selbst wie in einem Kampf oder Krieg gegen den Krebs, und sie hat Angst, dass sie unterliegt. Ihre Familie unterstützt sie, so gut es geht. Ein Buch, in dem eine Tumorpatientin ihre Erkrankung und Heilung schildert, macht Frau L. wieder etwas Mut. Neben der medizinischen Behandlung seien für die Überwindung der Krankheit vor allem Zuversicht und positive Einstellung wichtig, heißt es darin. Wenig später besucht Frau L. einen Kurs der Buchautorin, bei dem sie die Lebensfreude und positive Ausstrahlung dieser Frau zutiefst beeindrucken. In mehreren Gesprächen mit ihr und auch mit anderen Kursteilnehmern verstärkt sich dieser Eindruck weiter. Insgeheim nimmt Frau L. sich die Autorin zum Vorbild, eignet sich nach und nach ihre Einstellungen an und übernimmt damit allmählich auch ihre Gefühle. Sie sieht ihre Krankheit nun als Herausforderung und als Chance, ihr Leben neu zu gestalten, wie lange immer es dauern mag. Sie freut sich an dem, was ihr möglich ist, und sieht der Zukunft hoffnungsvoll entgegen. Zeiten der Unsicherheit und Angst akzeptiert sie. Sie ist dankbar für alles, was sie bei der Überwindung des Tumors unterstützt. Diese Dankbarkeit drückt sie auch gegenüber dem Krankenhauspersonal aus.

Diese Beispiele zeigen, dass Gefühle von Patienten ihren Ursprung nicht immer in der Gegenwart haben. Oft sind sie durch Ereignisse und Erfahrungen bestimmt, die in der Vergangenheit liegen bzw. die eigentlich andere Personen gemacht haben. Der Umgang mit diesen Gefühlen erfordert Fingerspitzengefühl, da nicht immer gleich erkennbar ist, worauf sie sich beziehen. Ein guter „Draht“ zum Patienten ermöglicht jedoch zumeist das Verständnis. Auch ein fundiertes Erstgespräch im Rahmen des Pflegeprozesses kann viele wichtige Informationen bringen.

2.4.4. Grundgefühle

2.4.4.1. Dauer von Gefühlen

Aus der Praxis ergibt sich folgende Einteilung der Gefühle nach ihrer Dauer:

- **Stimmungen** sind Gefühle, die kommen und gehen. Manchmal halten sie einige Minuten an, manchmal einige Stunden, selten länger. Sie wechseln im Laufe des Tages.
- **Länger anhaltende Gefühle** dauern Tage und Wochen, manchmal Monate. Sie bilden die Grundgestimmtheit von „guten“ wie von „schlechten“ Zeiten. Dazu gehören Gefühle vor und nach einer Operation, Sehnsucht, Trauer, Ärger bei andauernden Konflikten etc.

- **Grundgefühle** schließlich bestimmen die allgemeine Gefühlslage über lange Zeiträume, manchmal Jahre oder gar Jahrzehnte, wie z.B. Gefühle zwischen Eltern und Kindern, allgemeine Lebensfreude, Depression und Schuldgefühle nach einem Unfall, Urvertrauen, Selbstwertgefühl.

Grundgefühle sind etwas anderes als die bereits besprochenen fundamentalen Emotionen (basic emotions). Letztere beschreiben elementare Gefühlsqualitäten, die in vielen komplexeren Gefühlen enthalten sind.

Zum Grundgefühl kann jedes Gefühl werden, wenn es sehr lange andauert. Dann ist es der emotionale Boden oder „Hintergrund" des alltäglichen Erlebens.

2.4.4.2. Urvertrauen

Das Urvertrauen entwickelt sich im ersten Lebensjahr. Ein Baby kommt in dieser Zeit immer wieder in sehr unangenehme Situationen: Es ist hungrig, hat Schmerzen, ängstigt sich, es ist ihm kalt oder auch nur langweilig. Die wichtigste Möglichkeit, die ihm bleibt, ist das Schreien. Meistens kommt dann bald ein Erwachsener und „rettet" es. Die Menschen, die es aus seiner Not befreien, egal ob Eltern, Großeltern, ältere Geschwister oder Pflegepersonen, lassen beim Baby nach und nach den Eindruck entstehen: „Ich bin nicht allein. Wenn es mir schlecht geht, kommt jemand und hilft mir. Es wird alles wieder gut. Ich kann mich auf die anderen verlassen." Das umfassende Gefühl, das sich daran knüpft, ist das Urvertrauen.

Die meisten Menschen machen in der frühen Kindheit die beschriebenen positiven Erfahrungen und entwickeln somit das Urvertrauen. Im späteren Leben ist es die Basis von Freundschaften ebenso wie von partnerschaftlicher Liebe („Ich vertraue dir, deshalb lasse ich dich an mich heran und öffne dir mein Herz!"), aber auch die Voraussetzung für Teamarbeit und Kooperation („Ich kann mich auf die Arbeit der anderen verlassen, ich muss nicht alles selbst machen."). Durch schwere Enttäuschungen oder Traumata kann das Urvertrauen zwar sozusagen verschüttet, jedoch kaum wirklich ausgelöscht werden.

Zur Entstehung von Urmisstrauen und zu den Folgen im weiteren Leben siehe z.B. Thomas Bernhards autobiografische Erzählung „Ein Kind" (1982).

Manche Menschen allerdings haben diese positiven Erfahrungen als Baby nicht gemacht. Stattdessen haben sie erlebt, dass ihnen nicht oder nur manchmal geholfen worden ist, wenn sie aus Angst, Hunger, Schmerz usw. um Hilfe geschrien haben. Diese Menschen bilden dann kein Urvertrauen, sondern das so genannte Urmisstrauen aus. Sie hegen im weiteren Leben ein grundsätzliches Misstrauen der Welt und den Menschen gegenüber, was sich auf Freundschaften und engere soziale Kontakte negativ auswirkt. Sie sind unsicher, wie weit sie sich auf andere verlassen können, und bleiben deshalb lieber für sich. Jeder ist sich selbst der Nächste, lautet ihre Devise.

2.4.4.3. Selbstwertgefühl

Auch das Selbstwertgefühl ist ein Grundgefühl in dem Sinn, dass es uns das ganze Leben hindurch begleitet. Es drückt sich in Sätzen aus wie: „Ich bin wichtig. Ich bin etwas wert. Ich bestimme selbst mein Leben. Ich kann etwas. Was ich mache, ist in Ordnung." Dieses Gefühl entsteht auf Grund von Erfahrungen: wenn Handlungen zum Erfolg führen, wenn man Ziele erreicht, die man sich gesteckt hat, wenn man von anderen Menschen gelobt und geschätzt wird usw.

Anders als das Urvertrauen ist das Selbstwertgefühl jedoch gewissen Schwankungen unterworfen. Man kann es mit dem Pegelstand in einem Gefäß vergleichen: Je nach dem, welche wichtigen Erfahrungen in der letzten Zeit gemacht wurden, ob man Erfolge erzielt hat oder Niederlagen hinnehmen musste, steigt oder sinkt der Pegel des Selbstwertgefühls. Wenn er weit oben ist, geht es einem prächtig und nichts kann einem wirklich etwas anhaben. Wenn der Pegelstand jedoch sinkt, beginnt man an sich zu zweifeln, mag sich selbst immer weniger und wird allmählich traurig und missmutig. Je früher neue positive Erfahrungen gemacht werden, desto schneller steigt das Selbstwertgefühl wieder.

Für die amerikanische Psychotherapeutin Virgina Satir ist das Selbstwertgefühl eine der zentralen psychischen Kräfte, die für inneres Wachstum und seelische Gesundheit verantwortlich sind. In mehreren Büchern hat sie die Bedingungen beschrieben, unter denen sich das Selbstwertgefühl entwickeln kann. Nach Satir gedeiht es am besten in einer Atmosphäre gegenseitigen Vertrauens, in der individuelle Verschiedenheiten geschätzt und Fehler toleriert werden, wo man offen miteinander spricht und die Regeln des Zusammenlebens flexibel sind.

Das Selbstwertgefühl hängt sehr eng mit der Kommunikation zusammen, d.h. mit der Art, wie Menschen Beziehungen zu ihrer Umwelt herstellen und aufrechterhalten.

Satir nennt in diesem Zusammenhang **fünf Freiheiten**, die in der Kommunikation gelten sollen, damit das Selbstwertgefühl aller Beteiligten geachtet wird:

1. Sehen und hören, was da ist (anstatt was sein sollte, war oder sein wird)
2. Sagen, was man denkt (anstatt was man denken sollte)
3. Fühlen, was man wirklich fühlt (anstatt was man fühlen sollte)
4. Verlangen, was man will (anstatt auf die Erlaubnis anderer zu warten)
5. Im eigenen Interesse Risiken auf sich nehmen (anstatt auf Sicherheit bedacht zu sein, um ja keine Unruhe zu verursachen)

Menschen, die sich diese Freiheiten gestatten, entwickeln ein starkes Selbstwertgefühl, das sich positiv auf ihr Leben und ihre Umwelt aus-

Egoisten denken vor allem an sich selbst und sind weitgehend blind für die Bedürfnisse anderer. Sie zeigen oft eine Art aufgeblähtes Selbstwertgefühl; auf Kritik und Widerspruch reagieren sie aber allergisch. Sie können nicht alles sehen und hören, was da ist, sondern blenden wichtige Teile der Wirklichkeit aus.

wirkt. Sie achten auf sich und auf andere, erkennen ihre eigenen Bedürfnisse ebenso klar wie die anderer Menschen und können rasch darauf eingehen. Sie sind nicht egoistisch, daher können sie anderen Menschen besonders gut helfen.

Menschen mit geringem Selbstwertgefühl haben vor allem in schwierigen Situationen und Krisen Probleme. Sie trauen sich selbst wenig zu und fühlen sich abhängig von anderen Menschen oder dem Schicksal. Viele werden dann passiv und lassen sich gehen. Vor allem bei körperlicher Krankheit oder Schwäche ist ein geringes Selbstwertgefühl problematisch, da es der Genesung und Kräftigung geradezu im Wege stehen kann. In solchen Fällen ist psychologische Unterstützung und Hilfe sehr wichtig. Sie sollte sich darauf konzentrieren, die eigenen körperlichen und psychischen Ressourcen bewusst zu machen sowie Fortschritte und Erfolge beim Weg aus der Krise zu verdeutlichen.

2.4.5. Zusammenfassung

Gefühle sind eine zentrale Form unserer Selbsterfahrung, die einen allgemeinen affektiven Zustand und eine spezielle Gefühlstönung umfassen. Sie werden durch Wahrnehmungen, Vorstellungen und Erinnerungen ausgelöst und von körperlichen Zuständen begleitet. Gefühle sind gedanklich interpretierte körperliche Erregungen, die auch das Verhalten beeinflussen und damit wichtige biologische Funktionen erfüllen. Gefühlsreaktionen stellen auch gelernte Reaktionsmuster dar, die durch frühere Erfahrungen bestimmt sind. Die Dauer von Gefühlen ist sehr unterschiedlich. Von den Grundgefühlen kommt vor allem dem Urvertrauen und dem Selbstwertgefühl besondere Bedeutung zu.

2.4.6. Fragen zur Wissensüberprüfung

1. *Welches sind die grundlegenden Qualitäten menschlicher Gefühle?*
2. *Wodurch werden Gefühle ausgelöst bzw. begleitet? Geben Sie jeweils ein Beispiel.*
3. *Aus welchen Komponenten setzen sich Gefühle zusammen?*
4. *Beschreiben Sie das Experiment von Singer & Schachter zur Entstehung von Gefühlen. Welche Schlussfolgerungen können daraus gezogen werden?*
5. *Welche biologischen Funktionen können Gefühle haben? Nennen Sie Beispiele.*
6. *Wie können Gefühlsreaktionen gelernt werden? Geben Sie jeweils ein Beispiel.*
7. *Wie werden Gefühle nach ihrer Dauer eingeteilt?*
8. *Was ist das Urvertrauen? Beschreiben Sie seine Entstehung und Bedeutung für die psychische Entwicklung.*
9. *Was ist das Selbstwertgefühl? Wodurch kann es gefördert werden?*

2.5. Bedürfnisse, Motivation

Menschen tun manchmal sehr ungewöhnliche Dinge. Einige springen, nur von einem Gummiseil gesichert, freiwillig von einer hohen Brücke. Andere steigen nicht in ein Flugzeug, auch wenn manche Reisen dadurch sehr mühsam werden. Manche leben mit einem Partner, mit dem sie ständig in Streit geraten. Andere haben privat und beruflich vieles erreicht und wollen plötzlich noch einmal von vorn beginnen – warum?

Die Motivationspsychologie untersucht diese sehr grundlegenden Fragen: Warum tun Menschen überhaupt etwas, und was sind die psychischen Ursachen für ihre Handlungen? Im folgenden Kapitel werden Bedürfnisse anhand des Regelkreissystems beschrieben und in ihrer handlungsauslösenden Wirkung erklärt. Die Klassifizierung der Bedürfnisse nach Maslow, das für die klinische Praxis so wichtige Bedürfnis nach Freiheit sowie die damit verbundenen Reaktionsweisen der Reaktanz und der erlernten Hilflosigkeit werden näher vorgestellt. Eine Zusammenfassung der wichtigsten Bedürfnisse bei Krankheit schließt das Kapitel ab.

2.5.1. Bedürfnisse als Regelkreissystem

2.5.1.1. Motive und Bedürfnisse

Motive sind psychische Kräfte, die uns dazu bewegen, eine Handlung auszuführen.

Sie bestimmen, worauf wir unsere Aufmerksamkeit richten, welchen Dingen wir uns widmen, worüber wir nachdenken, welche Probleme wir lösen wollen, welche Verhaltensweisen wir ausführen usw.

Diese Motive können angeboren oder im Lauf des Lebens erlernt worden sein. Manche stehen weitgehend unter der Kontrolle unseres Willens, d.h. wir können selbst entscheiden, ob wir sie bewusst ausleben oder nicht. Auf andere Motive haben wir kaum bewussten Einfluss. Im Alltag wie in der wissenschaftlichen Forschung werden unterschiedliche Namen für diese Motive verwendet, die jeweils unterschiedliche Aspekte betonen: Triebe (primär biologisch verankerte Bedürfnisse wie Hunger, Durst etc.), Instinkte (angeborene Verhaltensmuster wie z.B. Flucht oder Kampf bei Gefahr), höhere Bedürfnisse (nach Liebe, Freiheit, Spiritualität usw.) und freier Wille (z.B. in der Berufswahl, bei wichtigen Lebensereignissen, in der Wahl eines Partners etc.). Der begrifflichen Einfachheit wegen wird hier für diese Motive der Ausdruck Bedürfnisse verwendet, wie er auch in der Alltagssprache üblich ist.

Motivation und Bedürfnisse hängen eng zusammen:

Zu einer Handlung motiviert ist ein Mensch dann, wenn er erwartet, dass dadurch ein für ihn wichtiges Bedürfnis befriedigt wird.

Am Beispiel der Lernmotivation heißt das: Jemand lernt dann viel, wenn er glaubt, das Wissen später brauchen zu können, z.B. um eine Prüfung zu bestehen. Dadurch können zweierlei Bedürfnisse befriedigt werden: das nach Erfolg (und damit nach Lob und Anerkennung) oder das, einen Misserfolg zu vermeiden (und damit Zurückweisung oder Strafe). Wenn man aber glaubt, durch Lernen weder einen Erfolg zu erzielen („Ich schaff das nicht!") noch einen Misserfolg zu vermeiden („Es hat eh keinen Sinn ..."), ist man auch nicht motiviert und wird sich, wenn überhaupt, nur sehr lustlos ans Lernen machen. Das Gleiche gilt für Patienten, die motiviert (oder nicht motiviert) sind, eine Diät einzuhalten, regelmäßig Medikamente einzunehmen, körperliche Übungen durchzuführen usw.

Um jemanden zu einer Handlung zu motivieren, muss man ihm zeigen, dass dadurch ein wichtiges Bedürfnis befriedigt werden kann.

2.5.1.2. Das Regelkreissystem

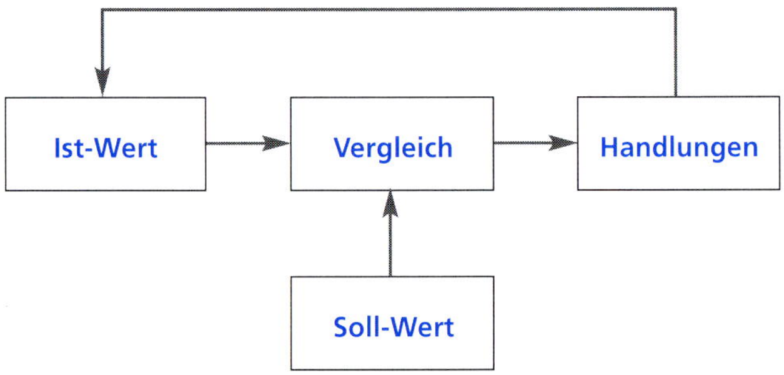

Abbildung 7: Funktionsweise eines Regelkreises

Ein Regelkreis ist ein System, das einen Ist-Zustand mit einem Soll-Zustand laufend vergleicht. Sobald das System dabei eine Differenz feststellt, leitet es eine Korrektur des Ist-Zustandes ein. Ein allgemein bekanntes Beispiel für ein Regelkreissystem ist eine Heizung mit Raumthermostat. Dieser vergleicht fortlaufend die momentane Raumtemperatur mit der gewünschten (z.B. 20 Grad). Sobald die Temperatur unter den eingestellten Soll-Wert sinkt, schaltet der Thermostat die Heizung ein. Wenn die gewünschten 20 Grad erreicht sind, schaltet sich die Heizung wieder aus.

Jedes Bedürfnis „funktioniert" nach diesem einfachen Regelkreisprinzip. Es enthält jeweils den Wunsch, dass ein wahrgenommener Ist-Wert einem erwünschten Soll-Wert angeglichen wird. So etwa beim Regelkreis der Nahrungsaufnahme: Bestimmte Stoffe (Eiweiß, Kohlenhydrate, Vitamine etc.) sollen in bestimmten Mengen im Körper vorhanden sein. Ist die vorhandene Menge zu gering, wird das z.B. als Hunger erlebt. Dieser wieder führt zu zielgerichteten Handlungen, um sich Nahrung zu beschaffen und dem Körper zuzuführen. (In unserer Überflussgesellschaft ist das für die meisten Menschen kein Problem. In ärmeren Ländern oder in Notsituationen kann das jedoch weitaus schwieriger sein.)

Der Soll-Wert kann angeboren oder erlernt sein. Bei körperlichen, biologisch fundierten Bedürfnissen ist zumeist ein Soll-Bereich vorgegeben, dessen Grenzen jedoch zum Teil veränderbar sind. Wann etwa ein bestimmtes Bauchempfinden als Hunger wahrgenommen wird und wie viel gegessen werden muss, um diesen Hunger zu stillen, hängt stark von den Lernerfahrungen und den aktuellen Umständen ab. Kriegsvertriebene etwa haben zumeist eine andere Vorstellung von ausreichender Nahrung als Wohlstandsbürger.
Ein anderes Beispiel ist das Bedürfnis, keine Schmerzen zu verspüren. Der Soll-Wert ist hier quasi absolut, nämlich völlig schmerzfrei zu sein. Sobald Schmerzen wahrgenommen werden, reagiert der Organismus: Bei Rückenschmerzen verändern wir die Haltung, bei schmerzhaft grellem Licht schließen wir die Augen und wenden den Kopf ab usw. Auch die Abwehr einer möglichen Gefahr (eines möglichen Schmerzes) dient diesem Bedürfnis: Stechende Insekten werden vertrieben, gegen eine schmerzhafte Behandlung wird protestiert usw.

2.5.1.3. Befriedigung und Frustration

Unbefriedigte Bedürfnisse führen zu Handlungen, mit denen der angestrebte Soll-Wert erreicht werden soll. Die Befriedigung von Bedürfnissen wird im Allgemeinen als angenehm oder lustvoll erlebt. Dieses angenehme Gefühl wirkt verstärkend auf das Verhalten: Die Handlung, die zur Befriedigung des Bedürfnisses geführt hat, wird beim nächsten Mal wiederholt (siehe Kap. 2.6, Lernen).
Wenn eine zielgerichtete Handlung behindert wird oder erfolglos bleibt, spricht man von Frustration oder Enttäuschung. Diese bewirkt zunächst einen unangenehmen Zustand erhöhter Aktivierung: Manche Menschen werden aggressiv, andere strengen sich an, das Ziel doch noch zu erreichen. Wieder andere geben bald auf und resignieren. Welche Verhaltensweisen auftreten – Aggression, Leistungsbereitschaft oder Resignation –, hängt von der persönlichen Lerngeschichte ab. Ein Mensch wird jenes Verhalten zeigen, mit dem er bisher die besten Erfahrungen gemacht hat, d.h. das am ehesten zum Ziel geführt hat und mit dem man weitere Schwierigkeiten am besten vermeiden konnte.

2.5.2. Die Hierarchie der Bedürfnisse

2.5.2.1. Mangel- und Wachstumsbedürfnisse

Die menschlichen Bedürfnisse sind sehr vielfältig, entsprechend viele Versuche gibt es, sie in verschiedene Gruppen einzuteilen. Eine Möglichkeit wurde bereits erwähnt: die Einteilung in angeborene (primäre) und erlernte (sekundäre) Bedürfnisse. Primäre Bedürfnisse beziehen sich auf den Körper, sekundäre auf die soziale Umgebung (Bedürfnis nach Anerkennung, Selbstständigkeit, Macht) oder auf allgemeine Prinzipien (Freiheit, Selbstverwirklichung, Transzendenz). Eine weitere

Möglichkeit bieten die Aktivitäten des täglichen Lebens (ATL). Jeder ATL können ein oder mehrere Bedürfnisse zugeordnet werden, die in der Pflegepraxis wichtig sind.

Zur differenzierten Erfassung der Bedürfnisse von Patienten und Heimbewohnern ist vor allem ein psychologisches Modell geeignet, das einer der großen Motivationsforscher des 20. Jahrhunderts entwickelt hat: die **Bedürfnispyramide** von Abraham Maslow. Maslow stellt grundsätzlich zwei Arten von Motiven und Bedürfnissen einander gegenüber:

- **Mangelbedürfnisse** veranlassen Menschen, ihr physisches und psychisches Gleichgewicht zu halten bzw. wiederherzustellen.
- **Wachstumsbedürfnisse** veranlassen Menschen, Neues zu wagen und das hinter sich zu lassen, was sie in der Vergangenheit getan haben und gewesen sind.

Abbildung 8: Bedürfnispyramide, verändert nach Maslow (1970)

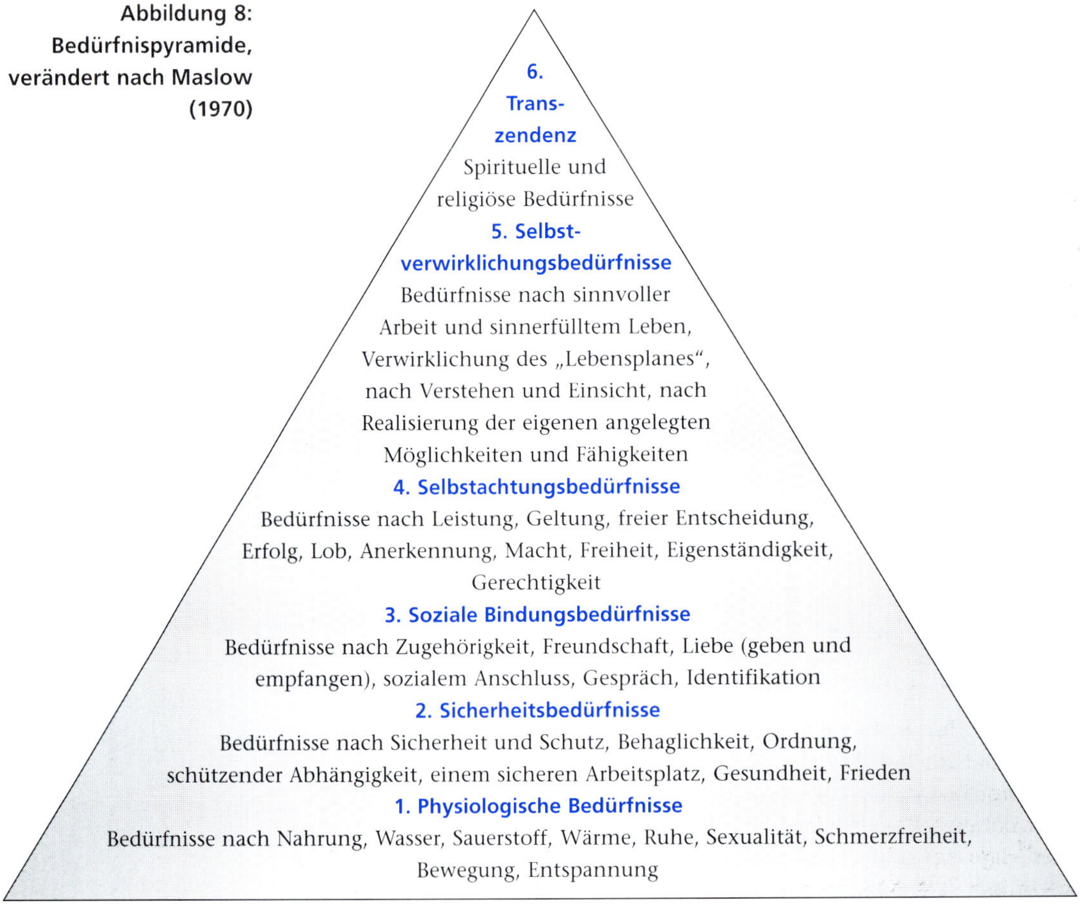

2.5.2.2. Die Bedürfnispyramide nach Maslow

Maslow grenzt nicht einzelne Motive, sondern nur Bedürfnisgruppen voneinander ab. Diese sind in einer wertbezogenen Hierarchie geordnet, die ihrer Rolle in der Persönlichkeitsentwicklung entspricht. Solange ein Bedürfnis unbefriedigt ist, aktiviert und beeinflusst es das Handeln. Der Grundgedanke ist dabei, dass die Befriedigung der niedrigeren Bedürfnisse Vorrang hat. Erst wenn diese weitgehend befriedigt sind, werden die höheren Bedürfnisse aktiviert und können das Handeln bestimmen. Selten sind einem Menschen alle seine Bedürfnisse zugleich bewusst. Zumeist konzentriert er sich auf diejenigen, die in der nächsten Zeit befriedigt werden sollen. Das Handeln wird dabei weniger von innen getrieben als vielmehr von Befriedigungsmöglichkeiten angezogen.

Unmittelbar nach der Geburt sind physiologische Grundbedürfnisse am wichtigsten, da von ihrer Befriedigung das unmittelbare physische Überleben abhängt. Bald kommen die Bedürfnisse nach Sicherheit und Schutz dazu, etwas später soziale Bindungsbedürfnisse nach Liebe, Zugehörigkeit und Identifikation. In der späteren Kindheit gewinnen die Bedürfnisse nach Selbstachtung immer mehr Bedeutung, ab der Jugend schließlich auch die nach Selbstverwirklichung. Diese Hierarchie der Bedürfnisse entspricht der lebensgeschichtlichen Entwicklungsfolge (siehe Abschnitt 3, Entwicklungspsychologie).

In diesem Modell haben die niedrigeren Bedürfnisse Vorrang vor den höheren. Je höher ein Bedürfnis ist, desto weniger dringlich ist es für das bloße Überleben und umso länger kann seine Befriedigung zurückgestellt werden. Höhere Bedürfnisse sind subjektiv weniger drängend. Zugleich verschafft die Befriedigung höherer Bedürfnisse tiefes Glück, heitere Gelassenheit und inneren Reichtum.

Maslows Theorie der Bedürfnishierarchie hatte großen Einfluss auf Therapie und Erziehung. Das angeborene Bedürfnis, zu wachsen und die in einem selbst angelegten Möglichkeiten möglichst auszuschöpfen, ist dabei die zentrale motivationale Kraft des Menschen. Daraus leitet sich als übergeordnetes Ziel jeder Behandlung ab, das innere Potenzial, über das jeder Mensch verfügt, zu aktivieren. Dies verhilft ihm zu größerer innerer Kraft, um den Anforderungen des Lebens zu begegnen.

2.5.3. Reaktanz und Hilflosigkeit

2.5.3.1. Das Bedürfnis nach Freiheit

Die bisher besprochenen Defizit- und Wachstumsbedürfnisse sind im Wesentlichen angeboren. Sie gehören zur psychischen Grundausstattung des Menschen, und ihre fortlaufende Befriedigung ist eine lebenslange Aufgabe. Neben diesen allgemeinen Motiven für menschliches Handeln gibt es aber auch andere, die ihren Ursprung in den Erlebnissen eines Menschen haben. Sie sind spezieller als die allgemeinen Bedürfnisse und können im Laufe des Lebens gelernt und auch wieder verlernt werden. Dazu gehören z.B. das Bedürfnis nach Zugehörigkeit zu einer bestimmten Gruppe (weil man sich dadurch besonderes Ansehen verspricht), das Bedürfnis nach einer großen Wohnung (weil man als Kind in sehr beengten Verhältnissen aufgewachsen ist) oder das Bedürfnis nach einer stabilen Partnerschaft (wenn man lange Zeit nur unverbindliche Beziehungen eingegangen ist).

Speziell bei Patienten spielt noch ein weiteres gelerntes Bedürfnis eine große Rolle, das mit ihrer Hilfsbedürftigkeit und Abhängigkeit zusammenhängt, aber auch mit den Einschränkungen, die die Behandlung mit sich bringt: das Bedürfnis nach Selbstbestimmung und persönlicher Freiheit.

Für die meisten Menschen ist es sehr wichtig, sich frei zu fühlen. Dabei geht es weniger darum, wie viel Freiheit tatsächlich vorhanden ist, d.h. wie viel objektiven Entscheidungsspielraum jemand hat etc., sondern um den subjektiven Eindruck: Wie leicht kann ich ein Ziel erreichen (bzw. wie viele Dinge hindern mich daran)? Wie frei und ungezwungen kann ich zwischen mehreren Alternativen wählen? Je besser und zahlreicher dabei die Möglichkeiten sind, desto mehr Freiheit erlebt man.

Patienten und Heimbewohner befinden sich oft in einer Situation, in der sie wenig bis gar keine Wahlmöglichkeiten haben. Man geht einfach davon aus, dass sie mit den verordneten Untersuchungen, Pflegemaßnahmen und Behandlungsmethoden einverstanden sind. Oft erleben Patienten jedoch, dass über ihren Kopf hinweg entschieden wird, etwa wie lange sie im Krankenhaus bleiben, welche Behandlungen sie bekommen und welche nicht. Auch der normale Krankenhausalltag kann bereits als Einschränkung erlebt werden: im Bett bleiben, Krankenkleidung tragen, Weck- und Essenszeiten einhalten müssen etc. Manche Patienten wissen nicht oder nur unzureichend, was eigentlich genau mit ihnen geschieht. Ähnliches gilt für Bewohner von Alters- und Pflegeheimen. Bei ihnen kommen oft Einschränkungen der Sinne, des Gedächtnisses und des Bewegungsapparates hinzu: alles Faktoren, die die Bewohner in der Folge oft als „mürrisch" oder „gereizt" erscheinen lassen.

2.5.3.2. Freiheitsbeschränkung und Reaktanz

Menschen sind bestrebt, möglichst alle ihre Freiheiten zu erhalten. Wenn diese bedroht oder eingeschränkt werden, reagieren sie mit einem erhöhten Spannungszustand und dem Bedürfnis, die bedrohte Freiheit zu schützen bzw. die verlorene Freiheit wiederzugewinnen. Dieser Zustand wird Reaktanz genannt.

Je wichtiger die bedrohte Freiheit für eine Person ist, desto stärker ist die Reaktanz.

Patienten, denen freie Zeiteinteilung wichtig ist, können etwa sehr ärgerlich reagieren, wenn nach der Krankenhausroutine einfach über

ihre Zeit verfügt wird. Anderen ist dieser Punkt nicht so wichtig, und sie erleben weniger Reaktanz.
Ein zweiter reaktanzverstärkender Faktor ist das Ausmaß der Freiheitsbeschränkung. Vor allem bei bleibenden Einschränkungen ist die Reaktanz oft heftig.

Beispiel

Frau M., eine allein stehende ältere Dame, stürzt in ihrer Wohnung so unglücklich, dass sie sich eine Verletzung der Lendenwirbelsäule zuzieht. Sie wird ins Krankenhaus gebracht. Nach einigen Untersuchungen und einem kurzen Gespräch mit dem behandelnden Arzt bekommt sie ein Gipsmieder angelegt, das sie die nächsten drei Monate tragen muss. Der Unfall passiert Mitte Juni. In der Sommerhitze ist das Korsett sehr heiß, Frau M. schwitzt, kann sich aber weder waschen noch kratzen, wenn es sie juckt. Das Gipskorsett drückt sie in praktisch jeder Körperhaltung. „Ich komme mir vor wie ein Käfer“, sagt sie. Den Großteil des Sommers verbringt Frau M. in ihrem Haus. Sie muss mit vielen Freiheitsbeschränkungen fertig werden: Wohlbefinden, Beweglichkeit und die Mobilität im Wohnort sind eingeschränkt, Urlaubspläne hinfällig geworden. Sie hat Schmerzen und fühlt sich hässlich. Über die Behandlungsmethode (Gipskorsett) fühlt sie sich nur unzureichend informiert, Behandlungsalternativen wurden nicht mit ihr besprochen. Auch wie es nach den drei Monaten weitergehen wird, ist ihr unklar. Sie fühlt sich ausgeliefert und ohnmächtig.

2.5.3.3. Reaktanzfolgen

Die Folgen von Reaktanz sind vielfältig. Man kann versuchen, die **verlorene Freiheit wiederzugewinnen**, z.B. durch erhöhte Anstrengung und Ausdauer oder durch Training.

Frau M. lernt in den ersten Wochen nach ihrem Sturz, sich in der Wohnung zu bewegen und den Haushalt eigenständig zu führen, so gut es geht.

Eine andere Folge von Reaktanz kann sein, dass man versucht, **ein dem verhinderten Verhalten möglichst ähnliches auszuführen.**

Für Frau M. sind Dinge, die auf den Boden fallen, außer Reichweite, weil sie sich nicht bücken kann. Ihre Schwiegertochter besorgt deshalb eine so genannte „Helfende Hand“, ein ergotherapeutisches Hilfsmittel, mit dem man Dinge vom Boden aufheben kann.

Eine weitere Reaktanzfolge ist die **Aufwertung der verlorenen Möglichkeiten:** Was man nicht mehr tun kann, kommt einem gerade deshalb besonders attraktiv vor.

Gerade jetzt, da Frau M. nicht wegfahren oder schwimmen gehen kann, würde sie nichts lieber als einen Badeurlaub machen. Alle anderen könnten fahren, sagt sie sich, nur sie nicht.

Eine letzte Reaktanzfolge sind schließlich **Wut und Aggression.**

Frau M. ist wütend über das enge Korsett, den verpatzten Sommer und über sich selbst, weil sie so ungeschickt war und gestürzt ist. Als sie von einer Freundin hört, dass es auch andere Arten von Stützkorsetts gäbe, die nicht so beengend und schmerzend seien, ärgert sie sich auch über die Ärzte, die ihr nichts davon gesagt haben. Aber sie könne nichts tun, sagt sie. Vor allem den Ärzten und dem Krankenhaus gegenüber fühlt sie sich völlig hilflos.

2.5.3.4. Das Bedürfnis nach Kontrolle und erlernte Hilflosigkeit

Freiheit bedeutet Kontrollierbarkeit. Eine freie Handlung kann man entweder durchführen oder unterlassen, einen freien Zustand herbeiführen oder vermeiden. Freiheitsverlust bedeutet, dass eine bisher freie Möglichkeit eingeschränkt oder blockiert wird. Die Folge ist Kontrollverlust. Kurze Unkontrollierbarkeit einer Situation oder eines Ablaufes bewirkt zunächst Reaktanz. Länger andauernder Kontrollverlust führt jedoch zu einem anderen psychischen Zustand, der in manchem wie das Gegenteil von Reaktanz wirkt: zu erlernter Hilflosigkeit. Diese Art subjektiver Hilflosigkeit ist, wie der Name schon sagt, gelernt, d.h sie wird auf Grund von Erfahrungen für wahr und allgemein gültig gehalten. Solche Erfahrungen können sein:

1. dass man auf die Dinge, die einem zustoßen, keinen Einfluss hat, und
2. dass die Versuche, diese Dinge zu kontrollieren oder zu beeinflussen, erfolglos bleiben. (Das gleiche gilt für das eigene Verhalten.)

Wer immer wieder solche Erfahrungen macht, wird sich früher oder später hilflos fühlen.

2.5.3.5. Folgen erlernter Hilflosigkeit

Die Folgen erlernter Hilflosigkeit sind schwer wiegend: In diesem Zustand ist die Motivation vermindert, die betroffene Person wird zunehmend passiv. Das eigene Verhalten scheint keinen Einfluss auf die Ergebnisse zu haben und es erscheint sinnlos, überhaupt etwas zu tun. Daher wird nur wenig unternommen, und das langsam und zögernd. Weiters treten Lernschwierigkeiten auf. Man will – und kann! – nur schwer etwas neues lernen. Um neue Verhaltensweisen auszuprobieren, fehlen Kraft und Motivation. Das alles führt letztlich zu negativen Gefühlen: Traurigkeit, Ängstlichkeit und Depression.

Bei Patienten und Heimbewohnern kann erlernte Hilflosigkeit schlimme Konsequenzen haben.

Sie wirken teilnahmslos und in sich zurückgezogen, lassen zwar alles mit sich geschehen, zeigen aber kein besonderes Interesse an der Behandlung. Selbst Genesungsfortschritte scheinen sie manchmal nicht zu berühren. Sie sprechen meist leise und langsam, antworten einsilbig und scheinen an einem Gespräch nicht wirklich interessiert zu

sein. Gleichzeitig wirken sie traurig und ängstlich, würden es aber kaum wagen, jemanden um Hilfe zu bitten.
Für das Personal sind solche Patienten und Heimbewohner manchmal bequem, weil sie die Routine nicht stören. Vom Ziel eines mündigen Patienten bzw. eines möglichst selbstständigen Heimbewohners sind sie jedoch weit entfernt.

2.5.3.6. Hilflosigkeit vermeiden

Patienten und Heimbewohner brauchen so viel Information, Entscheidungsfreiraum und Kontrolle wie möglich, um aus diesem Zustand herauszukommen bzw. um gar nicht erst hineinzukommen. Auch sollte man sie darin unterstützen, ihre Situation (d.h. ihre Krankheit, Behinderung etc.) zunächst als gegeben anzunehmen und in weiterer Folge das Beste daraus zu machen. Sobald ein Mensch merkt, dass er selbst etwas tun kann, um seine Situation zu verändern, fühlt er sich nicht mehr hilflos. Er erlebt, dass Handlungen auch Erfolg haben. Die Motivation, bei der Behandlung aktiv mitzumachen, steigt. Man ist wieder bereit, sich neuen Situationen anzupassen und zu lernen, mit ihnen umzugehen. Damit bessert sich auch die Gefühlslage.

Beispiel

Herr P. kommt mit chronischem Husten in die HNO-Ambulanz. Dort wird ein Kehlkopftumor diagnostiziert. Diese Diagnose trifft ihn aus heiterem Himmel. Drei Tage später wird der Tumor operiert. Herr P. wird vom behandelnden Arzt informiert, dass wahrscheinlich der ganze Kehlkopf entfernt werden muss, und er versucht sich darauf einzustellen. Als er aber aus der Narkose erwacht, ist er dennoch schockiert. Er kann sich jetzt nur noch durch Schreiben und Zeichensprache verständigen, muss seine Ess- und Trinkgewohnheiten umstellen und ständig auf die richtige Luftfeuchtigkeit achten. Dazu kommt das unkontrollierbare Aushusten von Schleim, wofür er ständig ein Tuch bereithalten muss. Das alles macht ihn wütend und hilflos. Plötzlich traut er sich nicht mehr, selbstständig etwas durchzuführen. Die Ärzte und das Pflegepersonal versuchen Herrn P. zu motivieren und zeigen ihm z.B., wie er selbstständig die Kanüle in seinem Hals reinigen kann. Er aber scheint nicht interessiert. Am liebsten möchte er in seinem Zimmer bleiben und niemanden sehen. Dieser Zustand der erlernten Hilflosigkeit dauert einige Wochen an. Erst als Herr P. die Ösophagus-Ersatzsprache kennen lernt, schöpft er wieder Hoffnung. Er lernt und trainiert sie, so oft er kann. Nach acht Wochen geht er schließlich wieder alleine einkaufen. Die Verkäuferin versteht, was er sagt. Herr P. hat wieder Kontrolle über sein Sprechen und damit über den Kontakt zu seinen Mitmenschen.

Reaktanz und erlernte Hilflosigkeit spielen auch in anderen Lebensbereichen eine Rolle. Viele Konflikte, nicht nur im Krankenhaus- und Heimalltag, gehen auf Reaktanz zurück und spiegeln den Protest gegen subjektiv empfundene Freiheitsbeschränkung wider. Wenn das früh genug erkannt wird, können solche Konflikte entschärft und oft auch beigelegt werden, bevor größerer zwischenmenschlicher oder auch materieller und gesundheitlicher Schaden entsteht.

2.5.4. Bedürfnisse bei Krankheit

Die bisher besprochenen Bedürfnisse können grundsätzlich bei allen Menschen vorhanden sein, unabhängig davon, in welcher Situation sie sich befinden. Dennoch hängt es auch von den Umständen ab, welche Bedürfnisse gerade im Vordergrund stehen bzw. welche Ausprägung sie zu einer bestimmten Zeit haben. Wie der letzte Abschnitt gezeigt hat, können Bedürfnisse und Motivation im Zustand der Krankheit und physischen Einschränkung sehr spezifische Formen annehmen. (Die folgende Aufzählung orientiert sich an der Maslowschen Hierarchie der Bedürfnisse. Sie erhebt keinerlei Anspruch auf Vollständigkeit.)

- **Physiologische und Sicherheitsbedürfnisse stehen zunächst im Vordergrund:**

– das Bedürfnis, schmerzfrei zu sein
– das Bedürfnis nach guter medizinisch-pflegerischer Behandlung
– das Bedürfnis nach ausreichender und verständlicher Information über Krankheit und Behandlung
– das Bedürfnis, möglichst wieder gesund zu werden

Diese Bedürfnisse werden im Krankenhaus üblicherweise gut abgedeckt.

- **Soziale Bindungs- und Selbstachtungsbedürfnisse werden bei längeren Krankenhausaufenthalten wichtig:**

– das Bedürfnis, mit anderen über die eigene Lage (körperlich, psychisch, privat) sprechen zu können
– das Bedürfnis, in die Behandlung mit einbezogen zu werden und aktiv mitzumachen
– das Bedürfnis, als mündiger Patient und nicht als „Nummer" behandelt zu werden

Besonders in der Rehabilitation sind Bindungs- und Selbstachtungsbedürfnisse zentral:

– das Bedürfnis nach Leistung und Eigenständigkeit als starke Motivation für das Wiedererlernen verlorener Fähigkeiten
– Lob und Anerkennung verstärken die Motivation und bringen Zuversicht

- **Bei lebensverändernden oder lebensbedrohenden Krankheiten kommen Selbstverwirklichung und Transzendenz hinzu:**

– das Bedürfnis nach Verstehen: Was bedeutet die Krankheit für mein Leben? Was lerne ich durch sie?
– das Bedürfnis nach Sinn: Welchen Sinn hat es weiterzuleben? Welchen Sinn hat mein Leben überhaupt?
– das Bedürfnis, den Lebensplan zu verwirklichen: Was will ich in meinem Leben noch erreichen oder unternehmen?

– das Bedürfnis nach Ganzheit: Was habe ich noch zu erledigen, um mein Leben rund zu machen und abschließen zu können?

2.5.5. Zusammenfassung

Bedürfnisse sind psychische Kräfte, die uns dazu bewegen, eine Handlung auszuführen. Sie laufen nach dem Regelkreisprinzip ab: Ein momentaner Ist-Wert soll einem erwünschten Soll-Wert angeglichen werden. Die Befriedigung von Bedürfnissen wird im Allgemeinen als angenehm erlebt, unbefriedigte Bedürfnisse hingegen als unangenehm. Allgemein unterscheidet man Mangel- und Wachstumsbedürfnisse, die nach der Bedürfnispyramide nach Maslow weiter aufgegliedert werden: in physiologiche, Sicherheits-, soziale Bindungs-, Selbstachtungs- und Selbstverwirklichungsbedürfnisse sowie in das Bedürfnis nach Transzendenz. Besondere Bedeutung hat das Bedürfnis nach Freiheit. Wird diese eingeschränkt, tritt Reaktanz auf, ein unangenehmer Spannungszustand mit vielfältigen Folgen auf der emotionalen und der Verhaltensebene. Subjektive Unkontrollierbarkeit kann zu erlernter Hilflosigkeit führen, die bei Patienten und Heimbewohnern oft schlimme Konsequenzen hat. Die Bedürfnisse bei Krankheit hängen unter anderem von der Art der Erkrankung und der Dauer der Behandlung ab.

2.5.6. Fragen zur Wissensüberprüfung

1. *Was sind Motive? Was wird alles unter Motiven verstanden?*
2. *Wie hängen Bedürfnisse und Motivation zusammen?*
3. *Erklären Sie Bedürfnisse anhand des Regelkreismodells. Wie werden dadurch Handlungen ausgelöst?*
4. *Was versteht man unter Mangel- und Wachstumsbedürfnissen?*
5. *Wie gliedern sich die Bedürfnisse im Pyramidenmodell nach Maslow?*
6. *Was versteht man unter Reaktanz? Erklären Sie die Folgen anhand eines Beispiels.*
7. *Wie entsteht erlernte Hilflosigkeit? Welche Konsequenzen kann sie bei Patienten und Heimbewohnern haben? Was kann man dagegen tun?*
8. *Nennen Sie wichtige Bedürfnisse bei Krankheit anhand der Maslowschen Bedürfnis-Hierarchie.*

2.6. Denken

Seit bald 3000 Jahren denken abendländische Philosophen über das Denken nach, versuchen seine Voraussetzungen und Abläufe zu ergründen und bieten dabei wertvolle theoretische Grundeinsichten in die Thematik. Die empirische Psychologie untersucht die vielfältigen Denkprozesse, die tagtäglich ablaufen und die uns ermöglichen, einfache Aufgaben ebenso zu lösen wie schwierige Probleme.
Im folgenden Kapitel werden zunächst die geistigen Prozesse beschrieben, die zum Denken gehören. Anschließend werden Verstehen,

Schlussfolgern und Denkfehler näher untersucht sowie die Art und Weise, wie sich Menschen ein geistiges Modell von der Welt schaffen, in der sie leben. Eine bedeutende Rolle im Erleben und Verhalten von Patienten spielen Erwartungen, die auch den Placebo-Effekt bewirken. Am Ende des Kapitels werden Intelligenz und Weisheit besprochen.

2.6.1. Was ist Denken?

Zum alltäglichen Denken gehören verschiedene geistige Tätigkeiten: Wir ordnen und klassifizieren Wahrnehmungen, stellen Vermutungen an, verstehen Fakten und Zusammenhänge, ziehen Schlüsse daraus, überprüfen die eigene Meinung und finden auf gedanklichem Wege Lösungen für die verschiedensten Probleme und Fragestellungen. Allen diesen Denkprozessen gemeinsam ist die **bewusste Verarbeitung von Informationen.**

Beispiele aus der Pflege

Wahrnehmungen einordnen: Ein Patient kann nach einem Schlaganfall nur mehr sehr undeulich sprechen. Die Pflegepersonen hören ihm geduldig zu und ordnen die Laute, die er äußert, nach und nach zu Worten und Sätzen.

Zusammenhänge verstehen: Auf einer Station kommt es immer wieder vor, dass große Packungen abgelaufener Medikamente in die Apotheke zurückgegeben werden müssen. Nach einem besonders krassen Fall versuchen mehrere Schwestern, herauszufinden, wie es dazu kommen konnte, um es in Zukunft möglichst zu verhindern.

Vermutungen anstellen: Eine Heimbewohnerin ist seit Tagen traurig und weinerlich. Ein Schüler vermutet, dass der ausbleibende Besuch ihres Sohnes dahinter steckt, und spricht sie darauf an.

Schlüsse ziehen: Eine frisch operierte Patientin im Aufwachraum wird nach einer anfänglich stabilen Phase blass, ihr Puls steigt, der Blutdruck sinkt. Die Wunddränage fördert deutlich mehr Blut als im vergangenen Beobachtungszeitraum. Die betreuende Schwester zieht den Schluss, dass eine rasche Intervention wegen akuter Nachblutung erforderlich ist. Sie führt eine Schocklagerung durch und verständigt den Arzt über die Gegensprechanlage.

die eigene Meinung (Vermutungen) überprüfen: Ein Heimbewohner hat ein gerötetes Gesicht und klagt über Hitzegefühl und Mattigkeit. Da seine Kleidung und die Raumtemperatur angemessen sind, vermutet die Schülerin, dass er Fieber hat. Sie holt ein Thermometer und überprüft die Körpertemperatur.

Probleme lösen: Eine Stationsleiterin überlegt, wie sie die Schülerinnen und Schüler auf ihrer Station so einteilt, dass sie einerseits ausreichend Lernmöglichkeiten haben und andererseits gut in das Stationsteam integriert sind.

Neben diesen bewussten Denkprozessen gibt es noch einige andere, die mehr oder weniger unbewusst ablaufen. Dazu gehören **spontane Entscheidungen, intuitive Einsichten** usw. Diese Prozesse gehen so schnell vor sich, dass sie erst nachträglich im Bewusstsein aufgearbeitet werden

können. Andere sind aus emotionalen Gründen vom Bewusstsein ins Unbewusste sozusagen ausgelagert (siehe Kap. 2.9). Dennoch handelt es sich auch dabei letztlich um Denkprozesse, weil sie zumindest im Nachhinein gedanklich nachvollzogen werden können.
Allgemein kann definiert werden:

Denken

Denken ist die Fähigkeit, Informationen bewusst zu verarbeiten.

Im Folgenden werden einige Themen der Denkpsychologie behandelt, die für die Arbeit mit Patienten und Heimbewohnern wichtig sind.

2.6.2. Verstehen, Schlussfolgern, Denkfehler

2.6.2.1. Verstehen

Eine zentrale Denktätigkeit ist das Verstehen. Wir verstehen Gesichtsausdrücke ebenso wie Fachbegriffe, Wünsche von Patienten ebenso wie Verhaltensweisen von Kollegen oder Vorgesetzten. Verstehen ist ein konstruktiver Prozess: Wir vergleichen neue Informationen mit bereits bekannten, verknüpfen sie mit vorhandenen gedanklichen Strukturen (Wissensgebieten, Einstellungen etc.) und verleihen ihnen dadurch Sinn und Bedeutung.
Als aktive Tätigkeit gleicht das Verstehen den Prozessen der Wahrnehmung und des Erinnerns (siehe Kap. 2.2 und 2.7).

Sinn finden heißt Sinn verleihen.

Der Welt wird auf unterschiedliche Weise Sinn verliehen. Altes Wissen, das auf Grund von Lernen und durch Erfahrungen organisiert ist, wird angewendet, um neue Informationen zu verarbeiten. In den meisten Fällen gelingt es uns, mit Hilfe dieser gedanklichen Prozesse die Welt, wie wir sie erleben, zu verstehen (uns „einen Reim auf sie zu machen"). Dann werden die bestehenden Überzeugungen und das vorhandene Wissen bestätigt. Manchmal ist es aber auch notwendig, unsere Meinungen zu erweitern und an neue Gegebenheiten und Erfahrungen anzupassen. Dann erscheint eine Sache zunächst unverständlich, z.B. wenn ein pflegebedürftiger Patient seine Behandlung im Krankenhaus abbrechen und auf Revers entlassen werden will. Das mag im ersten Moment widersinnig oder unvernünftig erscheinen, weil es mit bestehenden Überzeugungen („die Pflege im Krankenhaus ist optimal") nicht zusammenpasst. Zusätzliche Informationen sind dann notwendig, um den Patienten zu verstehen, etwa wenn man erfährt, dass er Angst hat, von seinen Angehörigen nach dem Krankenhausaufenthalt in ein Heim abgeschoben zu werden. Dieses erweiterte Verständnis kann zu einer neuen, allgemeinen Einsicht führen („das aus unserer Sicht Beste ist nicht immer das Beste für den Patienten").

Andere Menschen zu verstehen erfordert also zweierlei:

1. viel über mögliche Verhaltensweisen und die zu Grunde liegenden Gefühle, Gedanken, Bedürfnisse etc. zu wissen und

2. offen zu sein für neue, auch unerwartete Erfahrungen und dem anderen Menschen so lange zuzuhören, bis man ihn tatsächlich versteht.

Wissen kann man sich im Unterricht oder durch Bücher aneignen. Offenheit für neue Erfahrungen ist eine Einstellung, die sich in der Praxis entfaltet. Man kann sie bei anderen, z.B. bei erfahrenen Kollegen, beobachten und nachahmen. „Ausgelernt" aber hat man sie nie. Vielleicht sollte man sie kultivieren, wie man eine Blume pflegt: mit freundlicher Aufmerksamkeit.

2.6.2.2. Schlussfolgern, Denkfehler

Eine weitere zentrale Denktätigkeit ist das Schlussfolgern. Zumeist gelingt es uns ganz gut, aus verschiedenen Informationen die richtigen Schlüsse zu ziehen (spielerisch z.B. beim Lösen eines Rätsels). Manchmal führen unsere Überlegungen jedoch in die Irre. Dann glauben wir zwar, eine Sache gedanklich klar zu erfassen, aber auf Grund eines Denkfehlers, Fehlschlusses etc. „liegen wir doch falsch".
Ein Denkfehler besteht darin, sich von bestimmten Wörtern beeinflussen zu lassen. Der Fehler liegt also bereits in der Formulierung der Fragestellung und der Aufbereitung der Informationen.

Experiment

In einem Experiment wurde untersucht, welchen Einfluss die Darstellung von Informationen hat, wenn es um die Entscheidung für oder gegen eine bestimmte Behandlungsform geht. Dabei erhielten Versuchspersonen statistische Daten über Behandlungsmethoden bei Lungenkrebs. Auf Grund dieser Daten sollten sie entscheiden, ob aus ihrer Sicht Operation oder Bestrahlung die bessere Behandlungsmethode wäre. Die eine Hälfte der Versuchspersonen erfuhr die Daten unter dem Titel „Überlebensrate", die andere Hälfte unter dem Titel „Sterblichkeitsrate".

Die Informationen zu den Behandlungsmethoden lauteten folgendermaßen:

- **Überlebensrate**

„Von 100 Menschen, die sich einer Operation unterziehen, überleben 90 die postoperative Phase, 68 leben noch nach dem ersten Jahr nach der Operation, und 34 sind nach fünf Jahren noch am Leben.

Von 100 Menschen, die bestrahlt werden, überleben alle die Behandlungsphase. 77 leben noch ein Jahr nach der Behandlung, und 22 sind nach fünf Jahren noch am Leben."

- **Sterblichkeitsrate**

„Von 100 Menschen, die sich einer Operation unterziehen, sterben zehn während der postoperativen Phase, 32 sterben innerhalb des ersten Jahres nach der Operation und 66 nach fünf Jahren.

Von 100 Menschen, die bestrahlt werden, stirbt keiner während der Behandlungsphase, 23 sterben im ersten Jahr nach der Behandlung und 78 nach fünf Jahren."

Diese Daten waren jeweils gleich, d.h. mit beiden Informationsarten (Überlebens- bzw. Sterblichkeitsrate) wurde dasselbe ausgesagt. Dennoch hatte die Aufbereitung erheblichen Einfluss auf die Entscheidung der befragten Personen. Die Bestrahlungstherapie wurde von 18% der Personen gewählt, denen die Überlebensrate mitgeteilt wurde, aber von 44% derjenigen, die die Sterblichkeitsrate erfuhren – obwohl in beiden Fällen der gleiche Sachverhalt dargestellt worden war, nur aus einem anderen Blickwinkel. Der Einfluss dieses Blickwinkels war übrigens bei Krankenhauspatienten, Wirtschaftsstudenten (mit Statistikausbildung) und bei erfahrenen Ärzten gleich groß (nach Zimbardo, 1995, S. 374).

Weitere Denkfehler können sich ergeben, wenn man von wenigen beobachteten Fällen (d.h. von einer Stichprobe) auf alle (auf die Gesamtheit) schließt. Solche Schlussfolgerungen nennt man **Induktionsschlüsse.** Sie gehen über die eigentlich gegebene Information hinaus. Damit diese Schlüsse möglichst genau sind, muss die Stichprobe sehr groß und/oder für die Gesamtheit repräsentativ sein.

Fehlschlüsse können auftreten, wenn man voreilig von einer zu kleinen Stichprobe bzw. von zu wenigen Beobachtungen ausgeht. Dies gilt etwa bei der Einschätzung einer Person, die man nur in ein oder zwei Situationen erlebt hat.

Es kann ein gravierender Fehlschluss sein, wenn man die dabei gemachten Beobachtungen vorschnell verallgemeinert und annimmt, die Person sei immer so, wie man sie erlebt hat (siehe Abschnitt 2.3.4, Soziale Wahrnehmung).

Eine weitere Fehlerquelle ist die Verfügbarkeit von Beispielen im Gedächtnis. Je leichter es einer Person fällt, sich an Beispiele zu erinnern, desto größer schätzt sie deren Häufigkeit. Damit zieht sie aus den verfügbaren Informationen jedoch einseitige Schlüsse und neigt zu Überschätzung bzw. Überbewertung einzelner Fakten. Dies trifft vor allem auf sehr emotionale Erlebnisse zu, z.B. eine sehr schmerzhafte Behandlung oder rasche Hilfe nach einem Unfall. An solche Erfahrungen erinnert man sich besonders leicht und zieht aus ihnen oft falsche oder verzerrte Schlüsse („Geh nie ins Krankenhaus!" „Unsere Rettung ist die beste der Welt!").

Schließlich können auch besonders plastische oder drastische Beispiele die Einschätzung eines Sachverhaltes erheblich verzerren, etwa Berichte über medizinische Fehlbehandlungen, die in den Medien ausgeschlachtet werden. Diese negativen Einzelfälle lassen die unzähligen Routinefälle in den Hintergrund treten, in denen alles so verläuft, wie es soll. Das Gleiche gilt für spektakuläre Erfolge von Wunderheilern. Auch sie erwecken bisweilen den Eindruck, nur solche Methoden wären zur Behandlung komplizierter Störungen geeignet. Die täglichen Erfolge der Schulmedizin werden dabei übersehen bzw. unterschätzt.

2.6.2.3. Tipps, um Denkfehler zu vermeiden

Denkfehler können weitgehend vermieden werden, wenn man die folgenden Tipps beherzigt:

- Das Denken beweglich halten, nicht immer nach dem gleichen Schema überlegen. Die bisher bewährten Lösungswege müssen nicht die einzig möglichen sein, auch nicht unbedingt die besten oder einfachsten.
- Jede Frage hat mehrere Seiten. Vor allem schwierige Probleme können leichter gelöst werden, wenn man sie von einem anderen Standpunkt aus betrachtet.
- Probleme und Fragestellungen sollten möglichst klar formuliert werden. Worum geht es wirklich, was genau ist das Problem?
- Schlüsse sollten nie aus zu kleinen Stichproben oder gar aus Einzelfällen gezogen werden.
- Drastische Einzelfälle können sehr eindrucksvoll sein, dennoch stellen sie nur einen Fall von vielen dar. Beziehen Sie alle verfügbaren Daten und Fälle, auch die unscheinbaren, in Ihre Überlegungen mit ein.

2.6.3. Geistige Modelle der Welt

Gedanken spielen eine entscheidende Rolle dabei, wie wir die Welt erleben, wie wir auf Veränderungen reagieren und welche Gefühle wir haben. Sie bestimmen, was wir von unseren Mitmenschen, der Welt, dem Leben und von uns selbst erwarten. Damit ergeben die Gedanken ein Bild oder Modell der Welt, so wie sie sich uns darstellt.
Dies geschieht auf mehreren Ebenen: durch Begriffe, Schemata und Skripts.

2.6.3.1. Begriffe (kognitive Repräsentationen)

Die verschiedenen Erfahrungen, Wahrnehmungen, Erlebnisse usw., die wir täglich machen, sind uns in der Regel nicht völlig neu, sondern stehen in Beziehung zu anderen Erfahrungen, die wir früher gemacht haben. Neue Erfahrungen kann man zumeist mit alten vergleichen, sie zuordnen, benennen und aus ihnen lernen. Die Kategorien, die dabei angewendet werden, heißen Begriffe oder Konzepte. Sie sind die kognitiven (gedanklichen) Repräsentationen von Dingen (z.B. Bett, Infusion), aber auch von Ereignissen (Unfall, Gespräch), Personen (Patienten, Besucher), anderen Organismen (Katzen, Viren), Eigenschaften (klein, lebendig) und Abstraktionen (Gesundheit, Liebe, Glück).

Begriffe ordnen die Erfahrungen.

Je genauer die Begriffe sind, die man zur Verfügung hat, desto besser kann man Erfahrungen verstehen und mit ihnen umgehen. Bei völlig neuen

Erfahrungen ist es nötig, sich erst einmal „einen Begriff davon zu machen", bevor man weiß, wie man sich ihnen gegenüber angemessen verhalten soll. Begriffe sind auch eine notwendige Voraussetzung für die **Kommunikation** mit anderen Menschen. Nur wenn man einen Begriff von einer Sache hat, kann man über sie sprechen. Auch um jemand anderen verstehen zu können, muss man die Begriffe kennen, in denen er denkt und sich ausdrückt. Das ist im Alltag zumeist kein Problem. Je genauer man jedoch über eine Sache reden will, desto genauere Begriffe braucht man. Hier können Fachbegriffe sehr hilfreich sein: Sie bezeichnen spezielle Sachverhalte, die man in der Alltagssprache (d.h. mit alltäglichen Begriffen) nicht mehr genau erfassen und beschreiben kann. Fachbegriffe erlauben eine genaue Kommunikation und ein detailliertes Verständnis von z.T. sehr speziellen und manchmal schwierigen Themen (z.B. von verschiedenen Pflegemaßnahmen, physiologischen oder psychologischen Zusammenhängen).

Begriffe sind oft in Begriffshierarchien geordnet. Ein Überbegriff umfasst dabei mehrere Unterbegriffe, z.B. „Tiere: Vögel, Säugetiere, Fische etc.", „Injektionen: intravenös, intramuskulär, subkutan", „Bedürfnisse: Defizit- und Wachstumsbedürfnisse" usw. Je ausgefeilter diese Begriffshierarchien sind, desto besser ist das Wissen über ein bestimmtes Sachgebiet strukturiert.

2.6.3.2. Schemata

Schemata sind allgemeine Erwartungen, wie etwas „typischerweise" ist.

Im Laufe der Zeit entwickelt der Mensch nicht nur verschiedene Begriffe und Kategorien, in denen Wahrnehmung und Erlebnisse geordnet werden, sondern auch Erwartungen, welche Eigenschaften für bestimmte Kategorien typisch sind. Solche allgemeinen Erwartungen werden Schemata genannt. (In Kap. 2.3.4 wurden sie unter der Bezeichnung Stereotype für den Bereich der sozialen Wahrnehmung besprochen.)

Neue Informationen sind oft lückenhaft oder mehrdeutig. Anhand von Schemata lassen sie sich aber rasch ergänzen und damit leichter verstehen. Schemata verkürzen den Wahrnehmungsprozess und erleichtern das Verständnis neuartiger Situationen. Dadurch ist es möglich, schnell zu reagieren. Andererseits kann der unkritische Rückgriff auf Schemata zu schweren Denk- und Wahrnehmungsfehlern führen (vgl. Kap. 2.6.2). Schemata bieten sozusagen eine erste **Orientierungshilfe**, ersetzen aber weder detailliertere Wahrnehmung noch genaueres Nachdenken, um einen Menschen oder eine Situation umfassender zu verstehen und sich ihnen gegenüber wirklich angemessen zu verhalten.

2.6.3.3. Skripts

Viele Gedanken und Erfahrungen sind nicht statisch wie Bilder, sondern dynamisch, quasi wie Filmsequenzen gespeichert. Solche mehr oder weniger fixen Abläufe nennt man Skripts.

Skripts sind „Drehbücher" unseres inneren Films

Man hat bestimmte Vorstellungen, was bei einem Restaurantbesuch passiert, was alles zur Pflegeanamnese gehört oder wie eine Blutabnahme vor sich geht.

Ein Skript enthält das **Wissen über die Abfolge von verschiedenen zusammengehörenden Handlungen und Ereignissen.** Es besteht aus Erwartungen über den Ablauf und die Umstände von Ereignissen, Handlungen etc.
Ein Skript ist:

- von der Situation bestimmt: z.B. wie man einen neu aufgenommenen Patienten begrüßt;
- von der Rolle bestimmt, die man gerade innehat: z.B. wie man als Pflegeperson mit Angehörigen spricht;
- in der eigenen Persönlichkeit verankert: z.B. was man sich unter einem fairen und sachlichen Gespräch vorstellt.

Diese Skripts haben wir gelernt: von Eltern, Lehrern, Vorbildern, Kollegen, aus Filmen, Büchern, Zeitschriften entnommen oder auf Grund eigener Erfahrungen gebildet. Im Laufe der Entwicklung ändern Skripts sich immer wieder. Manche werden bedeutungslos (z.B. wie man sich als Kleinkind durchsetzt), andere kommen neu hinzu, etwa im Rahmen einer Berufsausbildung (z.B. wie man sich in den verschiedensten Situationen Patienten gegenüber am besten verhält). Die Überwindung alter, bedeutungslos gewordener Skripts ist ein wesentlicher Teil der seelischen Entwicklung. Das Festhalten an ihnen (z.B. an kindlichen Verhaltensmustern und Erwartungen) kann zu vielfältigen Konflikten und psychischen Störungen führen.

2.6.3.4. Die „innere Landkarte"

Begriffe, Schemata und Skripts bilden zusammen ein **geistiges Modell der Welt.** Es handelt sich dabei sozusagen um eine innere Landkarte, nach der wir uns orientieren, im Alltag ebenso wie bei wichtigen Lebensentscheidungen. Jeder Mensch verhält sich anders, je nachdem, wie dieses Modell der Welt beschaffen ist, auf Grund welcher Erfahrungen es entworfen wurde, welche Geschichte es hat, woraus es zusammengesetzt ist usw.

Das geistige Modell, das wir uns von der Welt machen, bestimmt, wie wir uns in ihr verhalten.

Wir tun dies, weil wir annehmen, dass sich die Welt und die Menschen auch in Zukunft so verhalten, wie wir es von ihnen erwarten. Erwartungen sind ein entscheidender Bestandteil der „inneren Landkarte".

2.6.4. Erwartungen, Placebos

2.6.4.1. Erwartungen

Erwartungen sind Meinungen über das, was in naher oder ferner Zukunft, früher oder später passieren wird. Sie stellen eine besondere Art von Schlussfolgerungen dar: Aufgrund bestimmter Erfahrungen

oder Berichte nimmt man an, wie etwas in Zukunft sein wird, z.B. wie eine Krankheit verlaufen oder welchen Effekt eine bestimmte medizinische Behandlung haben wird.
Erwartungen beeinflussen das gegenwärtige Erleben und den momentanen emotionalen Zustand (siehe Kap. 2.4). Sie bestimmen mit, wie wir uns der Welt und den Menschen gegenüber verhalten. (Wenn man von einer Person eine bestimmte Eigenschaft erwartet, z.B. Genauigkeit, kann man sich darauf einstellen und dementsprechend verhalten.) Damit beeinflussen Erwartungen aber auch die Umgebung und wirken manchmal wie sich selbst erfüllende Prophezeihungen.

2.6.4.2. Sich selbst erfüllende Prophezeiungen

Unter sich selbst erfüllenden Prophezeihungen versteht man Erwartungen, die es überhaupt erst möglich machen, dass das Erwartete eintritt.

Beispiel

So kann z.B. ein Patient mit Gehgips erwarten, dass sich alle Menschen auf der Straße nach ihm umdrehen, weil er sich, wie er glaubt, „so komisch bewegt". In der Folge bezieht er jeden Blick, den ein Passant auf ihn wirft, auf seinen Gips. Gleichzeitig versucht er, sich so gut wie möglich den Blicken der anderen zu entziehen, indem er möglichst rasch an ihnen vorbeigeht. Dabei bewegt er sich tatsächlich auffallend ungewöhnlich. Viele Passanten bemerken erst jetzt seinen Gehgips und schauen ihm nach. Die Prophezeihung hat sich erfüllt.

„Der Glaube versetzt Berge."

Sich selbst erfüllende Prophezeihungen haben einen beinahe „magischen", wirklichkeitserzeugenden Effekt. Je fester man daran glaubt, dass etwas eintritt, desto größer wird die Wahrscheinlichkeit, dass es tatsächlich so kommt. Das gilt für positive Erwartungen genauso wie für negative: „Heute ist mein Tag!" „Das wird schon gut gehen." „Ich werde sicher durchfallen." „Die Untersuchung wird bestimmt wehtun!" „Pass bloß auf, dass dir nichts passiert!" usw. Die Erwartung bewirkt jene Sicherheit, die man für das positive Ereignis braucht; oder sie verunsichert so sehr, dass es genau dadurch zum negativen Ereignis kommen kann. Voraussetzung dafür ist nur, dass man die Erwartung für eine unabhängige, bald bevorstehende Tatsache hält.
Der Abschnitt über Denkfehler hat gezeigt, wie wichtig allein die Formulierung einer Frage oder eines Sachverhalts sein kann. Dazu kommt, dass Wörter und bestimmte Formulierungen eine geradezu hypnotische Wirkung haben. Sie können die Grundlage von Glück und Zufriedenheit ebenso sein wie von psychischen Störungen. Seit man diese Zusammenhänge besser kennt, werden positive Formulierungen, kognitive Umstrukturierungen und „Sätze der Kraft" auch in der Psychotherapie gezielt eingesetzt. Sie können wesentlich dazu beitragen, seelische Leidenszustände zu mildern oder überhaupt aufzulösen.

Hilfreiche Erwartungen

Aber auch im Alltag ist es oft hilfreich, sich positive, gleichzeitig aber auch realistische Dinge zu sagen: „Ich versuche mein Bestes!" (vor einer

Prüfung) „Meine Chancen stehen gut!" (vor einer Operation) „Ich mache das Beste daraus!" (bei einer Einschränkung oder bei Verlust etwa einer Körperfunktion)

2.6.4.3. Der Placebo-Effekt

Erwartungen spielen auch bei einem wichtigen Phänomen der klinischen Praxis eine Rolle: beim so genannten Placebo-Effekt.

Als Placebo bezeichnet man ein Scheinmedikament ohne chemische Wirkstoffe, das dennoch eine nachweisbare Wirkung hat.

Bsp.

Das kann ein Stück Traubenzucker gegen Heimweh sein (z.B. auf einem Kinderlager), eine Tablette gegen Kopfweh, die eigentlich nur Stärke enthält, oder etwas Wasser, im Medikamentenbecher verabreicht zum besseren Einschlafen. Ein solches Placebo hilft, wenn der Patient die (vermeintliche) Wirkung genau kennt und davon überzeugt ist, dass sie bei ihm eintritt.
In manchen Fällen werden Medikamente verschrieben, die das Leiden an sich gar nicht beheben können, aber trotzdem eine lindernde Wirkung erzielen. So können Antibiotika, die gegen virusbedingte Erkältungen eingenommen werden, die Erkältungssymptome mildern, obwohl Antibiotika überhaupt nicht gegen Viren wirken, sondern gegen Bakterien. Manchmal kann schon die Tatsache, dass man ärztlichen Rat einholt und eine Behandlung eingeleitet wird, die Genesung fördern.
Die Erklärung für diesen Placebo-Effekt liegt in den subjektiven Erwartungen. Diese bereiten den Organismus auf die Wirkung der Behandlung vor und nehmen sie damit teilweise vorweg. Der Effekt tritt bei verschiedensten körperlichen und seelischen Störungen und Symptomen auf: bei der Behandlung von Schmerzen, Schlafstörungen, Verdauungsproblemen und Stressabbau, aber auch bei Herz-Kreislauf-Erkrankungen und Depression. Wenn ein Placebo bei diesen Störungen hilft, heißt das keineswegs, dass die Symptome „eingebildet" gewesen wären. Vielmehr handelt es sich um tatsächlich diagnostizierte Störungen, bei denen – über den Weg positiver Erwartungen des Patienten – eine medizinisch nachweisbare Besserung eintritt.

Verschiedene Grössen und Farben

Als besonders wirksam haben sich dabei sehr große und sehr kleine Pillen erwiesen sowie Medikamente in flüssiger Form. (Offenbar besteht hier die Erwartung, dass sie „direkter" wirken.) Auch Farben spielen eine Rolle: Rote Placebos helfen bei jeder Art von Schmerz sowie bei Entzündungen am besten, grüne wirken vor allem bei Angstzuständen, während gelbe bei Depression und blaue bei Erregungszuständen mehr Erfolg haben. Weiße Placebos stehen am unteren Ende der Wirksamkeitsskala.
Placebo-Effekte können aber auch bei „richtigen" Medikamenten auftreten, was klinische Untersuchungen immer wieder bestätigen. Dabei unterstützen und verstärken sie die Wirkung, die das Medikament auf

chemischem Wege erzielt. Patienten sollten deshalb über diese beabsichtigte Wirkung möglichst genau informiert werden. Dadurch stellen sie sich auf die Wirkung ein, nehmen diese teilweise vorweg und brauchen in vielen Fällen geringere Dosierungen, bis eine Linderung eintritt.

Placebos werden zumeist dann eingesetzt, wenn kein anderes Mittel zur Hand ist (z.B. bei einem Unfall), wenn ein Patient keine höhere Dosierung etwa wegen der unangenehmen Nebenwirkungen verträgt (z.B. bei chronischen Beschwerden) oder wenn er mehr verlangt, als vom Arzt verschrieben wurde (z.B. Schlafmittel bei Heimbewohnern). In diesen Fällen sind sie eine kleine, manchmal notwendige Täuschung zum Wohle des Patienten. Aber auch Ärzte verschreiben gelegentlich Präparate, die sie für pharmakologisch wirkungslos halten, die aber manche Patienten aus Erfahrung schätzen und die ihnen tatsächlich gut tun.

„Solange es hilft, ist es gut."

Wichtig ist, dass ein Placebo mit großem Ernst verabreicht wird und der Patient genau erfährt, wie die Wirkung sein wird. Dabei kann man beispielsweise sagen: „Herr Maier, hier haben Sie das Mittel zum Einschlafen, um das Sie gebeten haben. Trinken Sie das ganz aus. Es wirkt in zehn Minuten. Sie werden dann merken, dass ihre Augen ein bisschen schwerer werden. Dann werden Sie langsam müde und immer schläfriger. Inzwischen können Sie sich ja schon ins Bett legen und darauf achten, wie genau das Mittel bei Ihnen wirkt."

2.6.5. Intelligenz und Weisheit

2.6.5.1. Schnelles und fehlerfreies Denken

Vielen Menschen fällt es relativ leicht, Probleme auf gedanklichem Wege zu lösen, Fakten zu kombinieren und Schlüsse daraus zu ziehen. Sie sind dabei schnell und machen wenige oder fast gar keine Fehler. Andere brauchen zur Lösung der gleichen Aufgaben mehr Zeit und manche scheitern schon an relativ leichten Aufgaben.

Beide Faktoren zusammen – Schnelligkeit und Fehlerhäufigkeit der Informationsverarbeitung – bestimmen das, was im Allgemeinen Intelligenz genannt wird:

Intelligenz ist die Fähigkeit, schnell und fehlerfrei zu denken, d.h. möglichst rasch und korrekt Wahrnehmungen zu verstehen, Begriffe zu bilden, Wissensinhalte zu kombinieren, Schlüsse aus ihnen zu ziehen und Probleme zu lösen.

Intelligenz bezieht sich sowohl auf abstrakte Denkaufgaben wie auf alltägliche Probleme und Situationen.

Jeder Mensch verfügt über ein gewisses Ausmaß an Intelligenz. Sie kann mit Hilfe von **Tests** bestimmt werden. Der so genannte **Intelligenzquotient** (IQ) zeigt an, wie hoch die Intelligenz einer Person ist. IQ-Werte zwischen 90 und 110 gelten als durchschnittlich. Werte zwischen 80 und 90 bedeuten niedrige, Werte zwischen 110 und 120 hohe Intelligenz. Bei

Werten unter 70 spricht man von Intelligenzminderung (geistiger Behinderung), bei solchen über 130 von extremer Hochbegabung.
Die folgende Tabelle zeigt die Verteilung der IQ-Werte in der Bevölkerung. Die Prozentzahlen geben an, wie viele Menschen jeweils in einem bestimmten Intelligenzbereich liegen. Die Hälfte aller Menschen ist durchschnittlich intelligent.

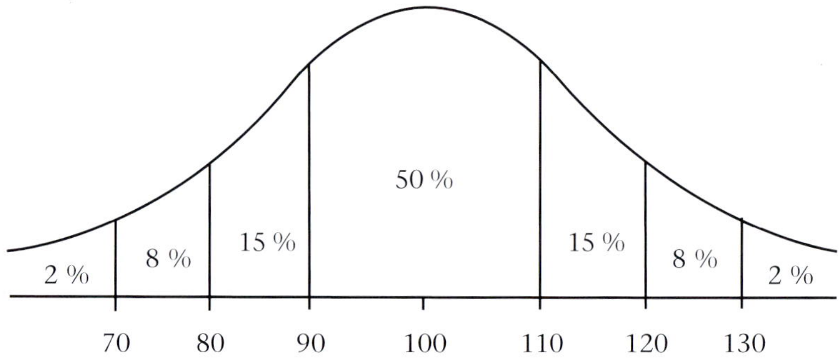

Abbildung 9: Verteilung der Intelligenz in der Bevölkerung

2.6.5.2. Intelligenztests

Intelligenz wird mit Hilfe von Intelligenztests gemessen. Diese bestehen aus verschiedenen **Denkaufgaben** (manchmal einige Dutzend, manchmal einige Hundert), die innerhalb einer bestimmten Zeit gelöst werden sollen. Die Anzahl der richtig gelösten Aufgaben ist das Maß der Intelligenz.
Einer der im deutschen Sprachraum am häufigsten verwendeten Intelligenztests ist der **IST (Intelligenz-Struktur-Test)**. Er besteht aus neun Gruppen (Subtests) zu je 20 Aufgaben, die jeweils zentrale Aspekte der Intelligenz erfassen: Urteilsbildung, Kombinationsfähigkeit, Vorstellungsfähigkeit, praktisch- und abstrakt-rechnerisches Denken, Erfassen sprachlicher Bedeutungsgehalte, sprachliche Abstraktionsfähigkeit, räumliches Vorstelllungsvermögen und Merkfähigkeit. Bei jeder Aufgabe sind mehrere Lösungsmöglichkeiten angegeben, aus denen die richtige gefunden werden muss. Der Test dauert insgesamt 72 Minuten.

Die Subtests umfassen folgende Aufgaben:

1. **Satzergänzung:** Jede Aufgabe besteht aus einem Satz, bei dem ein Wort fehlt. Aus fünf möglichen Wörtern soll dasjenige ausgewählt werden, das den Satz richtig ergänzt.

   Das Gegenteil von Hoffnung ist ...?
   a) Trauer b) Verzweiflung c) Elend d) Liebe e) Hass

2. **Wortauswahl:** Vier von fünf vorgegebenen Wörtern sind einander ähnlich. Es soll jenes Wort gefunden werden, das nicht zu diesen vier Wörtern passt.

   a) sitzen b) liegen c) stehen d) gehen e) knien

Steidl P–B

Denken

3. Analogien: Drei Wörter sind vorgegeben. Die beiden ersten stehen in einer bestimmten Beziehung zueinander. Aus fünf möglichen Wörtern soll jenes gewählt werden, das zum dritten Wort in einer ähnlichen Beziehung steht wie das zweite zum ersten.

teuer : selten = billig : ?
a) preisgünstig b) haltbar c) erschwinglich d) gewöhnlich e) häufig

4. Gemeinsamkeiten: Jeweils sechs Wörter sind vorgegeben. Es sollen die beiden Wörter gefunden werden, die einen gemeinsamen Oberbegriff haben.

a) Gras b) Roggen c) Kuchen d) Mehl e) Weizen f) Baum

5. Rechenaufgaben: Alltägliche Fragen sollen durch Kopfrechnen gelöst werden.

In Behälter A sind 26 Liter, in Behälter B 34 Liter. Wie viele Liter müssen von B nach A umgefüllt werden, damit in beiden gleich viele Liter sind? 4

6. Zahlenreihen: Verschiedene Zahlenreihen sind jeweils nach einer bestimmten Regel gebildet. Bei jeder Reihe soll die Zahl gefunden, die danach folgen muss.

4 10 7 13 10 16 13 ? 19

7. Figurenauswahl: Jede Aufgabe besteht aus einer „zerschnittenen" Figur, die gedanklich wieder zusammengefügt werden soll. Unter fünf Auswahlfiguren soll diejenige gefunden werden, die der zusammengefügten Figur entspricht (Abbildung nach Herkner 1986, S. 280).

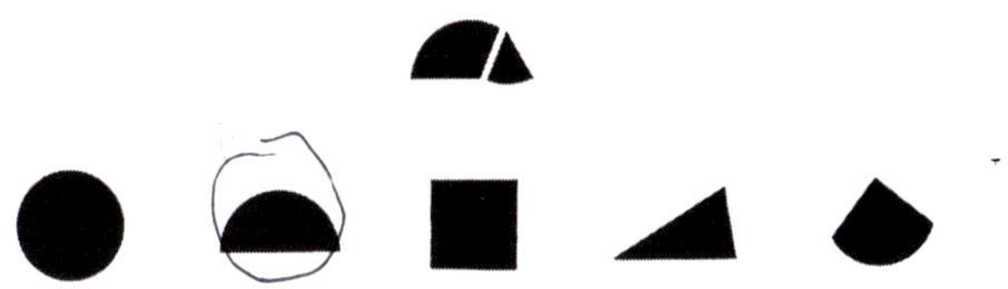

8. Würfelaufgaben: Jede Aufgabe zeigt einen Würfel, von dem drei Seiten zu sehen sind. Unter fünf Auswahlwürfeln befindet sich auch der vorgegebene Würfel, allerdings in veränderter Lage (Abbildung nach Herkner 1986, S. 280).

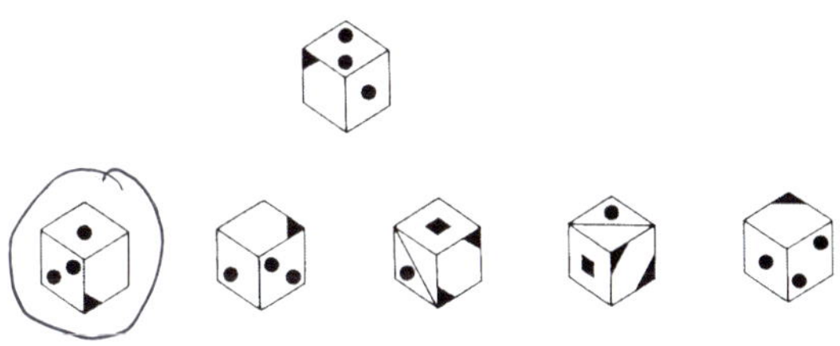

Steidl P-D

9. **Merkaufgaben:** In sechs Minuten sollen 25 Wörter (fünf Sportarten, fünf Nahrungsmittel, fünf Städte usw.) auswendig gelernt und anschließend detailliert widergegeben werden.

Die Anzahl der Aufgaben, die in der vorgegebenen Zeit richtig gelöst wurden, bilden den individuellen Testwert einer Person. In der Auswertung wird dieser mit dem Ergebnis der so genannten Eichstichprobe verglichen. Beim IST waren das 15.000 Menschen, repräsentativ ausgewählt aus allen Altersklassen, sozialen Schichten, Bildungsstufen usw.
Intelligenztests sind ein genaues Diagnoseinstrument kognitiver Leistungsfähigkeit. Sie unterscheiden sich grundlegend von Denksportaufgaben in Zeitungen oder Büchern, die vor allem der Unterhaltung oder dem geistigen Training dienen. Der IQ als Ergebnis eines Intelligenztests kann sehr wichtig sein, z.B. bei Schulaufnahmetests oder bei der Erstellung von psychologischen Gutachten für Gerichtsverfahren.

2.6.5.3. Geistige Behinderung

Die allermeisten Menschen verfügen über genügend Intelligenz, um die Anforderungen des Alltags zu bewältigen und ein selbstständiges Leben führen zu können. Bei sehr gering ausgeprägter Intelligenz kann das jedoch schwierig oder sogar unmöglich werden. Solche Menschen sind auf kontinuierliche Betreuung durch die Familie oder in Institutionen (Tagesheimstätten, Heimen) angewiesen.
Von geistiger Behinderung wird gesprochen, wenn die Intelligenz einer Person deutlich vermindert ist. Das betrifft rund zwei Prozent der Bevölkerung. Leichte Intelligenzminderung liegt bei einem IQ von 50 bis 69 vor, mittelgradige bei einem IQ von 35 bis 49, schwere bei einem IQ von 20 bis 34 und schwerste bei einem IQ unter 20. Geringe Intelligenz sagt jedoch nichts über die Persönlichkeit oder andere Eigenschaften einer Person aus (ebenso wenig wie extrem hohe). Sie ist eine Fähigkeit von vielen, die ein Mensch aufweisen kann.

Mehr zum Thema in Band 2: Klinische Psychologie

2.6.5.4. Weisheit

Im Alter geht die formale Denkfähigkeit allmählich zurück. Die Informationsverarbeitung wird langsamer und immer fehlerhafter, und die Intelligenz, wie sie in Intelligenztests erfasst wird, sinkt. Andererseits nimmt mit den Jahren die Lebenserfahrung – in Form von Bildung, kulturellem Wissen und persönlichen Erlebnissen – zu. Diese Lebenserfahrung kann zur Grundlage dessen werden, was man allgemein Weisheit nennt.
Unter Weisheit versteht man Einsicht und guten Rat bei schwierigen Lebensproblemen. Sie erfordert Faktenwissen in grundlegenden Fragen des Lebens ebenso wie Strategiewissen, d.h. wie man in bestimmten Situationen am besten vorgeht. Auch das Wissen um die vielfältigen Zusammenhänge des Lebens und des gesellschaftlichen Wandels, das

Wissen um die Relativität von Werten und Lebenszielen sowie um die allgemeine Ungewissheit des Lebens ist ein Teil der Weisheit. Sie stellt sich jedoch nicht automatisch ein, wenn man älter wird, vielmehr entwickelt sie sich auf Grund verschiedener geistiger Prozesse, die ein Leben lang trainiert und kultiviert werden sollten. Dazu gehören vor allem die bewusste Lebensplanung und Bewältigung von Problemen sowie der Lebensrückblick (nicht nur am Ende des Lebens).

Mehr zum Thema im Abschnitt 3: Entwicklungspsychologie

2.6.6. Zusammenfassung

Denken ist die Fähigkeit, Informationen bewusst zu verarbeiten, was sich in verschiedenen Denktätigkeiten äußert. Verstehen ist ein konstruktiver Prozess, durch den Fakten und Zusammenhängen Sinn verliehen wird. Schlussfolgerndes Denken unterliegt immer wieder bestimmten Denkfehlern. Das subjektive Modell einer Person, das sie sich von der Welt macht, entsteht durch Begriffe, Schemata und Skripts. Dabei spielen Erwartungen eine wichtige Rolle. Sie sind Meinungen über das, was in naher oder ferner Zukunft passieren wird. Ihr Einfluss zeigt sich bei sich selbst erfüllenden Prophezeihungen ebenso wie beim Placebo-Effekt. Unter Intelligenz versteht man die Fähigkeit, schnell und fehlerfrei zu denken. Sie wird mit Hilfe von Intelligenztests gemessen. Mit zunehmendem Alter kann sich auf Grund der Lebenserfahrung Weisheit entwicklen.

2.6.7. Fragen zur Wissensüberprüfung

1. *Wie ist Denken definiert? Welche geistigen Tätigkeiten werden unter diesem Begriff zusammengefaßt?*
2. *Was ermöglicht das Verstehen von Zusammenhängen und anderen Menschen?*
3. *Welche Faktoren können zu Fehlschlüssen führen?*
4. *Wie kann man Denkfehler weitgehend vermeiden?*
5. *Was versteht man unter Begriffen, Schemata und Skripts? Auf welche Weise ergeben sie ein geistiges Modell der Welt?*
6. *Wie beeinflussen Erwartungen das Erleben und Verhalten? Wie wirken sich selbst erfüllende Prophezeihungen?*
7. *Was versteht man unter Placebo-Effekt? Warum wirken Placebos? Wann und in welcher Form sollten sie eingesetzt werden?*
8. *Was ist Intelligenz? Wie kann sie gemessen werden?*
9. *Was versteht man unter Weisheit?*

2.7. Lernen

Menschen lernen ein Leben lang. Schon kurz nach der Geburt erkennen Neugeborene ihre Mutter wieder, weil sie ihren Geruch gelernt haben. Nach und nach lernen Kinder ihre Umgebung kennen, lernen sprechen und lernen, sich an bestimmte Regeln zu halten (z.B. auf die Anweisungen der Erwachsenen hören und auf andere Kinder Rücksicht

nehmen). Schulkinder lernen lesen, schreiben und rechnen, später auch kompliziertere Dinge wie Biologie oder eine Fremdsprache. Jugendliche lernen neue Rollenbilder, einen neuen, nicht mehr kindlichen Umgang mit dem anderen Geschlecht, später vielleicht Autofahren oder eine spezielle Sportart. Um einen Beruf ausüben zu können, muss man oft jahrelang Wissen erwerben und Fertigkeiten üben. Der ständige Wandel der Berufswelt nach der Ausbildungszeit bietet immer wieder Möglichkeiten, etwas dazuzulernen. Ebenso erfordern private und familiäre Veränderungen wie Wohnungswechsel, Partnerschaft, Kinder, Älterwerden usw. immer neue Umstellungen und neuerliches Umlernen.
Viele dieser Lernvorgänge geschehen bewusst und beabsichtigt, vor allem die Aneignung von Wissen in der Schule und im Beruf. Andere Lernvorgänge erfolgen unbewusst und unbeabsichtigt, z.B. wenn man jemanden kennen lernt und bald einiges über seine Gewohnheiten weiß, wenn man sich eine Melodie merkt und nachsingt etc. Dieses unbewusste Lernen geschieht ganz nebenbei und automatisch.
Im Folgenden sind zunächst die Prozesse von Lernen und Vergessen dargestellt, anschließend sollen einige Tipps das Lernen von größeren Wissensmengen erleichtern. Beim Thema Lernen von Verhalten werden jeweils die pflegerelevanten Aspekte besonders hervorgehoben.

2.7.1. Lernen und Vergessen

Lernen heißt abspeichern.

Lernen heißt, etwas im Gedächtnis abzuspeichern und es sich zu merken, damit es später, im Zuge des Erinnerns, wieder abgerufen werden kann. Früher nahm man an, der Mensch verfüge nur über ein einheitliches Gedächtnis. Heute ist es üblich, zumindest drei Gedächtnissysteme zu unterscheiden: das sensorische Gedächtnis, das Kurzzeitgedächtnis und das Langzeitgedächtnis.

2.7.1.1. Sensorisches Gedächtnis und Kurzzeitgedächtnis

Das sensorische Gedächtnis kann man „sehen“: Bewegen Sie einen Bleistift vor Ihren Augen schnell hin und her. Der Bleistift wird von einem Schatten begleitet: Dieses „Nachbild“ ist der Inhalt des sensorischen Gedächtnisses.

Das sensorische Gedächtnis speichert die Informationen, die von den Sinnesorganen aufgenommen wurden. Die Gedächtnisspanne ist dabei allerdings sehr kurz: Sinneseindrücke bleiben nur rund eine Viertelsekunde im sensorischen Gedächtnis gespeichert. Es ist somit eine Art Zwischenspeicher für Wahrnehmungen, die dann weiterverarbeitet werden.

Das Kurzzeitgedächtnis speichert, entgegen der oft geäußerten Annahme, die wahrgenommenen Reize nicht einige Tage, sondern lediglich einige Sekunden. Es enthält z.B. die zuletzt gelesenen Worte eines Textes oder die zuletzt gehörten Worte eines Gesprächs. Damit dient es dem Verstehen von Sätzen sowie allgemein der Kommunikation.
Die Kapazität des Kurzzeitgedächtnisses ist begrenzt. Es kann nur rund sieben Elemente speichern. Durch ständiges Wiederholen können diese

Elemente jedoch fast beliebig lang festgehalten werden. So können wir uns etwa eine Telefonnummer so lange vorsagen, bis wir eine Möglichkeit haben, sie aufzuschreiben. (Nach dem Aufschreiben ist sie dann zumeist vergessen, d.h. aus dem Kurzzeitgedächtnis gelöscht.)
Sensorisches und Kurzzeitgedächtnis ermöglichen uns ein kontinuierliches Erleben. Das sensorische Gedächtnis verbindet die unzähligen Einzeleindrücke, die wir jede Sekunde gewinnen, zu einem Wahrnehmungsfluss. Seine Spanne (0,25 sec) entspricht etwa dem, was wir als Augenblick, als Jetzt erleben. Durch das Kurzzeitgedächtnis besteht unser Erleben nicht aus einer Abfolge von isolierten, „abgehackten" Einzelheiten, sondern bildet einen kontinuierlichen Erlebnisstrom.

2.7.1.2. Langzeitgedächtnis

Das Langzeitgedächtnis ist sehr umfassend und dauerhaft. Alles, woran wir uns nach einigen Minuten noch erinnern können, ist dort gespeichert. Wenn man bedenkt, wie viel das im Laufe eines einzigen Tages ist, kann man ermessen, wie ungeheuer groß die Kapazität des Langzeitgedächtnisses ist.
Man kann das Langzeitgedächtnis in einen **aktiven** und einen **passiven** Bereich unterteilen. Der aktive Bereich enthält jenes Wissen, das leicht zugänglich ist und schnell wiedergegeben werden kann (z.B. der Stoff, den man für eine bevorstehende Prüfung wiederholt). Im passiven Bereich wird jenes Wissen gespeichert, das momentan nicht gebraucht wird. Das können z.B. frühere Ereignisse sein oder Orte der Kindheit, die man sofort wieder erkennt, sobald man sie erneut aufsucht, oder auch der Stoff, den man zur letzten Prüfung gelernt (und gekonnt) hat, an den man sich aber kaum noch zu erinnern scheint.
Aus der Praxis ergibt sich auch die Unterteilung des Langzeitgedächtnisses in **Alt- und Junggedächtnis.** Vor allem alte Menschen haben oft Probleme, sich zu erinnern, was gestern oder vor einer Woche passiert ist, während sie Erlebnisse ihrer ersten Lebensjahrzehnte bis ins Detail wissen. Das Altgedächtnis (das die alten, frühen Eindrücke enthält) ist bei Hochbetagten oft noch weitgehend intakt, während das Junggedächtnis (das frischere Eindrücke enthält) nachlässt und sozusagen löchrig wird. (Die Grenze zwischen Alt- und Junggedächtnis ist nicht ganz exakt zu ziehen. Bei vielen Betagten sind jedoch zumindest die Erlebnisse bis zum 30. Lebensjahr noch gut erinnerlich.)

2.7.1.3. Lernstoff und Lernaufwand

Lernen und Vergessen von Wissen gehen nicht linear vor sich. Doppelt so viel Stoff braucht üblicherweise mehr als doppelt so viel Lernzeit. Der Lernaufwand steigt also überproportional an. Auch vergisst man am ersten Tag nach dem Lernen prozentuell mehr Stoff als am zweiten oder dritten. Schon sehr früh hat die Gedächtnispsychologie diese Tatsachen untersucht und Lern- und Vergessenskurven aufgestellt. Aus ihnen geht

hervor, in welchem Verhältnis Stoffmenge und Lernaufwand sowie Zeit und Vergessen stehen.
Wie viel Lernaufwand beim Lernen tatsächlich notwendig ist, hängt von mehreren Faktoren ab: Umfang des Stoffes, Schwierigkeit des Themas, inhaltlicher Zusammenhang der Stoffgebiete, Geübtheit im Lernen etc.

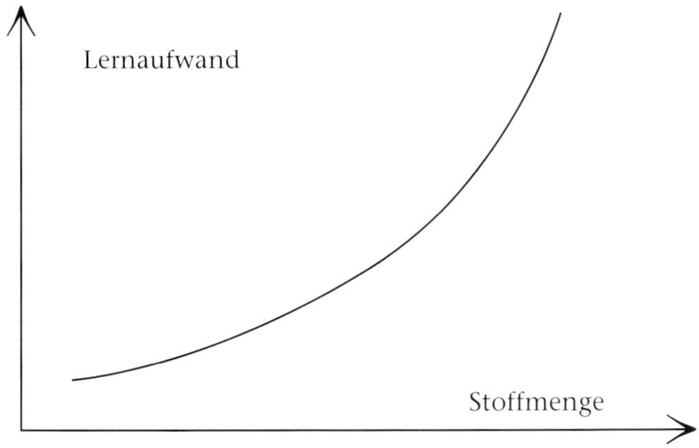

Abbildung 10: Lernkurve: Lernaufwand und Stoffmenge

Ein wesentlicher Faktor ist die **Verständlichkeit** des Themas. Leicht verständlichen Stoff lernt man am Anfang oft eher schnell, nach einiger Zeit jedoch immer langsamer. Die erste Hälfte des Lernstoffs wird schneller gelernt als die zweite. Anders verhält es sich bei schwierigem und kompliziertem Stoff. Dieser wird anfangs eher langsam und später immer schneller gelernt.

2.7.1.4. Drei Arten des Vergessens

Das Vergessen läuft unabhängig von Umfang oder Schwierigkeitsgrad des Stoffes in etwa so ab:

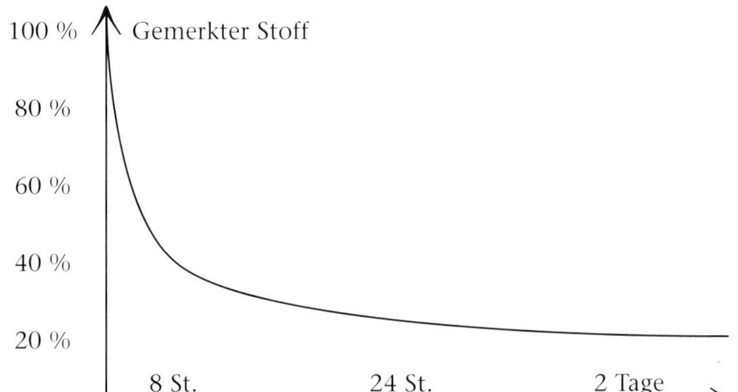

Abbildung 11: Vergessenskurve

Das Vergessen geht zuerst schnell und dann immer langsamer vor sich. Strukturiertes und „sinnvolles" Lernmaterial, das mit anderen Wissensinhalten verknüpft werden kann, wird weniger schnell vergessen als unstrukturiertes und „sinnloses", bei dem man keinen Bezug zu sonstigem Wissen herstellen kann.

Das Vergessen erfolgt nicht schlagartig, sondern Schritt für Schritt. Man kann sich Gedächtnisinhalte wie Zeichen im Sand vorstellen, die nach und nach verwischt werden. Diese Art des Vergessens heißt **Spurenzerfall.** Dem kann man entgegenwirken, indem man die Spur immer wieder nachzieht, d.h. Lerninhalte wiederholt und auffrischt (z.B. Fachbegriffe, Aufzählungen oder Vokabeln einer Fremdsprache).
Eine andere Art des Vergessens geschieht durch **Überlagerung (Inferenz)** von bereits Gelerntem durch etwas Neues, das ihm sehr ähnlich ist (z.B. Hypoglykämie/Hyperglykämie, Empyem/Emphysem). Durch diese Überlagerung kann es zu Verwechslungen und in weiterer Folge zum Vergessen kommen.
Eine dritte Art des Vergessens ist eigentlich ein **Problem des Findens:** Verschiedenste Dinge werden gemerkt, aber man kann sich nicht mehr aktiv an sie erinnern. Man „weiß, dass man es weiß", es liegt einem vielleicht auf der Zunge, und doch fällt es einem nicht ein. Dieses Problem kann vor allem bei Prüfungen eine wichtige – negative – Rolle spielen.
Gegen alle drei Arten des Vergessens – Spurenzerfall, Inferenz und Nichtmehrfinden – kann man mit Hilfe spezieller **Lerntechniken** etwas unternehmen. Das Vergessen kann dadurch zwar nicht völlig verhindert, aber vor allem bei wichtigen Inhalten eingeschränkt werden.

2.7.2. Tipps zum Lernen größerer Stoffmengen

Jeder Mensch hat seine individuelle Art, sich etwas zu merken, seine persönlichen Lernstrategien. Die folgenden Lerntipps können dazu beitragen, diese Strategien zu verbessern und noch effektiver zu machen. Sie sind kein Patentrezept, sollen aber Anregungen für ein möglichst stressfreies und effektives Lernen geben, um die vorhandene Lernzeit optimal zu nutzen.

1. Sich in einen lernbereiten Zustand bringen

Wenn Sie sich vornehmen, an einem bestimmten Tag etwas für eine Prüfung zu lernen, so ist die wichtigste Vorbedingung, dass sie aufnahmebereit dafür sind. Bringen Sie sich deshalb in einen lernbereiten Zustand: körperlich, psychisch und durch die Lernumgebung.

- **Körperlich lernbereit**, heißt wach und frisch zu sein, nichts Schweres gegessen und auch keinen Alkohol im Blut zu haben.
- **Psychisch lernbereit** heißt, dass Sie sonst keine wichtigen Dinge zu erledigen haben, nichts Aufwühlendes hinter sich und auch nicht vor sich haben. All das würde ihre Aufmerksamkeit ablenken und Sie würden mit den Gedanken beim Lernen abschweifen.

- Eine **gute Lernumgebung** heißt, dass Sie ungestört lernen können und nicht durch äußere Umstände abgelenkt oder beengt werden. Achten Sie darauf, dass Sie genug Platz haben und dass der Raum gut gelüftet ist. Wenn möglich, richten Sie sich einen Lernplatz ein, an dem Sie Ihre Bücher, Skripten usw. auch länger liegen lassen können.

2. Den Stoff sichten

Alles zu lernen, was in einem Buch steht, ist in der zur Verfügung stehenden Zeit zumeist nicht möglich. Sichten Sie deshalb zuerst den Stoff und verschaffen Sie sich einen **Überblick** über die verschiedenen Abschnitte (dabei hilft das Inhaltsverzeichnis). Heben Sie dann die besonders wichtigen Informationen z.B. mit verschiedenen Leuchtstiften hervor. Dadurch reduzieren Sie den Stoff erheblich und können sich beim Lernen auf das Wesentliche konzentrieren. Wenn Sie nicht sicher sind, was in einem bestimmten Stoffgebiet wichtig bzw. weniger wichtig ist, fragen Sie den Vortragenden oder erfahrene Kollegen.

3. Den Stoff einteilen

Lernen Sie nicht alles in einem Zug (z.B. 60 Seiten Pathologie). Sie lernen wahrscheinlich leichter, wenn Sie den Stoff in kleinere **Portionen** unterteilen, die Sie sich nach und nach einprägen. Nehmen Sie sich für jeden Lerndurchgang einen überschaubaren Abschnitt vor, der in 20 bis 40 Minuten zu bewältigen sein sollte. Machen Sie danach eine Pause, bevor Sie zum nächsten Abschnitt gehen.

4. Laut lernen

Lesen Sie beim Lernen den Stoff nicht nur durch, sondern lernen Sie laut: Sprechen Sie die Sätze und Begriffe aus, die Sie lernen (oder bewegen Sie zumindest die Lippen). Das hat gegenüber dem stummen Lesen zwei große Vorteile: Erstens speichern Sie das Wissen im aktiven Teil des Langzeitgedächtnisses. Dadurch können Sie es leichter reproduzieren (und nicht bloß wiedererkennen). Zweitens prägen Sie sich gleich das Verhalten ein, um das es bei einer Prüfung geht, nämlich den Stoff wiederzugeben.

5. Querverbindungen schaffen

Denken Sie über den Stoff nach, bis Sie ihn wirklich verstanden haben. Schaffen Sie Querverbindungen zu anderen Dingen, die Sie bereits wissen. Dadurch wird der Stoff „sinnvoll“ für Sie und weniger leicht wieder vergessen. Stellen Sie sich den Stoff auch möglichst oft bildlich vor (z.B. physiologische Abläufe und Zusammenhänge). Dadurch wird er anschaulich und prägt sich besser ein.

6. Wiederholen

Einmal Lernen ist bei größeren Stoffmengen nicht genug (denken Sie an die Vergessenskurve). Wiederholen Sie deshalb den Stoff immer wieder. Das mag am Anfang mühsam sein, vor allem, wenn Sie vieles vom ersten Lerndurchgang vergessen haben. Aber mit jeder Wiederholung wird es Ihnen leichter fallen, sich den Stoff zu merken. Wiederholen Sie auch gemeinsam mit Kollegen. Dadurch wird das Lernen unterhaltsamer und Sie können sich gegenseitig abfragen und motivieren.

7. Pausen machen

Lernen Sie nicht mehrere Stunden durch, sondern machen Sie immer wieder Pausen. Wahrscheinlich merken Sie selbst am besten, wann Sie eine Pause brauchen. Machen Sie aber auf jeden Fall pro Stunde eine Pause von zehn Minuten. (Nur geistige Spitzenathleten können sich länger konzentrieren.) Gestalten Sie die Pausen angenehm und ruhig. Machen Sie in den Pausen nichts, das Sie geistig besonders beschäftigt oder fordert. Gönnen Sie Ihrem Gehirn die **Entspannung.**

8. Möglichst abwechslungsreich lernen, mit einer Pause aufhören

Wenn Sie für mehrere Fächer oder Prüfungen gleichzeitig lernen, sorgen Sie für Abwechslung. Achten Sie darauf, dass die aufeinander folgenden Stoffgebiete einander nicht zu ähnlich sind (vermeiden Sie Inferenzen). Machen Sie dabei nach jedem Fach mindestens 15 Minuten Pause. Beenden Sie auch eine längere „Lernsitzung“ mit einer Pause. Das Gehirn, in dem die Gedächtnisprozesse ablaufen, braucht etwa 15 Minuten, um alle Lerninhalte abzuspeichern. Würden Sie zu früh etwas Neues beginnen, wäre die letzte Viertelstunde des Lernens vergeblich gewesen.

9. Sich die Prüfungssituation vorstellen

Stellen Sie sich schon beim Lernen die Prüfungssituation und den Prüfer vor. Malen Sie sich aus, wie Sie alle Fragen, die Ihnen gestellt werden, richtig beantworten. Stellen Sie sich dabei vor, wie Sie die Antworten niederschreiben bzw. dem Prüfer ins Gesicht sagen. Nur Mut, es kann Ihnen nichts passieren! Durch diese Vorstellung gewöhnen Sie sich an die Prüfungssituation, indem Sie sie geistig vorwegnehmen. Dadurch reduziert sich die Aufregung bei der realen Prüfung. Es wird Ihnen dann leichter fallen, alles in Ihrem Gedächtnis zu finden und wiederzugeben, was Sie gelernt haben.

10. Den richtigen Moment nicht verpassen

Die Erfahrung zeigt, dass viele Schüler ziemlich spät mit dem Lernen beginnen. Manche warten bis wenige Tage vor einer Prüfung, ehe sie sich dem Prüfungsstoff widmen, was dann allerdings umso intensiver

notwendig ist. Zumeist dient das dem Zweck, sich selbst in einen lernbereiten Zustand zu bringen: Man wartet, bis der Druck groß genug ist, um anfangen zu müssen (d.h. dass man innerlich bereit ist, zu lernen). Zugleich verlängert sich dadurch die „lernfreie" Zeit, was der inneren Ausgeglichenheit dienen kann.
Allerdings sollte der richtige Zeitpunkt für den Beginn des Lernens nicht übersehen werden, da sonst der **Lernstress** überaus belastend werden kann. Das hat nicht nur für das Lernen selbst unangenehme Folgen (man merkt sich viele Dinge nur noch oberflächlich), sondern auch für die Prüfung: Allzu große Aufregung kann zu einem so genannten **Black-out** führen, einer völligen Gedächtnisblockade während der Prüfung. Beginnen Sie darum mit dem Lernen so spät wie möglich und gleichzeitig so früh wie notwendig, um Erfolg zu haben.

2.7.3. Lernen von Verhaltensweisen

Lernen heißt Veränderung.

Auf der Ebene des Wissens heißt Lernen, etwas ins Gedächtnis zu bringen. Auf der Verhaltensebene bedeutet Lernen jede Änderung des Erlebens und Verhaltens, die auf Erfahrung beruht.

Allgemein werden dabei drei Arten von Lernen unterschieden: Nachahmen, Lernen durch Verstärkung und Klassische Konditionierung. (Historisch wurden sie in der umgekehrten Reihenfolge erforscht, doch werden sie im folgenden Abschnitt in der Reihenfolge ihrer Wichtigkeit in der menschlichen Entwicklung und für die Pflege dargestellt.)

2.7.3.1. Nachahmen (Lernen am Modell)

Von Modellen und Vorbildern lernen wir, bewusst oder unbewusst, praktisch unser ganzes Leben lang. Die Beobachtung des Verhaltens anderer Menschen und das anschließende Nachahmen ist bei Kindern und Jugendlichen eine der wichtigsten Lernformen überhaupt, aber auch bei Erwachsenen spielt sie eine wichtige Rolle.
Kinder beobachten beispielsweise andere Kinder beim Spielen im Sandkasten und machen es ihnen nach oder sie ahmen die Verhaltensweisen der Erwachsenen im Mutter-Vater-Kind-Spiel nach. Jugendliche orientieren sich an Idolen und Vorbildern der Unterhaltungsindustrie (Popstars, Filmstars usw.) und imitieren sie, versuchsweise oder über einen längeren Zeitraum, in Kleidung und Auftreten.
Auch in der Krankenpflegeausbildung lernt man viel durch Nachahmen: Patienten waschen, Blutdruck messen, Verband wechseln, aber auch soziale Verhaltensweisen wie Umgang mit Patienten, Gesprächsführung, Stressbewältigung usw.
Das Prinzip des Nachahmungslernens ist sehr einfach: Jemand macht etwas vor, ein anderer beobachtet es und macht es nach. Gelernt werden dabei neue Verhaltensweisen oder -varianten, die man noch nicht konnte oder angewendet hat.

Das Lernen am Modell ist eine besonders schnelle und wirksame Art des Lernens. Sie ist auch relativ gefahrlos: Man muss nicht erst selbst alles ausprobieren, um zu sehen, was gut geht und was nicht (z.B. beim Verbandwechseln). Vielmehr orientiert man sich gleich am bereits Erprobten und Bewährten.
Die Bereitschaft zur Nachahmung scheint Kleinkindern in die Wiege gelegt zu sein. Im späteren Leben ist sie unter anderem von den erwarteten Konsequenzen abhängig: Man ahmt nur das nach, was positive Folgen – Lob, Anerkennung, Erleichterung – für einen selbst erwarten lässt. Außerdem muss man im Stande sein, das beobachtete Verhalten auch tatsächlich auszuführen: Zu „große" Vorbilder werden eher bewundert als nachgeahmt.

Durch Nachahmung werden nicht nur neue Verhaltensweisen gelernt, sondern auch die dahinterliegenden Einstellungen, Eigenschaften und Vorurteile übernommen. Dies trifft vor allem bei Modellpersonen zu, die dem Nachahmenden innerlich nahe stehen, geschätzt, geliebt oder bewundert werden (Eltern, Vorbilder, Idole).
Die Wichtigkeit dieses Aspekts zeigt sich am Beispiel des **Gesundheits- bzw. Krankheitsverhaltens.** So kann ein Kind von den Eltern verschiedene Verhaltensweisen mit den dazugehörigen Einstellungen übernehmen: „Wenn dir etwas wehtut, geh sofort zum Arzt. Wer weiß, was das alles sein kann." „Medikamente sind Gift. Nimm sie nur, wenn es gar nicht mehr anders geht." Je nachdem, was das Kind zuhause zu hören bekommt und für sich übernimmt, wird es sich später verhalten: aufgeschlossen gegenüber Medikamenten oder ablehnend. (Übernommen werden solche Sätze meist nur dann, wenn das Kind sieht, dass sie eine positive Wirkung bei den Eltern haben. Ansonsten kann sich auch die gegenteilige Einstellung beim Kind festigen.)
Das Gleiche zeigt sich bei der Einstellung gegenüber der Krankheit, den Ärzten, dem Krankenhaus, dem Pflegepersonal, der Behandlung usw. Je früher solche Einstellungen übernommen werden, desto fester werden sie und desto schwerer lassen sie sich – z.B. durch neue, ihnen widersprechende Erfahrungen – verändern. Im Rahmen der Gesundheitsvorsorge und Gesundheitsberatung ist dies ein wichtiger Punkt.

2.7.3.2. Lernen durch Verstärkung (Lernen am Erfolg, durch Versuch und Irrtum)

Das Prinzip des Lernens durch Verstärkung ist ebenfalls sehr einfach: Handlungen, die angenehme Folgen haben, werden in Zukunft wahrscheinlich wieder durchgeführt; Handlungen, die unangenehme Folgen haben, werden in Zukunft eher unterlassen. Angenehme Folgen nennt man **Verstärker** oder Anreize (Erfolg, Lob, Ansehen, das Ausbleiben von Strafe). Unangenehme Folgen heißen auch **Strafreize** (Schimpfen, Liebesentzug, finanzielle Einbußen etc.).

Durch Versuch und Irrtum lernen Kinder etwa, bitte und danke zu sagen, richtig zu sprechen, aber auch Hausaufgaben zu machen (wenn es dafür eine Belohnung bzw. keine Strafe gibt). Jugendliche lernen spezifische Verhaltensregeln für die verschiedenen Gruppen, in denen sie sich bewegen (Freunde, Schule, Familie, Arbeitsplatz). Und auch später kann man durch Versuch und Irrtum ausprobieren, wie weit man gehen kann, etwa in einer Partnerschaft oder gegenüber dem Arbeitgeber und den Kollegen.

Durch Verstärkung werden nicht neue Verhaltensweisen gelernt, sondern wann, wo und wie oft ein bestimmtes Verhalten ausgeführt wird. Das Wort „bitte" etwa kann ein Kind bald aussprechen. Durch das Verhalten der Erwachsenen lernt es dann, in welchen Situationen es erwartet wird. Ein anderes Beispiel ist das systematische Lernen für eine Prüfung. Die meisten Schüler können es bald, wenn es von ihnen gefordert wird. Sie haben also mit ihrer Lernstrategie Erfolg. Manche gehen aber noch einen Schritt weiter und probieren aus, wie knapp vor einer Prüfung sie mit dem Lernen beginnen müssen, um sie gerade noch zu bestehen. Je nachdem, wie sehr sie mit dem Ergebnis zufrieden sind (und wie anstrengend das kurzfristige und intensive Lernen für sie ist), werden sie ihre Lernstrategie verändern oder beibehalten.

Auch Patienten lernen durch Verstärkung, bestimmte Verhaltensweisen oder Zustände öfter zu zeigen.

Krankwerden kann gelernt sein.

Fast alle Menschen haben in ihrer Kindheit oder auch später erlebt, dass Kranksein nicht nur unangenehm und oft schmerzhaft ist, sondern auch seine angenehmen Seiten hat. Man bekommt Aufmerksamkeit, Besuche und vielleicht Geschenke, muss nicht in die Schule oder zur Arbeit usw. Diese positiven Folgen des Krankseins nennt man **Krankheitsgewinn.** Wenn nun jemand lernt, dass

1. der Kankheitsgewinn die negativen Folgen des Krankseins überwiegt und
2. der Krankheitsgewinn praktisch nur über den Weg der Krankheit zu erlangen ist,

ist das für ihn üblicherweise ein sehr mächtiger Verstärker, und er wird in der Folge wahrscheinlich öfter krank werden. Dabei handelt es sich nicht um eine bewusste Entscheidung („Also wann werde ich denn wieder mal krank?"), sondern es passiert einfach: Das Lernen durch Verstärkung verläuft zumeist unbewusst, ebenso wie die Verhaltensänderungen sich unbewusst vollziehen.

Um einem Patienten, der das Krankwerden auf diese Art gelernt hat, das Gesundsein wieder attraktiv zu machen, müssen zwei Anreize gegeben sein:

1. Das Kranksein darf nicht zu angenehm sein (d.h. die negativen Folgen müssen die positiven überwiegen).

2. Die angenehmen Dinge, die den Krankheitsgewinn ausmachen, sollten auch im Zustand der Gesundheit erreichbar sein.

Das Gleiche trifft auch – mit Einschränkungen – auf Unfälle zu.

Beispiel

Herr F. will seinen Sohn Gerald schon von klein auf „abhärten" und „zum Mann erziehen". Er stellt ihm die verschiedensten Aufgaben, fordert körperliche Anstrengungen und Durchhaltevermögen. Dem Sohn wird das immer wieder zu viel, aber der Vater kennt kein Pardon. Die Mutter schreitet nur selten ein. Als Gerald im Alter von fünf Jahren mit Blinddarmentzündung ins Krankenhaus muss, stellt er fest, dass die Mutter sich sehr liebevoll um ihn kümmert. Als er wieder gesund ist, setzt der Vater seine Erziehungsmaßnahmen fort. Insgesamt war der Krankenhausaufenthalt für Gerald zwar nicht sehr angenehm, aber der erlebte Krankheitsgewinn hat bewirkt, dass er in der Folge immer wieder krank wird und auch Unfälle hat, leichte und schwere. Seit damals gilt für ihn: Sobald er krank im Bett liegt, fühlt er sich irgendwie erleichtert, trotz aller Schmerzen und Einschränkungen. Jahre später, als Erwachsener, wird Gerald F. mit einer offenen Beinwunde ins Krankenhaus eingeliefert. Die Wunde ist fast zwei Wochen alt. Warum er erst jetzt komme, wird er von den Ärzten und vom Pflegepersonal immer wieder gefragt. Weil es bis jetzt nicht so schlimm war, antwortet er. Nach einem Gespräch mit der Psychologin des Krankenhauses sieht er jedoch ein, wie gefährlich sein Verhalten für ihn selbst ist. Wie in der Kindheit verlängert er sozusagen eine Krankheit, allerdings ohne den früheren Krankheitsgewinn. Er handelt nach einem alten, ihm nur teilweise bewussten Muster. Die Psychologin hilft, diese Zusammenhänge zu erkennen und ein neues Gesundheitsverhalten zu erproben und zu trainieren.

2.7.3.3. Klassisches Konditionieren

Das Klassische Konditionieren wurde vom russischen Physiologen Iwan Pawlow zu Beginn des 20. Jahrhunderts erforscht. Dabei geht es um das Lernen von reflexartigen Reaktionen. Man geht von einer natürlichen (angeborenen) Reaktion aus, z.B. auf Schmerz mit Angst zu reagieren. Wenn es vor dem Schmerz immer wieder einen Hinweis darauf gibt, dass es jetzt gleich wehtun wird, reagieren die meisten Menschen bald schon bei diesem Hinweis mit Angst (noch bevor ihnen etwas passiert). Sie lernen den Zusammenhang zwischen Signal und Reaktion: Sie wurden konditioniert.
Schematisch lässt sich dieser Lernvorgang anhand der verbreiteten Angst vor Spritzen darstellen (siehe Abbildung 14).
Man lernt beim Klassischen Konditionieren also Signale beziehungsweise Zusammenhänge zwischen Hinweisreizen und Folgeereignissen: Auf A folgt B, dann C, dann D usw., zuletzt erfolgt die ursprüngliche Reaktion X. Wenn diese Abfolge gelernt ist (das kann bei intensiven Reizen sehr schnell gehen), lösen bereits die ersten Hinweise (A, B) die Reaktion (X) aus.

Pawlow demonstrierte das Klassische Konditionieren bei Hunden. Er setzte ihnen Futter vor, worauf sie zu speicheln begannen. Dies war der natürliche, unkonditionierte Reflex. Dann wurde jedes Mal vor dem Futter eine Glocke angeschlagen. Die Hunde lernten, dass dies ein Hinweis auf das bevorstehende Futter war, und speichelten, sobald die Glocke ertönte (auch wenn danach gar kein Futter kam).

Beispiel Zahnarzt

Deutlich erkennbar wird dies etwa auch bei der Angst vor dem Zahnarzt. Eigentlich haben die meisten Menschen Angst vor dem Schmerz. Weil sie aber wissen, dass das Bohren wehtun kann, fürchten sie sich vor dem Bohrer, dann schon beim bloßen Bohrgeräusch, dann schon beim Platznehmen auf dem Behandlungsstuhl usw., weil sie gelernt haben, was dann (zumeist) unweigerlich folgt. Manche bekommen sogar Herzklopfen, wenn sie nur mit der Zahnarztpraxis telefonieren, um einen Termin auszumachen.

Auch körperliche Reaktionen wie Übelkeit und Brechreiz können konditioniert sein.

Beispiel Chemotherapie

Vielen Patienten, die eine Chemotherapie erhalten, wird dabei so übel, dass sie sich übergeben müssen. Sie erleben immer wieder dieselbe Abfolge: zur Behandlung gehen – eintreten – hinsetzen – Infusion gesetzt bekommen – Nierenschale für das Erbrochene bekommen – warten – Übelkeit spüren – erbrechen. Manche haben diese Abfolge so gut gelernt (d.h. sie sehen sie als so „automatisch" an), dass ihnen schon beim Hinsetzen übel wird oder sie bereits bei der ersten Infusion zu erbrechen beginnen. (Diese erste Infusion enthält eigentlich ein Anti-Brechreiz-Mittel!)

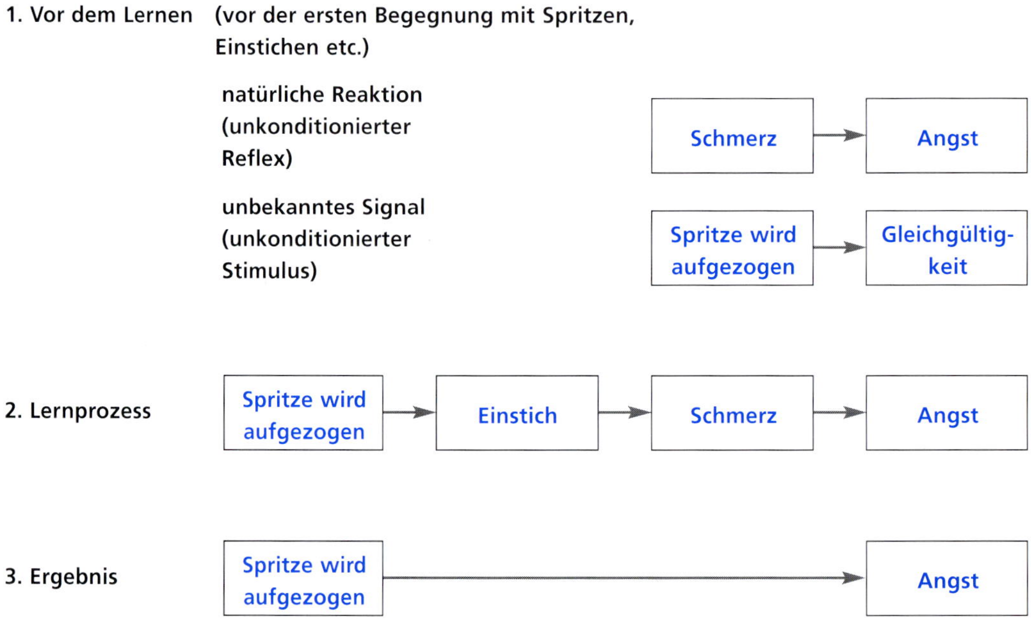

Abbildung 12: Ablauf einer Klassischen Konditionierung

Da diese Reaktionen gelernt sind, können sie auch wieder verlernt werden. Wichtig ist dabei, den Zusammenhang zwischen Hinweisreizen und Reaktion zu lösen. Im Fall der Angst vor dem Zahnarzt etwa heißt das, nicht immer nur im Behandlungsstuhl Platz nehmen, wenn schmerzhaftes Bohren zu erwarten ist, und sich vor jedem möglichen Schmerz eine lokale Betäubung geben zu lassen. Um frühe Traumatisierungen von vornherein zu vermeiden, sollten Eltern vor der allerersten Behandlung mit ihren Kindern zu einem „Vortermin" gehen, bei dem sich die Kinder die Arztpraxis und alle Instrumente entspannt und angstfrei ansehen können. (Weiters sollten die Erwachsenen keine „Horrorgeschichten" von früheren Zahnarztbesuchen erzählen, da die Kinder sonst – im Zuge des Lernens durch Nachahmung – die Ängste der Eltern übernehmen, bevor sie selbst ihre Erfahrungen machen.) Bei schwereren Ängsten kann auch eine psychologische Behandlung zumeist rasch helfen.

2.7.3.4. Generalisierung

Bei allen drei besprochenen Lernarten, vor allem aber bei Lernen durch Verstärkung und Klassischem Konditionieren, kann es zu einer Verallgemeinerung des Erlernten kommen, zur so genannten Generalisierung. Dabei werden die Verhaltensweisen, die für spezifische Situationen gelernt wurden, auf andere Situationen übertragen. Das kann z.B. ein freundlicher Umgangston sein, den man nicht nur bei den Menschen verwendet, von denen man weiß, dass sie ihn verlangen, sondern bei allen, auch bei Fremden.

Beim Lernen durch Verstärkung kommt hinzu, dass nicht nur das spezifische Verhalten, das belohnt wurde, häufiger auftritt, sondern auch ähnliche Verhaltensweisen. Wenn z.B. ein Schüler mit der systematischen Vorbereitung auf Prüfungen immer wieder Erfolg hat, kann er das dahingehend generalisieren, dass er sich auch auf andere wichtige Ereignisse systematisch vorbereitet.

Beim Klassischen Konditionieren bedeutet Generalisierung, dass nicht nur spezifische Hinweisreize (z.B. das Bohrgeräusch beim Zahnarzt) die Reaktion auslösen, sondern auch ähnliche (z.B. das Geräusch einer Bohrmaschine in der Nachbarwohnung).

Generalisierte Reaktionen, Verhaltensweisen, Gefühle und Einstellungen sind nicht mehr ohne weiteres zu ändern, auch dann nicht, wenn sie für einen Patienten gesundheitsgefährdend oder emotional belastend sind. In solchen Fällen können sich Generalisierungen sehr negativ auf den Patienten auswirken, durch gezielte psychologische Hilfe jedoch überwunden werden.

In Kapitel 2.4.3 wurden Generalisierungsbeispiele aus der klinischen Praxis für alle drei Lernarten angeführt.

2.7.4. Zusammenfassung

Lernen heißt, etwas im Gedächtnis abzuspeichern. Man unterscheidet sensorisches, Kurzzeit- und Langzeitgedächtnis. Die beiden ersten Speichersysteme ermöglichen ein kontinuierliches Erleben. Das Langzeitgedächtnis kann in einen aktiven und einen passiven Bereich sowie in Alt- und Junggedächtnis unterteilt werden. Der Lernaufwand hängt unter anderem von Art und Umfang des Stoffes ab sowie von der Geübtheit im Lernen. Das Vergessen ist bedingt durch Spurenzerfall, Überlagerung und Nichtmehrfinden: Prozessen, denen man durch verschiedene Lerntech-

niken entgegenwirken kann. Auf der Verhaltensebene bedeutet Lernen jede Änderung des Erlebens und Verhaltens, die auf Erfahrung beruht. Es erfolgt durch Nachahmen, Lernen durch Verstärkung und Klassische Konditionierung. Generalisierung ist die Verallgemeinerung des dabei Gelernten über die konkrete Lernsituation hinaus. Diese Prozesse spielen im Zusammenhang mit Krankheitserleben und Pflege eine bedeutende Rolle.

2.7.5. Fragen zur Wissensüberprüfung

1. *Welches sind die drei Gedächtnisspeicher? Welche Funktion haben sie?*
2. *Wie hängen Lernaufwand und Vergessen mit der zu lernenden Stoffmenge zusammen?*
3. *Auf welche Arten wird einmal Gemerktes wieder vergessen?*
4. *Wie läuft das Lernen durch Nachahmung ab? Was wird eigentlich dabei gelernt?*
5. *Wie wirken sich übernommene Einstellungen auf das Gesundheits- und Krankheitsverhalten aus?*
6. *Wie läuft das Lernen durch Verstärkung? Was wird dabei gelernt?*
7. *Auf welche Weise können Erkrankungen und Unfälle gelernt sein? Was kann man dagegen tun?*
8. *Wie läuft das Klassische Konditionieren ab? Was wird dabei gelernt?*
9. *Wie kann man konditionierte Reaktionen wieder verlernen? Erklären Sie Konditionierungsprozesse bei Patienten anhand eines Beispiels.*
10. *Was versteht man unter Generalisierung? Welche Bedeutung hat sie für die klinische und pflegerische Praxis?*

2.8. Bewusstsein und Unbewusstes

Viele Menschen glauben, dass ihnen ihr Seelenleben mehr oder weniger bewusst ist: Sie nehmen bewusst Dinge und Personen wahr, erleben Gefühle, kennen ihre Gedanken usw. Tatsächlich ist aber nur ein kleiner Teil der seelischen Aktivitäten bewusst, während der weitaus größere unbewusst ist: Wer kennt etwa nicht Gefühle, die scheinbar ohne erkennbaren Grund auftreten („einfach so“ fröhlich, traurig, ängstlich oder zuversichtlich sein)? Und wer hätte noch nie „verrückte“, unvernünftige Dinge getan, ohne genau zu wissen, warum? Die Gründe dafür liegen offensichtlich nicht im Bewusstsein, sondern in einem anderen Bereich des Seelenlebens: im Unbewussten.
Das Zusammenspiel von Bewusstsein und Unbewusstem ist sehr vielfältig und in manchen Fällen kompliziert und vielschichtig. Im folgenden Kapitel werden zunächst das Bewusstsein und veränderte Bewusstseinszustände untersucht. Davon ausgehend wird das Unbewusste in seinen verschiedenen Aspekten zunächst allgemein und dann in Bezug auf drei seiner wichtigsten Erforscher (Freud, Jung und Erickson) beschrieben. Ein Abschnitt über Abwehrmechanismen, die

für die Pflege und das Verständnis von Patienten-Verhalten äußerst wichtig sind, schließt das Kapitel ab.

2.8.1. Bewusstsein und veränderte Bewusstseinszustände

2.8.1.1. Das Bewusstsein

Das Bewusstsein enthält den Strom der unmittelbaren Erfahrungen: Wahrnehmungen, Gedanken, Gefühle, Wünsche, Pläne usw.

Was immer wir momentan bewusst erleben, ist in unserem Bewusstsein. Es enthält sozusagen die seelischen „Themen" des Augenblicks.
Zum Bewusstsein gehört aber auch, dass man sich selbst als eigenständiges Wesen erlebt, das von anderen Lebewesen und Dingen getrennt existiert. Es ist das Zentrum des Ich-Erlebens, d.h. des Wissens und der Gewissheit der eigenen Person.
Man kann sich also bestimmter Inhalte (Gedanken, Gefühle, Vorhaben) und allgemeiner Prozesse (wissen, was man tut, dass man lebt, wer man ist) bewusst sein.

Die zeitliche Spanne des Bewusstseins beträgt nur wenige Sekunden: Es ist die Spanne des Kurzzeitgedächtnisses (siehe Kap. 2.6). Dessen Inhalte sind uns gegenwärtig und momentan bewusst. Alles andere, auch was wir vor wenigen Sekunden erlebt haben oder woran wir gerade gedacht haben, ist uns momentan nicht bewusst. Oft können wir es aber ins Bewusstsein zurückrufen: indem wir die Aufmerksamkeit darauf richten, nachdenken, uns erinnern oder uns etwas vorstellen.
Der Bereich des aktuell Bewussten ist klein, der Bereich dessen, was bewusst gemacht werden kann, jedoch sehr groß. Vielen Dingen können wir uns bewusst widmen, wenn wir wollen.
Das Bewusstsein hat sich im Verlauf der Evolution entwickelt, wahrscheinlich, weil es sich als biologisch sinnvoll erwiesen hat: Es erhöht die Überlebenschancen eines Individuums. Die Verarbeitung von Wahrnehmungen und das Ausführen von Handlungen ohne Beteiligung des Bewusstseins ist zwar einfacher, in einer komplizierten Umwelt aber auch gefährlich. Ohne Bewusstsein könnte ein Mensch nur Instinkthandlungen ausführen, jedoch nicht planen, überlegen und gezielt handeln.

In der menschlichen Gesellschaft wäre ein selbstständiges Überleben ohne Bewusstsein unmöglich.

2.8.1.2. Veränderte Bewusstseinszustände

Das alltägliche Bewusstsein ist eine Grundvoraussetzung für menschliches Erleben und Verhalten. Sein Vorhandensein ist so normal, dass es kaum auffällt (sofern man sich nicht gerade mit Psychologie beschäftigt). Neben dem Alltagsbewusstsein gibt es jedoch noch andere Bewusstseinszustände, in denen das Denken und Erleben in veränderter Art und Weise vor sich geht.

- **Tagträume und Fantasien** stellen eine leichte Form von Bewusstseinserweiterung dar. Die Aufmerksamkeit wird dabei weg von äußeren Reizen hin auf internale Erfahrungen (Körperwahrnehmungen, Vorstellungen, Gedanken, Erinnerungen usw.) gerichtet. Der Bewusstseinszustand, in den man auf diese Weise kommt, entspricht einer leichten Trance. Tagträume und Fantasien treten häufig auf, wenn man allein ist und sich entspannt. Meist werden sie jedoch weniger intensiv erlebt als die Träume während des Schlafs.

- **Trance** ist ein natürlicher „Basiszustand" wie Wachsein oder Schlaf und wie diese von charakteristischen hirnelektrischen Aktivitäten bestimmt. Gleichzeitig engt sich die Aufmerksamkeit auf einen kleinen Ausschnitt der Umgebung ein, wodurch sich die Empfindungen intensivieren. Trancezustände sind relativ häufig, auch wenn sie oft nicht als solche erkannt werden: Man erlebt sie z.B. beim Autofahren über lange Strecken, im Kino (wenn man von einem Film „gefesselt" wird), in der Sexualität, beim Zahnarzt („die ganze Welt versinkt im Backenzahn") oder beim Einkaufen im Supermarkt (wenn man sich nur noch auf das konzentriert, was man besorgen will). Trance kann zur Entspannung ebenso eingesetzt werden wie zur therapeutischen Veränderung im Rahmen von psychologischer Behandlung und Psychotherapie.

- **Hypnose** ist eine bestimmte Anwendungsform von Trance-Techniken. Dabei wird zunächst wie bei Tagträumen die Aufmerksamkeit nach innen gerichtet und dann gezielt auf bestimmte Themen oder Erfahrungen hingeführt. Hypnose kann mehrfach eingesetzt werden: zur Vorbereitung auf zukünftige Ereignisse (z.B. Prüfungen, Operationen etc.), um den Körper zu beeinflussen (z.B. in der Schmerzbehandlung) sowie um verschüttetes Wissen und Ereignisse in der Vergangenheit aufzudecken (im Rahmen der Psychotherapie). Dadurch werden verborgene Ressourcen und Fähigkeiten mobilisiert sowie Wahrnehmung, Gefühle und die Motivation positiv verändert. Man kann sich dabei entweder von jemand anderem hypnotisieren lassen oder lernen, sich selbst zu hypnotisieren. Seriöse Hypnose unterscheidet sich wesentlich von Show-Demonstrationen vor Publikum sowie von dämonisierenden Darstellungen in Krimis usw., die lediglich der Unterhaltung dienen. Hypnose, wie sie im Rahmen von psychologischer Behandlung und Psychotherapie eingesetzt wird, dient dem Patienten bzw. Klienten. Sie ist eine von mehreren Möglichkeiten, psychische Leidenszustände und Störungen gezielt zu verändern und so zu einer deutlichen Besserung der Befindlichkeit beizutragen.

- **Ekstase** ist eine weitere Form von Trance, bei der man quasi außer sich ist. In vielen Kulturen finden sich (zumeist religiös inspirierte) Zeremonien, bei denen die Teilnehmer in Ekstase geraten. Häufig sind solche Zeremonien mit Musik, rhythmischen Bewegungen und Tanz verknüpft. In unserer säkularisierten Kultur sind etwa Rockkonzerte, Klubs und Raves Gelegenheiten, sich gemeinsam mit anderen durch Musik und Tanzen in Ekstase zu versetzen. (So wurden z.B. in einer empirischen Untersuchung bei Techno-Tänzern vielfältige charakteristische Trancephänomene festgestellt.)

- **Drogen** können ebenfalls zu veränderten Bewusstseinszuständen führen. Häufig sind sie mit veränderter Zeitwahrnehmung verbunden (die Zeit vergeht sehr schnell oder scheint stehen zu bleiben) sowie mit Halluzinationen (siehe Kap. 2.2.1). Drogen wirken auf biochemischem Weg, während Tagträume, Fantasien, Hypnose und Trance auch ohne bewusstseinsveränderte Substanzen ihre spezifische Wirkung entfalten.

2.8.2. Das Unbewusste

Die beschriebenen Zustände veränderten Bewusstseins machen deutlich, dass das menschliche Seelenleben wesenlich mehr enthält als das, was uns momentan jeweils bewusst ist. Der Teil, der über das Bewusstsein hinausgeht, wird das Unbewusste genannt.

Das Unbewusste umfasst den größten Teil des Seelenlebens und enthält alles, was zu diesem gehört, aber momentan nicht bewusst ist:

Erinnerungen, Wünsche, unbefriedigte Bedürfnisse, verdrängte Gefühle, unbewältigte Konflikte, aggressive Impulse, sexuelle Fantasien, aber auch Selbstheilungskräfte, kreative Impulse und Vorstellungen von einem Lebensplan, d.h. von den Dingen, die man im Leben erleben und verwirklichen möchte.

2.8.2.1. Wirkungsweisen des Unbewussten

Der Begriff des Unbewussten ist wissenschaftlich nicht unumstritten. Genau genommen kann man unbewusste Inhalte und Prozesse nicht beweisen. Entweder zeigen sich Erinnerungen, Gefühle usw., dann sind sie bewusst; oder man kennt sie nicht, dann sind sie unbewusst und daher einer bewussten Erforschung nicht zugänglich. Das Abwesende lässt sich empirisch nicht direkt erfassen, zeigt sich aber oft in seiner Wirkung, im Alltag wie in der klinischen Praxis:

- in der **Kreativität:** bei spontanen Einfällen und Ideen, die aus dem Nichts zu kommen scheinen – ihr Ursprung, ihre Quelle liegt im Unbewussten
- bei **Intuitionen:** wenn man „irgendwie" weiß oder spürt, was richtig ist, ohne es bewusst begründen zu können – die Gründe sind unbewusst
- bei **Fehlleistungen:** wenn man sich „zufällig" verspricht, verschreibt, verzählt, etwas verwechselt oder vergisst – dahinter stehen oft unbewusste oder verdrängte Konflikte, Wünsche, Aggressionen usw.
- in **Träumen:** diese sind keineswegs sinnlose Geschichten, sondern haben einen Bezug zum Träumenden, der oft auch aufgedeckt und

interpretiert werden kann – Träume enthalten unbewusste Wünsche, Erinnerungen, Hoffnungen und Gefühle, die in das Traumgeschehen „eingearbeitet“ werden

- in der **Psychotherapie:** als Ursache für die gegenwärtigen psychischen Leiden und Symptome tauchen dabei regelmäßig unbewusste seelische Verletzungen und Konflikte auf

2.8.2.2. Die Insel im Meer

Da im Bereich des Unbewussten die exakten Begriffe der empirischen Wissenschaft nur teilweise anwendbar sind, greift man bei der Beschreibung unbewusster Prozesse immer wieder auf Bilder und Metaphern zurück. Das bedeutet jedoch nicht, dass die dargestellten Sachverhalte vage oder unrichtig wären. Um ihnen gerecht zu werden, erfordern sie lediglich eine etwas andere Sprache bzw. Darstellungsform. Man kann das Seelenleben mit einer Insel im Meer vergleichen: Der Teil über Wasser ist für viele die eigentliche Insel: Man kann darauf wohnen, arbeiten, Urlaub machen usw. Dieser Teil ist hell und trocken. Er entspricht dem Bewusstsein. Der viel größere Teil der Insel liegt aber unter Wasser. Er ist das Fundament des Teiles über Wasser, ohne ihn gäbe es den anderen gar nicht. Unter Wasser ist es dunkel und nass, und die Insel verliert sich nach unten in den Tiefen des Meeres. Wo genau sie in den Meeresboden übergeht, kann niemand sagen. Dieser Teil entspricht dem Unbewussten.

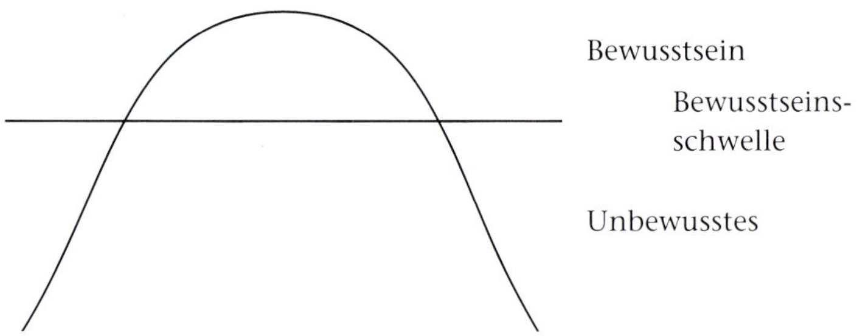

Abbildung 13: Bewusstsein und Unbewusstes

Die Wasserlinie stellt die Bewusstseinsschwelle dar: Alles darüber ist bewusst, alles darunter unbewusst. Die Linie bleibt dabei nicht immer gleich, sondern steigt und sinkt mit den Gezeiten des Meeres. Auf der Insel, im Licht, leben Pflanzen und Tiere; Felsen, Täler und Quellen geben ihr ein unverwechselbares Aussehen. Aber auch unter Wasser besteht ein faszinierendes Ökosystem. Was sich vor der Küste der Insel befindet – weil es dort hingebracht wurde oder immer schon da war – kann das Leben vor und auf der Insel bestimmen: Fische und Korallen genauso wie Giftmüll oder eine Schatztruhe.

Eine andere, weit verbreitete Metapher für das Seelenleben ist ein Eisberg: Ein Siebtel davon befindet sich über Wasser (das Bewusstsein) und sechs Siebtel (das Unbewusste) unter Wasser. Dieses Bild sugge-

Raum zum Ausmalen der persönlichen Insel

riert, dass der Bereich des Unbewussten nach unten abgeschlossen und „vermessbar" wäre. Wie „groß" dieser Bereich aber tatsächlich ist, lässt sich in der Praxis kaum abschätzen. Als sicher gilt nur, dass er weitaus mehr enthält als der des Bewusstseins. Ein Nachteil des Eisberg-Bildes ist seine Kälte: Die meisten Menschen erleben sich selbst als weniger frostig.

2.8.2.3. Unbewusstes und „Unterbewusstsein"

Seelische Vorgänge werden in bewusste und unbewusste Prozesse unterteilt. Das Unbewusste umfasst dabei alle Prozesse und Inhalte, die nicht bewusst sind.

Daneben gibt es den Ausdruck „unterbewusst" bzw. „Unterbewusstes". Damit sind Prozesse und Inhalte gemeint, die zwar momentan nicht bewusst sind, aber leicht ins Bewusstsein gebracht werden können (z.B. das eigene Geburtsdatum). Das Unterbewusste ist ein Teil des umfassenderen und wesentlich größeren Unbewussten, sozusagen der Küstenbereich der Insel, der vom Ufer aus beobachtet werden kann. – Viele Menschen verwenden die Begriffe Unbewusstes und Unterbewusstes gleich bedeutend, zumeist fälschlicherweise. Manche sprechen sogar von „Unterbewusstsein", ein Ausdruck, der fachlich nicht korrekt ist, auch wenn er in Zeitschriften, Ratgebern etc. verwendet wird.

Unbewusst ist mehr als „unterbewusst".

Die übergeordnete und wissenschaftlich korrekte Bezeichnung für den „Ort" unbewusster Prozesse ist: das Unbewusste.

2.8.3. Freud, Jung, Erickson

Die modernen Vorstellungen vom Unbewussten wurden vor allem von drei Forschern und Therapeuten geprägt, die sich ein Leben lang mit diesem Thema auseinander setzten: Sigmund Freud, Carl Gustav Jung und Milton Erickson.

2.8.3.1. Sigmund Freud

Die Tatsache unbewusster Prozesse ist seit langem bekannt. Hypnose und Trance-Techniken wurden und werden in allen Kulturen in der einen oder anderen Form verwendet, oft in Verbindung mit religiösen Zeremonien oder zu Heilungszwecken. Der Erste jedoch, der sich wissenschaftlich mit dem Unbewussten auseinander gesetzt hat, war der Wiener Arzt und Begründer der Psychoanalyse Sigmund Freud. Er entwickelte seine Theorien nicht anhand experimenteller Ergebnisse, sondern auf Grund seiner langjährigen therapeutischen Erfahrungen.

Freud ging von zwei Grundannahmen aus:

1. Nichts Seelisches geschieht zufällig, d.h. jeder Gedanke, jeder Wunsch, jede Handlung hat ganz bestimmte Ursachen.
2. Diese Ursachen sind nicht immer bewusst. Es gibt also unbewusste Motive, Wünsche, Fähigkeiten usw.

Bei der Behandlung seiner Patienten hatte es Freud häufig mit psychosomatischen Störungen zu tun, bei denen körperliche Symptome durch psychische Ursachen (mit)bedingt werden. Weiters behandelte er oft neurotische Störungen wie „unerklärliche" Niedergeschlagenheit oder Angst, Zwänge usw. Hinter diesen Störungen entdeckte Freud Motive und Erlebnisse, die den Patienten zunächst nicht bewusst waren. Im Prozess der Analyse wurden sie nach und nach ans Licht, d.h. ins Bewusstsein gebracht. Als einer der Ersten erkannte Freud auch die große Bedeutung frühkindlicher Erfahrungen für die normale psychische Entwicklung wie für die Entstehung von psychischen Störungen.

In Bewusstsein und Unbewusstem wirken nach Freud zwei verschiedene Prinzipien oder Hauptkräfte: Lustprinzip und Realitätsprinzip.

- Das **Lustprinzip** bestimmt das Unbewusste: Man macht, worauf man gerade Lust hat, was angenehm ist oder Spaß macht. Das Lustprinzip ist oft unlogisch und unrealistisch. Es will unmittelbare Befriedigung, egal wie die Umstände sind, was gerade erlaubt oder verboten ist usw. Kinder leben zunächst ganz nach dem Lustprinzip. Psychische Reifung bedeutet auch, es allmählich kontrollieren zu können. Wer eine Diät einhalten muss oder eine Aufgabe zu erledigen hat, die nicht besonders interessant ist, weiß, wie schwer das manchmal sein kann.
- Das **Realitätsprinzip** bestimmt den Bereich und die Prozesse des Bewusstseins (bewusste Überlegungen, Entscheidungen etc.): Man tut, was logisch, realistisch und vernünftig ist, z.B. als Diabetiker regelmäßig den Blutzucker messen und sich an die Diät halten, nach einer Operation bestimmte Bewegungsübungen durchführen usw. Das Realitätsprinzip dient somit der Anpassung an die Umwelt und an die langfristigen Ansprüche der Mitmenschen wie des eigenen Körpers.

Freud sah das Unbewusste als den Ort verdrängter Gefühle, Gedanken und Erinnerungen. Was immer im Laufe des Lebens erlebt und nicht verarbeitet wird, wird ins Unbewusste verdrängt. Sein Kern besteht aus Trieben und Wunschregungen, die unbedingt befriedigt werden wollen. Da dies im Rahmen des zivilisierten Zusammenlebens oft nicht möglich ist, müssen diese Triebe im Zaum gehalten werden. Diese Aufgabe leisten unter anderem die **Abwehrmechanismen** (siehe Kap. 2.8.4). Die Triebregulierung ist jedoch nicht lückenlos: Immer wieder brechen rohe Triebimpulse durch, die sich in Affekthandlungen, Fehlleistungen, in kollektiver Raserei, im Krieg usw. äußern. Auch die verdrängten Erinnerungen wirken weiter, drängen ins Bewusstsein und können es so erheblich belasten.
Für Freud ist das Unbewusste einerseits eine Art „Rumpelkammer" oder Stauraum der Erinnerung, der – viel Zeit und analytische Mühe vorausgesetzt – mehr oder weniger vollständig erfasst und beschrieben werden kann. Zugleich ist es die Quelle elementarer Bedürfnisse und Triebe, die mühsam unterdrückt oder in sozial akzeptierte Tätigkeiten kanalisiert werden müssen.

2.8.3.2. C. G. Jung und das kollektive Unbewusste

Eine wichtige Erweiterung erfuhren die Theorien Freuds, die zu ihrer Zeit bahnbrechend waren, durch einen seiner Schüler: den Schweizer Psychiater Carl Gustav Jung. Er untersuchte die Äußerungen von Psychotikern, aber auch Träume, Märchen und Mythen aus verschiedenen Zeiten und Kulturen. Dabei entdeckte er unbewusste Prozesse und Inhalte, die weit über die persönliche Erfahrung und Lebensgeschichte der Betroffenen hinausgehen. Jung unterschied deshalb zwischen dem persönlichen und dem kollektiven Unbewussten.

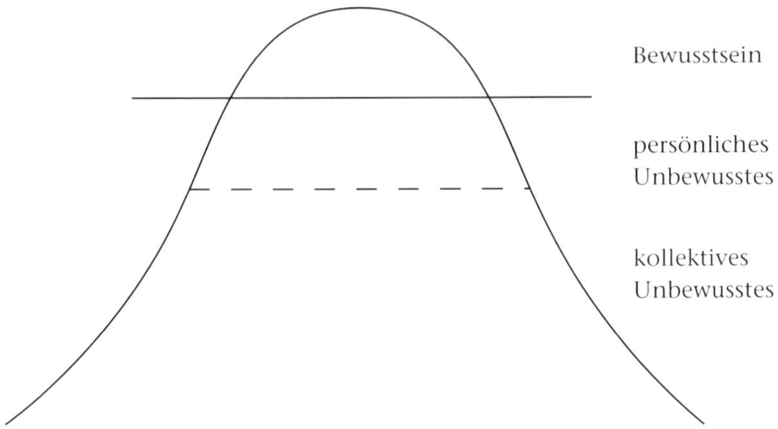

Abbildung 14: Persönliches und kollektives Unbewusstes

Das persönliche Unbewusste entspricht weitgehend den von Freud beschriebenen Inhalten und Prozessen. Es ist von den individuellen Lebenserfahrungen geprägt und bei jedem Menschen anders. Das kollektive Unbewusste hingegen enthält Instinkte und so genannte Archetypen, „**Urbilder des Seelischen**“, die bei allen Menschen ähnlich oder gleich auftreten. Diese Archetypen sind Symbole tiefreichender seelischer Kräfte, die während des ganzen Lebens die psychische Entwicklung bestimmen. Das Unbewusste beeinflusst damit nicht nur kurz- und mittelfristige Prozesse wie Fehlleistungen oder die Bildung von Neurosen, sondern steuert das Seelenleben als Ganzes. Selbstentfaltung und Selbstverwirklichung sind kollektive, angeborene und weitgehend unbewusste Prozesse.

Im Unbewussten sind nach Jung Kräfte am Werk, die über die individuelle Person hinausgehen. Wir alle sind sozusagen eingebunden in eine „Große Seele“, die allen Menschen gemeinsam ist und sie über zeitliche und kulturelle Grenzen hinweg verbindet. Dies hat auch einen tiefen religiösen Aspekt. Jung ist neben Freud einer der einflussreichsten Religionspsychologen des 20. Jahrhunderts.

2.8.3.3. Milton Erickson und das Unbewusste als Quelle

Die heutige Auffassung des Unbewussten wurde noch durch einen dritten Forscher und Praktiker mitbestimmt, den amerikanischen Arzt und Psychotherapeuten Milton Erickson.

Erickson gilt als der Begründer der modernen **Hypnotherapie**, bei der Hypnose gezielt zur Behandlung psychischer Störungen eingesetzt wird. Das Unbewusste ist für Erickson nicht nur nur der Ort verdrängter Erinnerungen und unterdrückter Gefühle und Wünsche, sondern auch und vor allem eine Quelle innerer Kraft und einer tiefen inneren Weisheit.

Das Unbewusste als Freund

Das Unbewusste ist oft „klüger“ als das rationale Denken des Bewusstseins. Tiefe Einsichten und weit reichende Entscheidungen formen sich häufig zuerst dort, bevor sie – als langsam reifende Erkenntnis oder als plötzliche Intuitionen – ins Bewusstsein steigen. Das Unbewusste ist sozusagen der Freund des Ich bzw. des Bewusstseins. In ihm liegen verborgene Schätze: unbekannte Fähigkeiten, die es zu entwickeln gilt, ein Reichtum an Kreativität und Gefühlen, der jedem Menschen zur Verfügung steht.

Nach Erickson ist es diese positive Kraft des Unbewussten, die uns „durchs Leben trägt“ und auch in unvorhergesehenen und schwierigen Situationen nicht den Mut verlieren lässt. Sie kann oft schon durch einfache Übungen aktiviert werden, etwa zur Steigerung des Wohlbefindens oder im Stressmanagement. Bei der Krankheitsverarbeitung und in der Rehabilitation kommt den unbewussten Selbstheilungskräften ebenfalls eine wesentliche Rolle zu. Psychologische Behandlung besteht zum Teil in der Mobilisierung dieser Kräfte.

Erickson hat somit wesentlich zu einem optimistischen, auf Lösungen ausgerichteten Menschenbild beigetragen, dem viele Formen moderner Psychotherapie verpflichtet sind.

2.8.4. Abwehrmechanismen

Bewusstsein und Unbewusstes

Im Umgang mit kranken, behinderten oder allgemein beeinträchtigten Menschen spielt das Verhältnis zwischen Bewusstsein und Unbewusstem eine große Rolle. Von besonderer Bedeutung sind dabei die Abwehrmechanismen.

Die Abwehrmechanismen halten das Bewusstsein frei von störenden Gedanken, Gefühlen, Wünschen, Erinnerungen, Vorstellungen etc. Sie schützen somit das Bewusstsein vor Überlastung und halten es arbeitsfähig.

Durch die Abwehrmechanismen können wir uns konzentrieren, klar denken, uns gedulden, unter Stress das Richtige tun usw.
Die Psychoanalyse in der Nachfolge Freuds unterscheidet eine ganze Reihe verschiedener Abwehrmechanismen, die alleine oder auch gemeinsam auftreten können.
Für das Verständnis von Kranken und Betagten sowie für den richtigen Umgang mit ihnen sind einige Abwehrmechanismen hervorzuheben:

2.8.4.1. Verdrängung

Verdrängung ist der häufigste Abwehrmechanismus.

Durch die Verdrängung werden störende oder bedrohliche Gedanken, Gefühle, die man nicht verkraften kann, etc. ins Unbewusste verdrängt. Im Bewusstsein „weiß" man dann nichts mehr von ihnen.

Zwei Beispiele

Schwester Karin und Schülerin Barbara unterhalten sich in einer Arbeitspause über ihre Urlaubspläne. Ihr Bewusstsein ist voll mit Reisezielen, Sehenswürdigkeiten usw. Plötzlich werden sie telefonisch verständigt, dass gleich eine Notaufnahme kommen wird. Sofort bereiten sie alles darauf vor. Die Urlaubsgedanken, die sie jetzt nicht brauchen können, verdrängen sie bis nach der Arbeit.

Bei Herrn W. wird im Rahmen einer Routineuntersuchung Leukämie diagnostiziert. Der behandelnde Arzt teilt das dem Patienten möglichst schonend mit. Herr W. scheint die Diagnose gefasst aufzunehmen. Er stellt verschiedene Fragen zum Verlauf der Krankheit und zur weiteren Behandlung. Der Arzt informiert ihn ausführlich und vereinbart weitere Termine, um die Behandlung vorzubereiten. Einige Tage später kommt Herr W. früher als bestellt in die Ambulanz. Er wirkt aufgeregt und verlangt, sofort mit seinem Arzt zu sprechen. Als dieser kommt, fragt ihn Herr W.: „Herr Doktor, Sie haben mich doch unlängst untersucht. Ich muss das jetzt wissen: Was habe ich eigentlich?" Der Arzt ist ganz verwirrt. Er kann es nicht glauben, dass Herr W. seine Diagnose vergessen hat. Herr W. kann sich aber wirklich nicht mehr erinnern. Die Diagnose Leukämie war offenbar zu bedrohlich für ihn, als dass er gleich mit ihr fertig werden konnte. So hat er sie verdrängt. (Dass er sie nicht wirklich vergessen hat, beweist seine Aufregung, als er wieder in die Ambulanz kommt.)

Verdrängtes ist also nicht wirklich vergessen, nicht wirklich „weg", sondern nur aus dem Bewusstsein – sozusagen aus dem Blickfeld –

geräumt. Verdrängte Gefühle, Konflikte etc. wirken auch vom Unbewussten auf das Seelenleben ein. Auf die Dauer kann jedoch nichts vollständig verdrängt werden. Es kehrt zurück in Erinnerungen und Träumen, bei massiven Verdrängungen auch in Form von Fehlleistungen, körperlichen Symptomen oder psychischen Störungen.
Für Patienten und Heimbewohner ist die Verdrängung von übermächtigen Tatsachen und Gefühlen zumeist eine Form von Selbstschutz. Sie scheint das Bedrohliche zum Verschwinden zu bringen. Verdrängungen sollten deshalb nicht mit Gewalt, durch bohrendes Nachfragen oder hartes Konfrontieren, aufgebrochen werden. Erst wenn die Verdrängung zu lange dauert und einer medizinisch-pflegerischen Behandlung im Wege steht, sollte man die Patienten behutsam an die verdrängten Tatsachen heranführen. Dabei kann ein Klinischer Psychologe unterstützend helfen.

2.8.4.2. Verleugnung

Verleugnung bedeutet, dass man sich weigert, eine unangenehme Wirklichkeit wahrzunehmen bzw. eine bedrohliche Tatsache zur Kenntnis zu nehmen. Man weiß zwar, dass sie existiert, aber man verleugnet sie und tut, als wäre sie nicht da. Dadurch scheint man vor ihr geschützt zu sein.

Zwei Beispiele

Herr O. ist nach einem Schlaganfall halbseitig gelähmt. Nur mühsam lernt er in den folgenden Monaten wieder gehen. Aber auch nach dem Aufenthalt in der Rehabilitationsklinik fällt es ihm schwer, mit der rechten Hand etwas zu halten oder fest zuzudrücken. Es sieht so aus, als würde er körperlich behindert bleiben. Das will Herr O. aber keinesfalls zugeben. Immer wieder versucht er, mit dem Rad zu fahren, was natürlich völlig aussichtslos ist: Er stürzt jedes Mal schon nach wenigen Metern. Auch Freunden und Bekannten gegenüber versucht er, seine Bewegungseinschränkungen zu überspielen. Selbst in seiner Familie darf ihn niemand darauf ansprechen, was das Zusammenleben mit ihm zusehends schwierig macht. Er verleugnet seine Behinderungen und will das für alle Offensichtliche nicht zur Kenntnis nehmen.

Eine Schülerin tut sich im Praktikum auf einer Station sehr schwer. Immer wieder kommt es zu Situationen, in denen sie völlig überfordert wirkt. Von der Praxisanleiterin und anderen Pflegepersonen darauf angesprochen, reagiert sie jedoch abweisend und sagt völlig überzeugt: „Bei mir ist alles bestens. Ich mache nicht mehr Fehler als die anderen auch.“ Selbst als die Praxisanleiterin ihr konkrete Situationen nennt und Pflegefehler aufzählt, die der Schülerin unterlaufen sind, leugnet diese ihre Schwächen. Sie will sie offensichtlich nicht wahrhaben.

Die Verleugnung unterscheidet sich von der Verdrängung in einem wichtigen Punkt: Wenn eine Person etwas verleugnet, weiß sie insgeheim, wie die Dinge in Wahrheit stehen (z.B. in welchem körperlichen Zustand man sich befindet, welche Krankheit man hat, wie die Prognose lautet etc.). Dieses Wissen ist aber so unangenehm, dass man

ihm nach Möglichkeit ausweicht, auch wenn andere Personen immer wieder darauf hinweisen. Man leugnet eine Tatsache sozusagen wider besseres Wissen. Die Verdrängung ist dagegen in gewisser Weise absolut: An etwas Verdrängtes kann man sich wirklich nicht erinnern, auch wenn man sich bemüht.
Der subjektive Gewinn ist bei diesen beiden Abwehrmechanismen verschieden: Durch die Verdrängung scheint man entlastet zu sein; durch die Verleugnung gewinnt man subjektiv Zeit: Meist werden unangenehme Dinge so lange verleugnet, bis man ihnen nicht mehr ausweichen kann – oder bis man bereit ist, sich mit den Tatsachen auseinander zu setzen.

2.8.4.3. Regression

Unter Regression versteht man ein Zurückfallen in frühere (oft kindliche) Verhaltensweisen: Man lässt sich gehen, tut Dinge nicht mehr, die man eigentlich selbst tun könnte (z.B. Essen, Körperpflege), gibt alle Verantwortung ab und lässt sich rundherum versorgen. Der Grund liegt zumeist darin, dass einem die Gegenwart oder die Zukunft unerträglich vorkommt und man glaubt, damit allein nicht mehr fertigzuwerden.

Beispiel

Schülerin Verena ist nach den Ferien den ersten Tag wieder auf der Unfallstation. Zu Mittag geht sie das Essen austeilen. In einem Einzelzimmer sitzt ein junger Patient, den sie noch nicht kennt, in einem Rollstuhl. Er ist nach einem Sportunfall querschnittgelähmt. Als Verena ihm das Essen hinstellt, bittet sie der Patient, ihr das Fleisch zu schneiden, was sie auch tut. Danach bittet er sie, ihm das Essen einzugeben. Der Patient spricht langsam und kommt Verena matt und niedergeschlagen vor. Die ganze Zeit über hat er die Hände im Schoß. Sie setzt sich zu ihm und beginnt, ihm Bissen für Bissen in den Mund zu geben. Da kommt die Gruppenschwester ins Zimmer, um nachzusehen, wo Verena bleibt. Als sie sieht, was sie macht, schickt sie die Schülerin sofort aus dem Zimmer. Auf dem Gang hört Verena, wie die Gruppenschwester den Patienten zurechtweist. Dann kommt sie zu Verena und erklärt ihr, dass der Patient ohne Schwierigkeit im Stande ist, selbstständig zu essen. Wenn er sie also darum bitte, ihr beim Essen zu helfen, brauche sie nicht darauf einzugehen. Patienten sollten immer nur jene Tätigkeiten abgenommen werden, die sie tatsächlich nicht alleine verrichten können. Sonst besteht die Gefahr, den Patienten in seiner Regression zu verstärken und ihn auf diese Weise erst recht hilfsbedürftig zu machen.

Regressionsphasen treten im Zusammenhang mit Krankheit und körperlicher Schwäche immer wieder auf. Der Krankenhaus- und Heimalltag kann sie noch verstärken bzw. verlängern, vor allem dann, wenn Patienten und Heimbewohner überversorgt und quasi „ins Bett hineingepflegt“ werden. Das **Konzept der aktivierenden Pflege** versucht, das zu verhindern.
Regressive Tendenzen und Verhaltensweisen kommen aber auch im Alltag immer wieder vor: wenn man traurig ist und einfach nur noch ins Bett gehen will, wenn man sich nach einer Enttäuschung mit

Süßigkeiten voll stopft (also oral befriedigt, am besten mit etwas, das so süß und weich ist wie eine Kinderspeise) etc. Wenn Erwachsene einen Schulungskurs besuchen oder eine längere Ausbildung absolvieren, können sie ebenfalls in „kindisches" Schülerverhalten zurückfallen. Diese und noch viele andere Alltagsregressionen halten meist nur eine begrenzte Zeit an. Auch sie dienen der subjektiven Erleichterung in Zeiten starker emotionaler und geistiger Belastung.

2.8.4.4. Emotionale Isolierung

Bei emotionaler Isolierung erfolgt eine Absonderung und gefühlsmäßige Abkehr von den anderen und der Umwelt. Dies dient dem Schutz vor übermächtigen Gefühlen, oft ausgelöst durch traumatische Erlebnisse oder Erinnerungen.

Beispiel

Frau K. ist 89 Jahre alt und zum wiederholten Mal auf der Internen Station, diesmal wegen einer Lungenentzündung. Seit sie vor einem halben Jahr ins Altersheim gegangen ist, verliert sie zusehends die Lebensfreude und auch jede Lust, sich mit anderen Menschen auseinander zu setzen. Im Heim hat sie keine neuen Freundschaften geschlossen. Sie redet kaum mit jemandem, und wenn, dann klagt sie über Schmerzen. Im Krankenhaus erhält Frau K. Besuch von ihrem Sohn, der versucht, sie wenigstens zum Essen zu überreden. Aber sie will nicht mehr. Am Abend liegt sie in ihrem Bett und sieht zum Fenster hinaus. Eine Schwester möchte sie aufmuntern, aber Frau K. antwortet nicht. Am nächsten Tag bittet sie um einen Besuch des Krankenhausseelsorgers. Diesem erzählt sie, dass sie nicht mehr leben wolle. Es sei nur noch schlimm, sagt sie, alles tue ihr weh, sie sehe keinen Sinn mehr im Weiterleben. Nur die Frage nach dem Jenseits beschäftige sie noch, alles andere sei ihr egal. Der Seelsorger tröstet Frau K. und betet mit ihr. Als er geht, wirkt sie erleichtert.

2.8.4.5. Irreale Fantasien

Durch irreale Fantasien werden unerfüllte Hoffnungen und Wünsche zumindest in der Fantasie befriedigt, auch wenn die Vorstellungen unrealistisch oder unmöglich sind.

Beispiel

Frau Z. hat Leberkrebs im fortgeschrittenen Stadium bei sehr schlechter Prognose. Die schulmedizinische Behandlung kommt ihr immer weniger wirksam und immer unsinniger vor, je länger sie dauert. Schließlich will sie die Behandlung abbrechen und versuchen, sich durch die Kraft von bestimmten Farben und heilenden Steinen selbst zu kurieren. (Das habe ihr früher schon öfter geholfen, sagt sie.) Die behandelnden Ärzte warnen sie eindringlich vor einem Abbruch der Behandlung, aber Frau Z. lässt sich nicht umstimmen. Nach neun Wochen, in denen sie körperlich immer schwächer wird, überredet sie ihr Ehemann, wenigstens zur Diagnose wieder ins Krankenhaus zu fahren. Dort stellt man fest, dass sich an mehreren Stellen Metastasen gebildet haben und der Tumor inoperabel geworden ist. Frau Z. glaubt jedoch weiterhin, dass die Farben und Steine sie heilen werden. Den Wunsch, wieder gesund zu werden, kann sie nur noch in der Fantasie ausleben. Diese ist stärker als jedes vernünftige Argument.

2.8.4.6. Rationalisierung

Eine Rationalisierung ist eine **Scheinbegründung**, an die man selbst glaubt. Sie dient dazu, das eigene Verhalten, so ungewöhnlich oder peinlich es auch sein mag, doch irgendwie vernünftig und gerechtfertigt aussehen zu lassen.

Beispiel

Herr E. liegt am Abend vor einer wichtigen Augenoperation im Bett und kann nicht einschlafen. Er hat Angst vor der bevorstehenden Narkose, die ihm wie ein vorübergehender Tod erscheint. Auch macht er sich große Sorgen, dass er nach der Operation schlechter sehen wird als vorher. Diese Angst will er sich aber nicht eingestehen. „Ein Mann hat keine Angst", hat er sich immer gesagt. Jetzt fürchtet er sich aber doch. Er ist allein im Zimmer und kann mit niemandem reden. Als die Nachtschwester ins Zimmer kommt, fragt sie Herrn E. erstaunt, warum er noch nicht schläft: „Ist es wegen der Operation morgen?" „Nein", winkt Herr E. ab. „Es ist die Hitze. Machen Sie doch bitte ein Fenster auf."

Rationalisierung tritt oft gemeinsam mit emotionaler Isolierung und der Verdrängung von Gefühlen auf.

Beispiel

Frau S. ist 25 Jahre alt und scheint ihren Gebärmuttertumor gelassen zu nehmen. Dem Krankenhauspersonal und ihren Angehörigen gegenüber spricht sie sachlich und emotionslos über die Operation und die Chemotherapie. Die unmittelbaren Folgen der Behandlung wie auch die weiteren Konsequenzen (dass sie keine Kinder mehr bekommen kann) sieht sie vor allem als ein technisches Problem. Nüchtern wägt sie die Vor- und Nachteile gegeneinander ab. Auf ihre Gefühle angesprochen, wehrt sie jedoch ab. „Was heißt hier Gefühle", sagt sie heftig, „Ich bin krank, sehen Sie das nicht? Gefühle helfen mir jetzt auch nicht weiter."

Rationalisierung bedeutet, dass sachlich wirkende Argumente vorgeschoben werden, um unangenehme Gefühle zu überdecken und unleugbare Tatsachen (z.B. dass man etwas Bestimmtes getan hat) mit einer Scheinbegründung zu rechtfertigen, mit der man halbwegs leben kann. Das Besondere dabei ist, dass die betroffene Person diese Rationalisierung selbst glaubt (im Gegensatz zur Verleugnung, bei der man insgeheim weiß, wie die Dinge wirklich sind).

Im zwischenmenschlichen Bereich sind noch zwei weitere Abwehrmechanismen von Bedeutung, die sowohl im Umgang mit Patienten als auch bei der Kommunikation im Team eine große Rolle spielen.

2.8.4.7. Projektion

Unter Projektion versteht man die **Zuschreibung eigener unangenehmer Eigenschaften und Verhaltensweisen auf andere Personen,** nach dem Motto: „Nicht ich, sondern du bist schuld (gereizt/nachtragend/vergesslich etc)." Dadurch kommt es zu einer **subjektiven Entlastung**, man hat sozusagen eine „reine Weste", während sich die Personen, auf die diese Eigenschaften projiziert werden, zumeist ungerechtfertigt beschuldigt fühlen.

Zwei Beispiele

Herr B. verursacht in stark alkoholisiertem Zustand einen Verkehrsunfall, bei dem er mit seinem Auto von der Straße abkommt und gegen eine Betonmauer fährt. Schwer verletzt wird er ins Krankenhaus gebracht, wo er in einer mehrstündigen Notoperation nur knapp am Leben gehalten werden kann. Seine Beine sind jedoch so zerquetscht, dass sie amputiert werden müssen. In den Wochen nach dem Unfall zeigt Herr B. keinerlei Einsicht, dass er den Unfall selbst verschuldet hat. Vielmehr schiebt er die Schuld auf seine Freunde, die ihn zum Trinken animiert hätten, sowie auf die schlechten Witterungsverhältnisse in der Unfallnacht. Den Ärzten des Krankenhauses wirft er vor, dass sie ihn „versaut" hätten. Irgendwie hätten seine Beine doch gerettet werden müssen. Die Vorwürfe, die er eigentlich an sich selbst zu richten hätte (verantwortungsloses Handeln und Gefährdung anderer), macht er anderen. Nicht er sei schuld an dem Unfall und den Folgen, sondern die anderen.

Frau H. ist 79 Jahre alt und wird in letzter Zeit immer vergesslicher. Wenn sie etwas nicht mehr findet, z.B. ihre Brille oder ihre Zahnprothese, beschuldigt sie die Mitbewohner des Altersheims oder das Pflegepersonal. „Ihr seid so schlampig", wiederholt sie dann immer wieder vorwurfsvoll. Einmal antwortet ihr eine Praktikantin sehr direkt: „Aber Sie verlieren ja selbst immer alles!" Das erbost Frau H. „Ich bin doch nicht verrückt", ruft sie. „Ich weiß doch, wo ich meine Sachen hinlege. Durch euch verschwindet alles!"

Projektionen treten häufig bei Konflikten auf. Je intensiver eine Auseinandersetzung geführt wird und je länger sie dauert, desto eher passiert es, dass man sich selbst in einem guten, den anderen aber in einem schlechten Licht sieht. Dieses Phänomen tritt zumeist wechselseitig auf, d.h. beide Konfliktparteien sehen in der jeweils anderen die Verkörperung bedenklicher, schlechter oder gar verwerflicher Eigenschaften (Sturheit, Egoismus, Rücksichtslosigkeit etc.). Darin liegt eine sehr einseitige und zumeist verzerrte Sicht der Dinge. Projektion in **Konfliktsituationen** bedeutet demnach zumeist ungerechtfertigte Bezichtigung anderer, jedenfalls aber Blindheit gegenüber sich selbst. Das zeigt sich in alltäglichen Konflikten ebenso wie in gesellschaftlichen Auseinandersetzungen oder in Kriegen. Dauerhafte Konfliktvermeidung erfordert immer auch eine Aufhebung der gegenseitigen Projektionen und einen unverstellten Blick auf die Realität.

2.8.4.8. Verschiebung

Verschiebung ist die **Ersatzbefriedigung von Gefühlen oder Wünschen**, die nicht ausgelebt werden können, bei Ersatzpersonen oder -objekten. Auf diese werden z.B. Ärger und Aggression, aber auch liebevolle

Zuwendung und Zärtlichkeit verschoben, wenn ihr ursprünglicher Ausdruck nicht möglich oder nicht erlaubt ist. Das kann etwa bei Autoritätspersonen der Fall sein (Eltern, Lehrern, Vorgesetzten), auch gegenüber Patienten und Heimbewohnern (mit denen man in einer professionellen, d.h. nicht aggressiven Weise kommuniziert), oder wenn die betreffende Person, der gegenüber man ein Gefühl ausdrücken will, momentan nicht verfügbar ist.

Zwei Beispiele

Herr V. ist es von seiner Firma und von zuhause her gewöhnt, auf Fragen, die er stellt, eine klare Antwort zu bekommen. Er liegt nun schon vier Tage im Krankenhaus und möchte wissen, ob er das kommende Wochenende daheim verbringen kann. Am Vormittag fragt er einen Diplompfleger, der ihm erklärt, dass er ihm keine Auskunft geben könne. Herr V. solle bei der Visite den behandelnden Arzt fragen. Das tut Herr V. Der Arzt antwortet jedoch nur kurz und vage, dass das noch von verschiedenen Umständen abhänge, die man erst abwarten müsse, und geht zum nächsten Patienten. Herr V. ist verärgert. Als etwas später eine Diplomschwester zu ihm ins Zimmer kommt, versucht er, von ihr eine Antwort auf seine Fragen zu bekommen. Die Schwester hat nicht viel Zeit und vertröstet Herrn V. auf die nächste Visite. Jetzt ist Herr V. wirklich zornig: auf den Arzt, weil er ihm keine klare Auskunft gibt, auf das Pflegepersonal, weil es ihn seiner Meinung nach nicht ernst genug nimmt. Da er allein im Zimmer ist, kann er seinen Zorn an niemandem auslassen. Als eine Schülerin das Zimmer betritt und Herrn V. freundlich fragt, ob er etwas Tee möchte, fährt er sie an: „Was ist das für ein Saftladen! Nichts erfährt man, aber einen Tee bringen Sie mir!" Die Schülerin weiß gar nicht, wie ihr geschieht.

Frau C. lebt seit Jahren im Altersheim, wird aber von ihren Kindern und Verwandten nur selten besucht. Sie fühlt sich oft einsam und zieht sich dann ganz von den anderen Heimbewohnern zurück. Zu Paula aber, einer Schülerin, die im Heim ihr Praktikum macht, hat sie vom ersten Tag an ein besonderes Verhältnis. In ihrer Gegenwart „taut" Frau C. auf, mit ihr spricht sie gern, bald will sie sich nur noch von ihr pflegen lassen. Paula kommt Frau C.s Zuneigung irgendwie übertrieben vor. Als sie schließlich Geld und kleine Geschenke von ihr zugesteckt bekommt, weiß sie nicht, ob sie das annehmen soll. Es erscheint ihr unangemessen, und sie wendet sich an die Diplomschwester um Rat. Diese sagt Paula, dass Frau C. in ihr wahrscheinlich ihre Tochter oder Enkelin wieder erkennt und deshalb so an ihr hängt. (Frau C. verschiebt positive Gefühle gegenüber der Enkelin, die nicht da ist, auf die Schülerin). Paula solle die übergroße Zuneigung also nicht persönlich nehmen. Stattdessen solle sie Frau C. weiterhin freundlich betreuen wie jede andere Heimbewohnerin auch, die Geschenke und das Geld aber nicht annehmen. Frau C. solle sich das aufheben für ihre Enkelin, wenn diese wieder zu Besuch kommt.

Verschiebung bringt unmittelbaren **Spannungsabbau**, wodurch ein Gefühl oder ein Verhaltensimpuls – wenn schon nicht direkt, dann wenigstens indirekt – ausgelebt werden kann. Dieser Abwehrmechanismus spielt eine wichtige Rolle, wenn beruflicher Ärger in die Familie verschoben und dort abreagiert wird, aber auch bei Tierquälerei und Vandalismus (Ausleben aggressiver Impulse an wehrlosen Tieren und Objekten), bei übertriebener Tierliebe (Haustier als Partnerersatz) und bei vielen Formen übergroßen Engagements, das den Charakter einer Ersatzbefriedigung annimmt. Die Grenzen zwischen angemessenem und übersteigertem Engagement sind allerdings fließend. Ein gewisses Maß an Verschiebung kann bei jeder Tätigkeit vorhanden sein. Positiv nutzbar ist die Verschiebung im kreativen Ausdruck (Malen, Singen, Musizieren, Tanzen etc.) und im Spiel, wo Gefühle symbolisch ausgedrückt und Konflikte indirekt durchgespielt und einer Lösung zugeführt werden können.

2.8.5. Zusammenfassung

Das Bewusstsein enthält den Strom der unmittelbaren, gegenwärtigen Erfahrungen. Veränderte Bewusstseinszustände wie Tagträume, Trance, Hypnose und Ekstase zeigen jedoch, dass das Seelenleben weitaus mehr umfasst. Jener Teil, der über das Bewusstsein hinausgeht, wird das Unbewusste genannt. Es zeigt sich unter anderem in der Kreativität, bei Intuitionen, Fehlleistungen, in Träumen und in der Psychotherapie. Man kann das Seelenleben mit einer Insel vergleichen, wobei der Teil über Wasser dem Bewusstsein und der Teil unter Wasser dem Unbewussten entspricht. Das Bewusstsein wird vom Realitätsprinzip und das Unbewusste vom Lustprinzip bestimmt. Letzteres ist der Ort verdrängter Gefühle, Gedanken und Erinnerungen sowie triebhafter Impulse. Darüber hinaus wirken im kollektiven Unbewussten seelische Kräfte, die über persönliche Erfahrungen weit hinausgehen. Zugleich ist das Unbewusste auch eine Quelle innerer Kraft und Weisheit. Das Verhältnis zwischen Bewusstsein und Unbewusstem wird von den Abwehrmechanismen geregelt. Die für die Pflege wichtigsten sind Verdrängung, Verleugnung, Regression, emotionale Isolierung, irreale Fantasien, Rationalisierung, Projektion und Verschiebung.

2.8.6. Fragen zur Wissensüberprüfung

1. *Was sind allgemein die Inhalte des Bewusstseins? Was ist seine Funktion?*
2. *Wodurch können veränderte Bewusstseinszustände hervorgerufen werden?*
3. *Was ist das Unbewusste? Wo zeigt es sich?*
4. *Was ist der Unterschied zwischen Unbewusstem und Unterbewusstem?*
5. *Was versteht man unter Lust- und Realitätsprinzip?*
6. *Was sind nach Freud die allgemeinen Inhalte des Unbewussten?*
7. *Was versteht man unter kollektivem Unbewussten?*
8. *In welcher Weise kann das Unbewusste als „Freund“ des Bewusstseins angesehen werden?*
9. *Was versteht man unter Abwehrmechanismen? Welche Funktion erfüllen sie?*
10. *Welches sind die für die Pflege wichtigsten Abwehrmechanismen? Erklären Sie die Wirkungsweise und Funktion jeweils anhand eines Beispiels.*

2.9. Persönlichkeit

In sozialen Berufen hat man ständig mit Menschen zu tun. Dabei ist es oft wichtig, sich zumindest ein ungefähres Bild von ihrer Persönlichkeit zu machen: um sie richtig einschätzen zu können, um ihre Anliegen und Bedürfnisse richtig zu verstehen, um besser auf sie eingehen zu können und um ihnen nicht Unrecht zu tun. Dieses Bild der Persönlichkeit sollte natürlich möglichst neutral sein.

In diesem Kapitel werden verschiedene Modelle der Persönlichkeit vorgestellt und ihre Vor- und Nachteile diskutiert. Nach einer allgemeinen Darstellung, wie es zum Bild von einem anderen Menschen kommt, werden zunächst Persönlichkeits-Typologien besprochen, die jeden Menschen einem bestimmten „Typ" zuordnen. Anschließend wird das Eigenschaftsmodell der Persönlichkeit vorgestellt, das von verschiedenen Haupteigenschaften bei jedem Menschen ausgeht, durch die seine Persönlichkeit bestimmt wird.

2.9.1. Das Bild vom Menschen

2.9.1.1. Zutreffende und fehlerhafte Einschätzungen der Persönlichkeit

Man macht sich automatisch ein Bild von der Persönlichkeit eines Menschen.

Wenn wir jemanden näher kennlernen, gewinnen wir nach und nach verschiedene Eindrücke von dieser Person, die sich allmählich zu einem Bild zusammenfügen. Wir glauben dann ungefähr zu wissen, wie diese Person „ist", was ihre Vorlieben und Abneigungen, ihre Stärken und Schwächen, ihre Ziele und Hoffnungen sind.

Wie die Erfahrung zeigt, kann dieses Bild richtig und zutreffend sein, manchmal aber auch verzerrt oder einseitig. Manche Menschen sind erstaunt, wenn sie erfahren, was andere über sie denken, einige sind geradezu empört, weil sie sich völlig falsch beschrieben fühlen.

Gründe für diese **Einschätzungsfehler** gibt es viele (vgl Kap. 2.3.4):

- Der erste Eindruck – egal ob positiv oder negativ – bestimmt oft nachhaltig das Bild, das man sich von einer Person macht.
- Zufällige oder einmalige Verhaltensweisen können irrtümlich als Hinweise auf Persönlichkeitseigenschaften aufgefasst werden („die Patientin weint, sie ist so depressiv").
- Verhaltensweisen werden immer wieder vorschnell generalisiert („wer einmal lügt, dem glaubt man nicht").
- Wichtige Eigenschaften werden übersehen oder nicht registriert.
- Eigenschaften, über die keine Informationen vorliegen, werden hinzugedacht („gesellige Menschen sind auch freundlich, offen und humorvoll").
- Manchmal verhalten sich andere Menschen nicht so, wie sie „eigentlich" sind, sondern wie sie denken, dass andere es von ihnen erwarten. Sie zeigen den anderen nur ihre Maske, nicht ihre wahre Persönlichkeit.

2.9.1.2. Neutrale Beschreibungen der Persönlichkeit

Es wurden immer wieder Versuche unternommen, die Persönlichkeit möglichst neutral zu beschreiben, um Einschätzungsfehler möglichst klein zu halten und verschiedene Personen trotz ihrer Unterschiede miteinander vergleichen zu können. Dabei wurden verschiedene Persönlichkeitstypen und Haupteigenschaften herausgearbeitet, die die Persönlichkeit eines Menschen möglichst vollständig erfassen. Sie können helfen, sich selbst und andere besser kennen zu lernen und zu verstehen.
Gleichzeitig dienen sie dem Bemühen, anderen Menschen in ihrer Besonderheit möglichst gerecht zu werden. Dies ist eine wichtige Voraussetzung, um z.B. im Rahmen der Pflege angemessen mit Menschen umgehen zu können.
In der modernen Psychologie wird Persönlichkeit folgendermaßen definiert:

Persönlichkeit ist die individuelle Eigenart eines Menschen, also die Gesamtheit seiner Eigenschaften, Fähigkeiten, Motive und charakteristischen Verhaltensweisen.

Persönlichkeitseigenschaften sind zeitlich relativ stabil und weitgehend unabhängig von der jeweiligen Situation.
Zur Persönlichkeit zählen vor allem solche Eigenschaften, die ein Mensch zu verschiedenen Zeitpunkten und in unterschiedlichen Situationen aufweist. Verhaltensweisen, die heute so und morgen so sind, gehören nicht zur Persönlichkeit.

2.9.2. Persönlichkeitstypen

Ein erster Ansatz zur Persönlichkeitsbeschreibung sind so genannte **Typologien.** Diese gehen davon aus, dass es einige wenige Grundtypen der Persönlichkeit gibt und jeder Mensch einem bestimmten Typus entspricht. Diese Typen sind klar voneinander abgegrenzte Muster von (psychischen, aber auch körperlichen) Merkmalen, die einander theoretisch nicht überschneiden.

2.9.2.1. Die vier Temperamente

Eine der ältesten Typologien wurde vom antiken griechischen Arzt **Hippokrates** im 5. Jh. v. Chr. aufgestellt. Er unterschied folgende vier Temperamente:

- **sanguinisch:** aktiv, gesellig, sorglos und heiter
- **phlegmatisch:** passiv, schwerfällig, teilnahmslos und ausgeglichen
- **melancholisch:** zurückhaltend, traurig, grüblerisch und ängstlich
- **cholerisch:** erregbar, impulsiv und leicht zu reizen

Hippokrates nahm an, dass diese Temperamente von vier Körperflüssigkeiten (Blut, Schleim, schwarzer und gelber Galle) bestimmt würden, die bei jedem Menschen in einem bestimmten Mischverhältnis vorhanden seien. Diese Annahmen haben sich als wissenschaftlich nicht haltbar erwiesen.

2.9.2.2. Körperbau und Persönlichkeit

Etwas mehr empirische Belege liegen für die Typologie des deutschen Psychiaters Ernst **Kretschmer** aus den 20er Jahren des 20. Jahrhunderts vor. Von Beobachtungen an seinen Patienten ausgehend, postulierte er einen Zusammenhang zwischen Körperbau und Persönlichkeit. Kretschmer unterschied drei **Körpertypen** (siehe Abbildung 15):

Abbildung 15: Körpertypen nach Kretschmer (aus Herkner, 1986, S. 301)

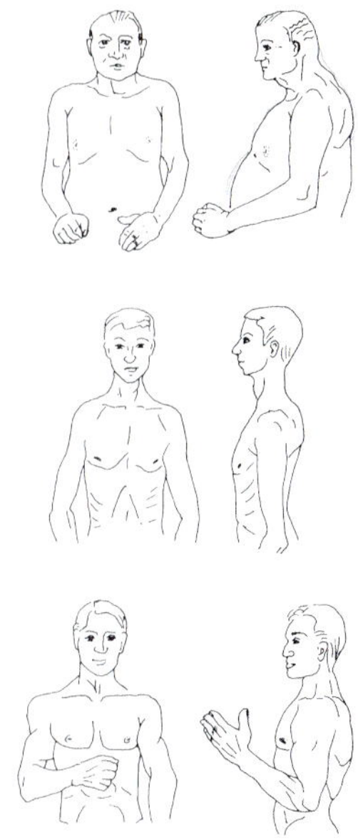

- **Pykniker** sind meist mittelgroß, haben schmale Schultern, einen großen Brustumfang, einen kurzen, massiven Hals und neigen zum Fettansatz. Der Schädel ist oft rund, Gesicht und Hände sind rundlich und weich, die Knochen eher zart.
- **Leptosome** sind meist groß gewachsen, schmal und mager. Ihr Brustkorb ist flach, Arme und Beine sind lang und schlank, die Hände feingliedrig. Der Schädel ist oft lang und schmal, das Gesicht hat häufig ein scharfes Profil.
- **Athletiker** haben kräftige Knochen und Muskeln, breite Schultern und große Hände und Füße. Das Gesicht ist muskulös und oft derb, Kinn und Nase sind kräftig entwickelt.

Diesen Körpertypen ordnete Kretschmer jeweils einen **Persönlichkeitstyp** zu:

- Pykniker sind **zyklothym:** erregbar, unbeständig, gesellig, realistisch, tatkräftig, mit einer Neigung zu raschem Stimmungswechsel
- Leptosome sind **schizothym:** an der Oberfläche ruhig und ausgeglichen, darunter aber oft gefühlvoll, zielstrebig und empfindlich sowie kontaktscheu und in sich gekehrt
- Athletiker sind **viskös:** ruhig, bedächtig, unerschütterlich und wenig beweglich in ihrem Denken

Diese Zuordnungen von Persönlichkeitseigenschaften zu Körpertypen konnten in verschiedenen Untersuchungen teilweise bestätigt werden, allerdings gab es genauso Menschen, bei denen die Zuordnung nicht oder nur teilweise zutraf. Außerdem entsprachen viele keinem der drei Körpertypen, sondern stellten „**Mischtypen**" dar, womit die Dreiteilung Kretschmers in Frage gestellt war.

2.9.2.3. Sternzeichen

Eine dritte Art von Typologie stellen die Sternzeichen dar, denen ebenfalls gewisse Eigenschaften zugeordnet werden. Sternzeichen-Systeme gab es zu allen Zeiten in den verschiedensten Kulturen. Viele Menschen

orientieren sich daran, manchmal sogar bei wichtigen Lebensentscheidungen wie Partnerwahl oder Berufswechsel, wissenschaftlich haltbar sind sie jedoch nicht.
Auf wenige eindrucksvolle Beispiele, die dem Sternzeichen-System tatsächlich entsprechen und es zu bestätigen scheinen, kommen unzählige, die nicht in das Schema passen. Wägt man Für und Wider gegeneinander ab, so ergibt sich eindeutig, dass kein systematischer Zusammenhang zwischen Geburtsdatum und Persönlichkeit besteht. Dennoch sind Sternzeichen sehr populär, denn sie erfüllen für viele Menschen einen wichtigen Zweck: einfache und rasche **Orientierung** im Alltag ebenso wie in schwierigen Lebenslagen. (Orientierung allein ist dabei schon ein Wert an sich. Die Richtigkeit der Aussagen ist dabei zweitrangig.)

Schließlich gibt es noch verschiedene Typologien, wie sie in Selbsthilfebüchern und Ratgebern angeboten werden („Das ABC der Persönlichkeit", „Farbtyp und Lebensglück", „Besser Kommunizieren in 3 Tagen").
Sie sind empirisch zumeist schwach oder überhaupt nicht abgesichert und auch nicht wirklich überprüfbar. Wer an sie glaubt, dem werden geschäftlicher Erfolg, Glück und Wohlbefinden versprochen. In Wahrheit verleiten diese einfachen Typologien zu einer sehr vereinfachten Sicht der Dinge. Sie enthalten selten mehr als gängige Vorurteile, die durch Übungen und Quasi-Fragebögen bestätigt und gefestigt werden. Zu einem vertieften Verständnis anderer Menschen tragen sie wenig bei.

2.9.2.4. Vor- und Nachteile von Persönlichkeitstypologien

Persönlichkeitstypologien haben einige Vorteile: Sie bieten schnelle Orientierung, die Welt wird einfacher durch sie; sie geben oft rasch umsetzbare **Handlungsanweisungen**; sie sind hilfreich, wenn nur wenig Zeit zur Verfügung steht (z.B. in einer Ambulanz); sie sind leicht zu handhaben, man kann sie schnell lernen und bald anwenden.
Diesen Vorteilen stehen einige gewichtige Nachteile gegenüber: Die Vielfalt der menschlichen Eigenschaften wird auf wenige Typen reduziert, das Besondere und Einzigartige einer Persönlichkeit geht dabei verloren.
Weiters gibt es kaum „reine" Typen, die meisten Menschen sind bei näherer Betrachtung „Mischtypen". Eine genauere Einstufung wird daher wieder kompliziert. Schließlich sind Typenmodelle wissenschaftlich kaum haltbar, sondern enthalten vielmehr Vorurteile bzw. bestärken diese. („Sag mir dein Sternzeichen und ich kenne deine Persönlichkeit!")
Persönlichkeitstypologien werden also den verschiedenen Menschen mit ihren jeweiligen Eigenheiten, Fähigkeiten und ihrer Geschichte nicht wirklich gerecht. Vor allem in der langfristigen und eingehen-

den Pflege, wenn man einen Patienten oder Heimbewohner näher kennen gelernt hat und ihn besser verstehen will, ist das ein schwerer Mangel.

2.9.3. Persönlichkeitsfaktoren

2.9.3.1. Analyse von Persönlichkeitsfaktoren

Persönlichkeit ist das, was uns von anderen Menschen unterscheidet, unsere individuelle Besonderheit. Die wissenschaftliche Persönlichkeitspsychologie untersucht deshalb nicht das Typische, Allgemeine, sondern vor allem die **Besonderheiten einer Person**: Wie stark sind bestimmte Haupteigenschaften wie z.B. Offenheit, Optimismus oder Aggressivität ausgeprägt? Welches sind besondere Eigenschaften und Fähigkeiten, die andere Menschen nicht oder nur in geringem Ausmaß aufweisen?

Verschiedene umfangreiche Untersuchungen haben sich diesen Fragen gewidmet. Dabei wurden jeweils mehrere Tausend Personen in ihrem Verhalten beobachtet und mittels Fragebogen befragt. Das Ergebnis war, je nach Studie etwas unterschiedlich, eine Reihe von Persönlichkeitsfaktoren bzw. Haupteigenschaften. Diese Faktoren sind bei jedem Menschen jeweils unterschiedlich ausgeprägt und voneinander weitgehend unabhängig. Sie sind keine Typen, sondern einzelne Elemente der Persönlichkeit, ähnlich den chemischen Elementen, aus denen sich die verschiedenen Stoffe zusammensetzen.

2.9.3.2. Persönlichkeitsprofil und Fragebögen

Die Individualität des Einzelnen zeigt sich in seinem besonderen Eigenschafts- oder Persönlichkeits-Profil. Es liefert ein aktuelles Bild der Persönlichkeit.

Die Entwicklung der Persönlichkeit wird in Abschnitt 3 behandelt.

Das Persönlichkeitsprofil kann in verschiedenen standardisierten Fragebögen erfasst werden. Diese bestehen aus einer Reihe von Fragen zu jeder Eigenschaft und wurden im Zuge umfangreicher Untersuchungen entwickelt. (Mit den so genannten „Psychotests“ in diversen Zeitschriften haben sie allerdings nichts gemein.)

Einer der bekanntesten Persönlichkeitsfragebögen ist das **FPI (Freiburger Persönlichkeits-Inventar).** Es besteht aus 138 Aussagen über bestimmte Verhaltensweisen, Einstellungen und Gewohnheiten, z.B.: „Ich habe fast immer eine schlagfertige Antwort bereit.“ „Ich bin ungern mit Menschen zusammen, die ich noch nicht kenne.“ „Ich bin leicht beim Ehrgeiz zu packen.“ „Oft habe ich alles gründlich satt.“ Die befragte Person soll jeweils angeben, ob diese Aussage für sie zutrifft oder nicht. Dabei gibt es keine richtigen und falschen Antworten, sondern nur persönliche Einschätzungen.

Die Beantwortung des FPI ist nicht an ein Zeitlimit gebunden; die meisten Befragten brauchen rund 20 Minuten. Anschließend werden die verschiedenen Sätze den zwölf Faktoren des FPI zugeordnet und die

Normstichprobe	4	7	12	17	20	17	12	7	4	Prozent
Standardwert	9	8	7	6	5	4	3	23	1	Stanine

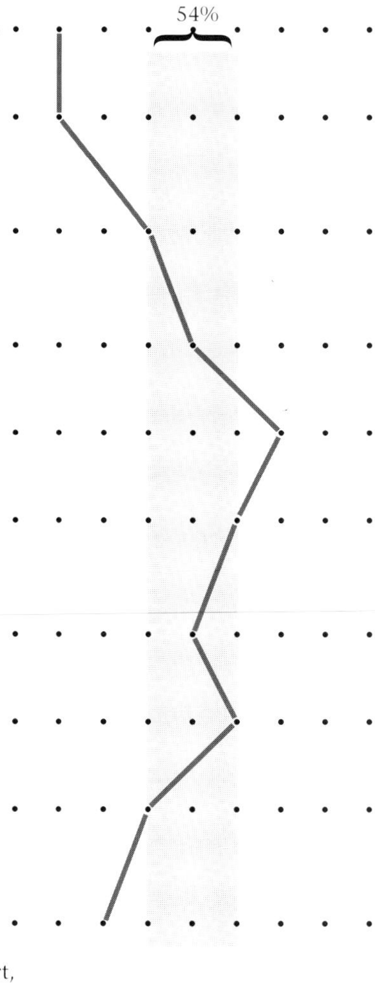

1. Lebenszufriedenheit
   lebenszufrieden, gute Laune, zuversichtlich – unzufrieden, bedrückt, negative Lebenseinstellung
2. Soziale Orientierung
   sozial verantwortlich, hilfsbereit, mitmenschlich – Eigenverantwortung in Notlagen betonend, selbstbezogen, unsolidarisch
3. Leistungsorientierung
   leistungsorientiert, aktiv, schnell handelnd, ehrgeizig-konkurrierend – wenig leistungsorientiert oder energisch, wenig ehrgeizig-konkurrierend
4. Gehemmtheit
   gehemmt, unsicher, kontaktscheu – ungezwungen, selbstsicher, kontaktbereit
5. Erregbarkeit
   erregbar, empfindlich, unbeherrscht – ruhig, gelassen, selbstbeherrscht
6. Aggressivität
   aggressives Verhalten – spontan und reaktiv, sich durchsetzend – wenig aggressiv, kontrolliert, zurückhaltend
7. Beanspruchung
   angespannt, überfordert, sich oft „im Stress" fühlend – wenig beansprucht, nicht überfordert, belastbar
8. Körperliche Beschwerden
   viele Beschwerden, psychosomatisch gestört – wenige Beschwerden, psychosomatisch nicht gestört
9. Gesundheitssorgen
   Furcht vor Erkrankungen, gesundheitsbewusst, sich schonend – wenig Gesundheitssorgen, gesundheitlich unbekümmert, robust
10. Offenheit
    offenes Zugeben kleiner Schwächen und alltäglicher Normverletzungen, ungeniert, unkonventionell – an Umgangsnormen orientiert, auf guten Eindruck bedacht, mangelnde Selbstkritik, verschlossen

(Bei einer Person, die nach dieser Skala sehr verschlossen ist, kann der Fragebogen nicht weiter ausgewertet werden. Es besteht die Gefahr, dass sie die Fragen nicht offen beantwortet hat und sich in sozial erwünschter Weise darstellen wollte.)

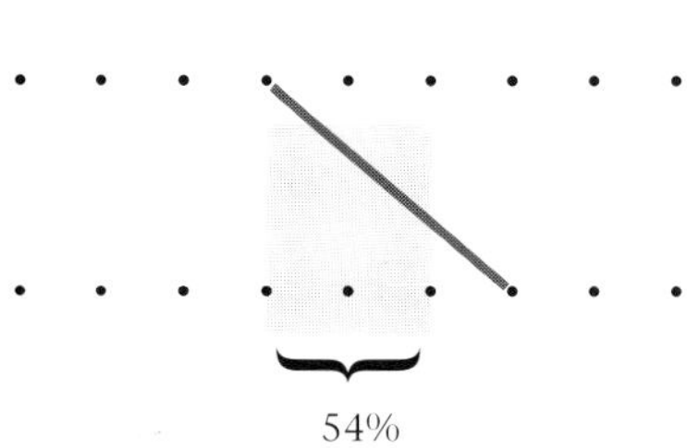

11. Extraversion
    extravertiert, gesellig, impulsiv, unternehmungslustig – introvertiert, zurückhaltend, überlegt, ernst
12. Emotionalität
    emotional labil, empfindlich, ängstlich, viele Probleme und körperliche Beschwerden – emotional stabil, gelassen, selbstvertrauend, lebenszufrieden

Abbildung 16: Auswertungsbogen des FPI – Beispiel für ein Persönlichkeitsprofil

Antworten mit denen der Eichstichprobe verglichen. (Es ist dieselbe Vorgehensweise wie bei der Auswertung von Intelligenztests. Die Eichstichprobe beim FPI bestand aus über 2000 Personen und ist repräsentativ für den gesamten deutschen Sprachraum.) Das Ergebnis des Fragebogens ist ein Persönlichkeitsprofil. Es zeigt, welche Eigenschaften „durchschnittlich" ausgeprägt sind – wie bei den meisten anderen Menschen auch – und welche Eigenschaften besonders stark bzw. besonders schwach vorhanden sind.
Ein Beispiel für ein FPI-Persönlichkeitsprofil zeigt Abbildung 16.

2.9.3.3. Anwendungen von Persönlichkeitsfragebögen

Neben dem FPI gibt es noch eine Reihe anderer Fragebögen und Tests, die entweder die Persönlichkeit als Ganzes erheben oder sich auf bestimmte Teilaspekte konzentrieren (Impulsivität, Ängstlichkeit, Depressivität etc.).
Sie werden zur **klinisch-psychologischen Diagnostik** verwendet, z.B. am Anfang und am Ende einer längeren psychotherapeutischen Behandlung. Dadurch können die psychischen Auffälligkeiten objektiviert und die Fortschritte in der Behandlung überprüft werden. Auch zur **Eignungsdiagnostik** werden Persönlichkeitsfragebögen herangezogen.
So sollten beispielsweise Angestellte in psychiatrischen Pflegeeinrichtungen über ein mittleres bis hohes Maß an emotionaler Stabilität verfügen, um mit den dortigen Belastungen gut umgehen zu können. Personen wiederum, deren soziale Orientierung sehr gering ausgeprägt ist, sind für die Arbeit in einem helfenden Beruf wahrscheinlich weniger geeignet.
Die angegebenen Eigenschaften können auch ohne Fragebogen gut als Beobachtungskriterien angewendet werden, da es sich durchwegs um klinisch relevante Faktoren handelt.
Wenn man z.B. von einem Patienten weiß, wie lebenszufrieden er ist oder wie stark Gesundheitssorgen bei ihm ausgeprägt sind, kann man gezielter auf ihn eingehen. Auch psychische Veränderungen bei Patienten können z.B. anhand der FPI-Kategorien gut eingeschätzt und gegebenenfalls dem behandelnden Arzt oder Psychologen weitergemeldet werden.

2.9.3.4. Die „Big Five"

Neueste Ansätze der Persönlichkeitsforschung gehen noch mehr von den **Erfordernissen des Alltags** aus. Bei zahlreichen Untersuchungen darüber, wonach sich Menschen gegenseitig beurteilen, kristallisierten sich immer wieder fünf Eigenschaften heraus: die so genannten „Big Five". Dabei handelt es sich um fünf Persönlichkeitsfaktoren, die man insgeheim zuerst anwendet, wenn man sich ein Bild von einer anderen Person macht.

Sie lauten:

1. **Extraversion/Introversion**

gesprächig, freimütig, unternehmungslustig, gesellig
schweigsam, verschlossen, zurückhaltend, zurückgezogen

2. **Soziale Verträglichkeit**

gutmütig, wohlwollend, freundlich, kooperativ
ärgerlich, missgünstig, starrköpfig, feindselig

3. **Gewissenhaftigkeit**

sorgfältig, zuverlässig, genau, beharrlich
nachlässig, unzuverlässig, ungenau, sprunghaft

4. **Emotionale Stabilität**

ausgeglichen, entspannt, gelassen, körperlich stabil
nervös, ängstlich, erregbar, wehleidig

5. **Offenheit für neue Erfahrungen**

gebildet, fantasievoll, kultiviert, kunstverständig
ungebildet, fantasielos, ungeschliffen, kunstunverständig

Diese fünf Haupteigenschaften wurden nicht theoretisch aus Testfragen abgeleitet, sondern aus der Erfahrung gewonnen: Menschen in unterschiedlichen Kulturen sehen sie offenbar als zentral bedeutsam an und stufen Personen in beruflichen wie in privaten Beziehungen tagtäglich danach ein. Die Big Five zeigten sich in mehreren Kulturvergleichsstudien in Kanada, Deutschland, Spanien, Polen, Russland, Finnland und Hongkong.
Die Beobachtung dieser Eigenschaften hat sich offenbar im Laufe der Evolution als sinnvoll erwiesen. So haben wohl schon unsere frühen menschlichen Vorfahren gelernt, auf diejenigen Eigenschaften ihrer Hordengenossen zu achten, die für das eigene Überleben entscheidend sein könnten.
Es sind demnach weniger klinisch relevante Kriterien, anhand derer man psychische Auffälligkeiten feststellen könnte, sondern eher alltagsrelevante: Im täglichen Umgang miteinander haben sie sich als nützlich erwiesen. Darüber hinaus sind es auch jene Eigenschaften, nach denen wir selbst beurteilt werden. Wer also auf andere einen guten Eindruck machen will, sollte diese Eigenschaften bei sich selbst fördern und kultivieren.

2.9.3.5. Vor- und Nachteile des Faktorenmodells der Persönlichkeit

Wie die Typologien, so hat auch das Faktorenmodell der Persönlichkeit, das von verschiedenen Haupteigenschaften ausgeht, gewisse Vor- und Nachteile. Zu den Vorteilen zählt, dass das Bild der Persönlichkeit auf Grund der Persönlichkeitsfaktoren um vieles genauer und differenzierter ist als auf Grund der Typenmodelle. Das Hauptaugenmerk liegt auf dem Besonderen der einzelnen Person, nicht auf dem Allgemeinen. Damit wird man der Individualität eines Menschen viel eher gerecht. Das Persönlichkeitsprofil ist eine gute Grundlage für ein vertiefendes Gespräch.

Darüber hinaus sind die Ergebnisse verschiedener Menschen miteinander vergleichbar (z.B. Herr A ist ängstlicher als der Durchschnitt der Bevölkerung). Schließlich sind die entsprechenden Fragebögen wissenschaftlich abgesichert und haltbar.

Zu den Nachteilen gehört, dass die Beurteilung eines Menschen anhand der genannten Haupteigenschaften eine Zustandserhebung darstellt. Das Persönlichkeitsprofil einer Person ändert sich zwar nur sehr langsam, kann jedoch in drei bis fünf Jahren in einigen Dimensionen anders ausgeprägt sein als heute.

Die Haupteigenschaften erfassen eine Persönlichkeit nicht vollständig, sondern geben nur einen – wenngleich sehr wichtigen – Ausschnitt wieder. Das Ausfüllen von Persönlichkeits-Fragebögen macht schließlich vielen Menschen Angst („jetzt kommt das Verborgene ans Licht").

Für klinische Zwecke, d.h. für die Beobachtung, Betreuung und Behandlung von Patienten im Krankenhaus und in Heimen, ist das Faktorenmodell insgesamt wesentlich besser geeignet als Typologien. Die Haupteigenschaften können im Pflegealltag eine wertvolle Hilfe darstellen, wenn es um die Einschätzung und Beschreibung von Patienten und von psychischen Auffälligkeiten geht.

Kein Fragebogen oder Test kann genaues Zuhören und Nachfragen sowie klares vorurteilsfreies Beobachten von Verhaltensweisen ersetzen.

2.9.4. Zusammenfassung

Persönlichkeit ist die individuelle Eigenart eines Menschen, also die Gesamtheit seiner Eigenschaften, Fähigkeiten, Motive und charakteristischen Verhaltensweisen.

Alltägliche Einschätzungen der Persönlichkeit können durch eine Reihe von Fehlern beeinflusst werden. Bei neutralen Beschreibungen unterscheidet man zwischen Typologien und Faktorenmodellen. Typologien definieren verschiedene Temperamente, Körper- und Persönlichkeitstypen oder Eigenschaftsmuster auf Grund von Sternzeichen. Sie bieten einfache und schnelle Orientierung, werden der Individualität eines Menschen aber nicht gerecht.

Die moderne Psychologie untersucht Persönlichkeitsfaktoren und Haupteigenschaften einer Person, die ihr Persönlichkeitsprofil ausmachen. Dieses kann mittels Fragebogen erstellt werden und dient zur klinisch-psychologischen Diagnostik wie zur Verhaltensbeobachtung.

Die „Big Five" sind Persönlichkeitseigenschaften, die im Alltag häufig zur Beurteilung herangezogen werden. Faktorenmodelle zeigen ein differenziertes, neutrales und wissenschaftlich haltbares Bild der Persönlichkeit, das einige Jahre gültig bleibt.

2.9.5. Fragen zur Wissensüberprüfung

1. *Welche Fehlerquellen bei der Einschätzung anderer Menschen kennen Sie?*
2. *Wie wird Persönlichkeit wissenschaftlich definiert?*
3. *Welche Persönlichkeitstypologien kennen Sie? Was sind ihre allgemeinen Vor- und Nachteile?*
4. *Was sind Persönlichkeitsfaktoren? Nennen Sie zehn Beispiele.*
5. *Was versteht man unter Persönlichkeitsprofil?*
6. *Wie sind Persönlichkeitstests aufgebaut? Wo werden sie eingesetzt?*
7. *Was sind die „Big Five"?*
8. *Was sind die allgemeinen Vor- und Nachteile des Faktorenmodells der Persönlichkeit?*

3. Entwicklungspsychologie

Das Faszinierende an der Entwicklungspsychologie wie auch an der Gesundheits- und Krankenpflege ist der Forschungsgegenstand Mensch. Aus diesem Verständnis heraus treffen sich die beiderseitigen Anliegen. Die Entwicklungspsychologie kann mit ihren Erkenntnissen zur Lösung praktischer Probleme in der Gesundheits- und Krankenpflege beitragen.

Im Zentrum der Entwicklungspsychologie und der Gesundheits- und Krankenpflege steht der Mensch.

Der gehobene Dienst für Gesundheits- und Krankenpflege ist der pflegerische Teil der gesundheitsfördernden, präventiven, diagnostischen, therapeutischen und rehabilitativen Maßnahmen zur Erhaltung oder Wiederherstellung der Gesundheit und zur Verhütung von Krankheiten. Dabei werden überwiegend Tätigkeiten unmittelbar am oder für den Menschen ausgeführt, insbesondere die Pflege und Betreuung bei körperlichen und psychischen Erkrankungen wie auch die Pflege und Betreuung Behinderter, Schwerkranker und Sterbender: Menschen, die durch Krankheit und Behinderung in besondere Abhängigkeit geraten und fachkundige Hilfe suchen. Und dies kann zu allen Zeitpunkten des Lebenslaufes der Fall sein: in der vorgeburtlichen Zeit, während der Geburt, in der Kindheit, im Jugendalter, im Erwachsenenalter und vor allem im höheren Alter.

Entwicklungspsychologie kann in diesen Lebensphasen eine lehrreiche Ergänzung sein, da Entwicklung nicht mit dem Jugendalter endet, sondern beispielsweise das Alter ebenso Entwicklung repräsentiert und Entwicklungschancen bereithält. Die Entwicklungspsychologie teilt daher die Auffassung der Gesundheits- und Krankenpflege, im Umgang mit kranken, älteren und sterbenden Menschen nicht auf eine defizitorientierte, sondern auf eine ressourcenorientierte, ganzheitliche Sichtweise zurückzugreifen, in der die Menschen bis zuletzt in ihrer Umwelt aktiv agierend begriffen werden und auch bis zuletzt Produkt und Gestalter ihrer individuellen Entwicklung sind.

3.1. Anwendung, Gegenstand und Definition

Sozialpädagogen, Schulpsychologen, Klinische Psychologen sowie psychologische Gutachter vor Gericht, Ärzte wie z.B. Pädiater, Psychiater und Gerontologen, Arbeits- und Organisationspsychologen, aber auch Eltern, Lehrer, der gehobene Dienst für Gesundheits- und Krankenpflege, Sozialarbeiter, Richter und der Gesetzgeber – sie alle benötigen Entwicklungspsychologie und stützen ihre Entscheidungen letztlich auch auf entwicklungspsychologische Erkenntnisse und Überzeugungen.

Entwicklungspsychologische Erkenntnisse fließen in das Bildungs-, das Wirtschafts-, das Sozial- und Rechtssystem der Gesellschaft ein.

Entwicklungspsychologie

Fragestellungen aus der Praxis über die Entwicklung und Veränderungen des Erlebens und Verhaltens im Laufe des Lebens bestimmen den Gegenstand der Entwicklungspsychologie.

3.1.1. Womit beschäftigt sich die Entwicklungspsychologie?

Fragt man nach dem Gegenstand der Entwicklungspsychologie, stößt man auf ein äußerst umfangreiches und vielseitiges Teilgebiet der Psychologie, das zahlreiche Verbindungen und Überschneidungen mit anderen Teilgebieten aufweist – vor allem mit der Allgemeinen Psychologie, der Persönlichkeitspsychologie, der Tiefenpsychologie, der Sozialpsychologie und der Klinischen Psychologie –, auf denen sie entweder aufbaut oder deren Erkenntnisse sie in ihr Forschungsgebiet einbezieht. Darüber hinaus stellt die Entwicklungspsychologie eine Grundlagenwissenschaft der Pädagogik und der Pädagogischen Psychologie dar, denn jeder gute Unterricht sollte dem Prinzip der Entwicklungsgemäßheit folgen.

Gegenstand der Entwicklungspsychologie

1. Orientierung über den Lebenslauf
2. Prognose der Ausprägung und Veränderung von Personenmerkmalen
3. Ermittlung von Entwicklungsbedingungen und
4. Begründung von Entwicklungszielen

3.1.1.1. Orientierung über den Lebenslauf

Die Orientierung über den Lebenslauf ist eine der Aufgaben der Entwicklungspsychologie.

Was hat man von einem Säugling, einem Volksschulkind, einem Jugendlichen, einem Erwachsenen, einem Senior zu erwarten? Welche Kompetenzen, Einstellungen und Interessen darf man voraussetzen? Welche Anforderungen sind angemessen? Wann ist Schutz und Schonung notwendig? Auf welches Alter sollen die Geschäftsfähigkeit, die Strafmündigkeit, die Volljährigkeit, die Heiratsfähigkeit, die Altersgrenzen zu verschiedenen Berufen (Sozialberufe, Psychotherapie) festgelegt werden? In welchen Entwicklungsperioden treten welche typischen Krisen oder Probleme auf? Was ist in welchen Altersperioden zu vermeiden, damit kein bleibender Schaden entsteht?

Die Entwicklungspsychologie hat die Aufgabe, Antworten auf diese Fragen bereitzustellen. Ein wichtiger Teilbereich ist bis heute die allgemeine Orientierung über Leistungen, Erwerbungen und Probleme der verschiedenen Altersstufen. Entwicklungstests machen interindividuelle Unterschiede für die Beurteilung des Entwicklungsstandes objektiv messbar und informieren darüber, ob die Entwicklung beschleunigt, verzögert, stillstehend oder regressiv ist. Dabei geht es um Fragen, die für weitere praktische Aufgaben relevant sind, wie z.B. Entwicklungsdiagnosen und -prognosen für Entwicklungsinterventionen. Die Auseinandersetzung damit macht die Entwicklungspsychologie zu einem Führer durch den Lebenslauf für alle, die ihr eigenes Leben gestalten wollen oder andere bei der Gestaltung ihres Lebens beraten oder unterstützen wollen.

3.1.1.2. Prognose der Ausprägung und Veränderung von Personenmerkmalen

Eine Vielzahl von Entscheidungen – etwa die Auswahl von Unterrichtsstoffen, die Zuordnung des Sorgerechts, die Einleitung einer Psychotherapie oder die Bestrafung eines Vergehens – setzt entwicklungspsychologische Kenntnisse oder Meinungen voraus. Jede notwendige Maßnahme fußt auf mehr oder weniger sicheren Prognosen der weiteren Entwicklung. Ohne Vorhersagen von Entwicklungsverläufen, drohenden Störungen oder spontanen Remissionen (Besserungen) von Störungen fehlt einer Entscheidung diese rationale Grundlage. Es stellt sich die Frage, ob sich Schulerfolg, Erfolg im Beruf, Harmonie in der Ehe, Bewältigung von Lebenskrisen oder das Auftreten pathologischer Störungen langfristig prognostizieren lassen. In der Regel bleibt ein hohes Irrtumsrisiko, weil (a) nicht alle Einflussfaktoren bekannt sind, (b) nicht alle interindividuell wirkenden Einflüsse vorhersehbar sind, (c) grundsätzlich Freiheiten zur Selbstgestaltung der eigenen Entwicklung anzunehmen sind.

Entwicklung ist in vielen Bereichen „plastisch", d.h. nicht durch Anlagen und vorausgegangene Entwicklungsschritte völlig determiniert, sondern beeinflussbar und gestaltbar.

3.1.1.3. Ermittlung von Entwicklungsbedingungen

Die Entwicklungspsychologie untersucht erstens die kurzfristigen und langfristigen Auswirkungen von Einflussfaktoren, beispielsweise die Vermutungen über die Spätfolgen von Kindheitserlebnissen. Dabei dürfen nicht nur die aktuellen Wirkungen beurteilt werden. Manche kurzfristig unangenehme und stressreiche Belastung – z.B. die zeitweilige Trennung eines Kleinkindes von der Mutter – muss langfristig keine negativen Auswirkungen haben. Wird sie bewältigt, ist die Person für künftige Belastungen dieser Art besser gerüstet. Zweitens beschäftigt sich die Entwicklungspsychologie damit, inwieweit der bereits erreichte Entwicklungsstand eine Rolle für die weitere Entwicklung spielt: Es wird geprüft, ob Effekte und Effizienz von Einflussfaktoren Funktionen des erreichten Entwicklungsniveaus (des Wissens, der Kompetenzen, der Interessen usw.) sind. Eine Einflussbedingung mag förderlich sein, wenn sie zur rechten Zeit kommt, löst eventuell Fehlentwicklungen aus, wenn sie zu früh erfolgt, und kann ohne Wirkung bleiben, wenn sie zu spät erfolgt.

Einflussfaktoren als Entwicklungsbedingungen

8 Monat kritische Phase
8 Lm kritische Phase
erkennt zum 1. Mal Bezugsperson

3.1.1.4. Begründung von Entwicklungszielen

Wenn die Entwicklungspsychologie etwa aufzeigt, dass die spezifischen Formen der Entwicklungsumwelt, der Eltern-Kind-Interaktion, des schulischen Unterrichts, der beruflichen Arbeit usw. Einfluss auf die künftige Entwicklung haben, dann werden dadurch auch Entwicklungsziele angeboten. Bringt die Forschung Hinweise darauf, wovon die Entwicklung abhängt, wie man Fehlentwicklungen vermeiden und Ziele erreichen kann, werden Zielentscheidungen möglich und verlangt, wo vorher nur Schicksalsergebenheit oder „fromme Wünsche" möglich waren.

Die Entwicklungspsychologie zeigt Bedingungen zur Erreichung von Entwicklungszielen auf.

3.1.2. Definition von Entwicklungspsychologie

Der Gegenstand der Entwicklungspsychologie lässt sich aus den Forschungsfragen zur Lösung praktischer Probleme beschreiben. Die empirische Forschung ermittelt, welcher Art die Veränderungen (= Entwicklung) sind, wie sie ausgelöst werden, wie stabil sie sind, welche Folgen sie haben, wie sie miteinander verflochten sind, welche interindividuellen Unterschiede es gibt. Der Problemkreis der Entwicklungspsychologie wird daher heute folgendermaßen definiert:

Diese Definition ist absichtlich sehr weit gehalten, damit das breite Spektrum der Forschungsarbeit abgedeckt werden kann.

Die Entwicklungspsychologie beschäftigt sich mit den Veränderungen des Verhaltens und Erlebens des Menschen im Laufe seines gesamten individuellen Lebens und versucht die Faktoren, die diese beeinflussen, zu entschlüsseln.

3.1.3. Geschichte und Methoden der wissenschaftlichen Entwicklungspsychologie

Wie die wissenschaftliche Psychologie selbst ist auch die Entwicklungspsychologie eine relativ junge Disziplin. Ihre Anfänge liegen im 19. Jahrhundert. Den entscheidenden Impuls für die Beschäftigung mit Kindern und Jugendlichen lieferte 1859 das Buch „On the Origin of Species" (Über den Ursprung der Arten) von Charles Darwin (1809-1882). Er beschrieb die Entwicklung der Arten von den einfachsten Formen über die höher entwickelten bis zum Menschen. Es lag nahe, auch im seelischen Bereich nach ähnlichen Entwicklungslinien zu suchen. Darwin beobachtete zwei Jahre lang die Entwicklung seines ersten Kindes und veröffentlichte 1877 eine biografische Aufzeichnung darüber. Damit schuf er die Grundlagen für die bis heute wichtige **biografische Methode.**

Von der biografischen Methode (Beschreibung) über die systematische Untersuchung von größeren Gruppen von Kindern zur Erklärung entwicklungspsychologischer Befunde

In der Folge entstanden mehrere Säuglings- und Kinderbiografien in Form von Tagebüchern (auch heute führen viele Mütter freiwillig Protokoll über ihre Beobachtungen). Das Buch „Die Seele des Kindes" (1882) von Willhelm Preyer (1841-1897) oder die Aufzeichnungen des Ehepaares Clara und Willhelm Stern (1914) und diejenigen Jean Piagets (1936, 1937, 1945) über die Beobachtungen der eigenen Kinder wurden in diesem Zusammenhang zu wahren Fundgruben der Entwicklungspsychologie der frühen Kindheit. Den nächsten Schritt stellte die systematische Untersuchung von größeren Gruppen von Kindern dar. Stanley Hall (1846-1924), einer der Mitbegründer der empirischen Psychologie, entwickelte die Fragebogenmethode, um vergleichende Angaben von großen Gruppen von Kindern zu erhalten. Damit war es möglich, Unterschiede zwischen verschiedenen Kindern zu entdecken und nach Ursachen dafür zu suchen. Von der bloßen **Beschreibung** konnte man zur **Erklärung** entwicklungspsychologischer Befunde vorstoßen.

Wegweisend für die moderne Entwicklungspsychologie war die Erkenntnis, dass Kinder nicht einfach kleine Erwachsene sind. So entscheidend dies war, so bedeutete es andererseits, dass man zunächst von der Vorstellung ausging, der Heranwachsende sei eines Tages „fertig". Es wurde übersehen, dass sich Veränderungen auch jenseits des Jugendalters vollziehen und dass Entwicklung in der Kindheit sowie im Jugendalter nur zu verstehen ist, wenn man mit einbezieht, was aus dem Heranwachsenden geworden ist.

Ende des 19. Jahrhunderts entstanden an mehreren Universitäten Forschungsstätten, die sich speziell der Kinder- und Jugendpsychologie widmeten.

Schulen der wissenschaftlichen Entwicklungspsychologie

Wiener Schule (Vertreter: Charlotte Bühler, Hildegard Hetzer, Lotte Schenk-Danzinger)
Genfer Schule (Vertreter: Jean Piaget)
Pariser Schule (Vertreter: Alfred Binet)
Amerikanische Schule (Vertreter: Arnold Gesell)

Zur gleichen Zeit konzipierte Sigmund Freud (1856-1939) außerhalb der akademischen Psychologie seine Theorie der Persönlichkeits- und Neurosenentwicklung, die später nicht nur die Entwicklungspsychologie maßgeblich beeinflusste. In den Anfängen der Kinder- und Jugendpsychologie spielten die biografische Methode und die Beobachtung von Kindern in ihren natürlichen Lebensumwelten eine große Rolle – eine Vorgangsweise, die heute mit verbesserten Methoden wieder an Bedeutung gewinnt. An der Wiener Universität wurde ein Forschungskindergarten zum Studium des kindlichen Verhaltens eingerichtet, der immer noch besteht.

Der Einfluss der **Experimentellen Psychologie** brachte eine gewisse Abkehr von diesen Methoden. Die freie Beobachtung wurde von der **systematischen Beobachtung** und vom stärker kontrollierenden **Laborexperiment** abgelöst.

Die Entwicklungspsychologie übernimmt und wendet die Methoden der experimentellen Psychologie an.

Ein Markstein in der Geschichte der Entwicklungspsychologie war der **Behaviorismus** mit seiner Betonung der Steuerbarkeit des Verhaltens von außen. Erklärungsmodelle, die auch innerpsychische Bedingungen des Verhaltens beschrieben, wurden als „unwissenschaftlich" abgetan. Erst in den 50er Jahren des 20. Jahrhunderts traten Ideen eines extremen Behaviorismus in den Hintergrund, womit innerpsychische Bedingungen des Verhaltens (kognitive Psychologie) stärker beachtet wurden. Besonders der Gedanke, dass Beziehungen zwischen frühen Erfahrungen und späteren Entwicklungen bestehen (Freud), hat die Theorienbildung in der Entwicklungspsychologie mitgeprägt. Neueren Datums ist der Einfluss der Theorien zum sozialen Lernen (Bandura, 1976).

Entwicklungspsychologie

3.1.4. Von der Kinder- und Jugendpsychologie zu einer Entwicklungspsychologie der gesamten Lebensspanne

Entwicklung findet auch im höheren und hohen Erwachsenenalter statt.

Krisen in der ~~Mitte~~ mittleren Jahre.

life-span development

Mit der zunehmenden Forschungsarbeit der Entwicklungspsychologie zeigte sich, dass eine Beschränkung auf das Kindes- und Jugendalter nicht möglich ist. Entwicklung endet nicht im frühen Erwachsenenalter, nach der Adoleszenz (etwa mit 18 bis 20 Jahren), wie in fast allen älteren Lehrbüchern vermittelt wurde. Die Entwicklung der Intelligenz etwa ist nicht, wie man zunächst glaubte, mit 16 Jahren abgeschlossen. Krisen in der Lebensmitte erweisen sich als mitbestimmt durch Erfahrungen in der Kindheit und im Jugendalter. Die wachsenden und wechselnden Anforderungen der Berufs- und Lebenswelt („lebenslanges Lernen") spielen eine wesentliche Rolle für die gesamte Entwicklung. Damit repräsentiert das Erwachsenenalter einen ganz entscheidenden Lebensabschnitt, in dem Entwicklung stattfindet.

Von der defizitorientierten Sichtweise zu einer ressourcenorientierten Sichtweise

Den Aufschwung einer **entwicklungspsychologischen Gerontologie** (die für die praktische Arbeit der Gesundheits- und Krankenpflege überaus bedeutsam ist) leitete die Entwicklungspsychologin Ursula Lehr mit ihren Beiträgen über die „Interventionsgerontologie" (1979) und die „Psychologie des Alterns" (1987) ein. In der Gerontologie, wo früher biologisches Denken (Abbau, Zerfall) vorherrschte, traten dadurch andere Aspekte in den Vordergrund: dass psychologische Veränderungen im höheren Alter große *interindividuelle Differenzen* aufweisen und dass Faktoren wie die beruflichen und familiären Anforderungen, die selbst gewählten und erreichten Ziele, die Aktivitäten, der Gesundheitsstatus, die sozialen und materiellen Ressourcen den Status und die Entwicklung im Alter wesentlich beeinflussen.

Ohne Zweifel ist das höhere Lebensalter eine Periode, für die eine Häufung von Verlusten typisch ist: auf neurobiologischem Niveau (bezüglich der Sinnesfunktionen, der Motorik, einiger kognitiver Funktionen, der Körperkraft, der weiblichen Reproduktionsfähigkeit) und auf sozialer Ebene (Verlust von Sozialpartnern, weniger gesellschaftliche Aufgaben und Positionen, damit weniger Ansehen und schließlich auch weniger Selbstständigkeit). Von besonderem Interesse für die Entwicklungspsychologie der Lebensspanne bleibt natürlich die Frage, *welche Wachstumsmöglichkeiten im Erwachsenenalter und höheren Alter* bestehen. Diese sieht man heute vor allem in sozialer Intelligenz, Lebenswissen und Lebensweisheit:

Das Beispiel „Weisheit" zeigt, dass Entwicklung nicht im frühen Erwachsenenalter endet (aus: Oerter/Montada, Entwicklungspsychologie, 1995, S. 13-14).

Am Berliner Max-Planck-Institut wurde Weisheit in der Auseinandersetzung mit schwierigen und nur mit Unsicherheiten zu lösenden Lebensproblemen messbar gemacht und untersucht. Was sagt und rät man einem 14 Jahre alten Mädchen, das schwanger ist? Wie handelt man, wenn ein Freund anruft und ankündigt, dass er sich umbringen will? Wie könnte eine ältere Frau, die gerade eine Berufstätigkeit beginnen will und erfährt, dass ihr Sohn und ihr Enkel vor einem schwierigen Familienproblem stehen und ihre Hilfe brauchen, die nächsten Jahre

> planen? Um weise Stellung nehmen zu können zu schwierigen und unsicheren Fragen, braucht man (1) faktisches Wissen über grundlegende Fragen des Lebens, (2) strategisches Wissen über den Umgang mit diesen, (3) die Fähigkeit, Wertvorstellungen und Lebensziele zu relativieren, (4) die Fähigkeit, in Kontexten und wandelnden Bedingungen des menschlichen Handelns und gesellschaftlicher Entwicklung zu denken und schließlich (5) Akzeptieren von Ungewissheit, Wissen um die Begrenztheit des eigenen Wissens und um die Unvorhersehbarkeit der Zukunft. Indikatoren für eine weise Art der Auseinandersetzung mit solchen Problemen sind: Vermeiden vorschneller Entscheidungen, Sammeln relevanter Informationen, Sammeln verschiedener Deutungs-, Wertungs- und Handlungsoptionen, Abschätzen der Vor- und Nachteile verschiedener Handlungsalternativen, Denken in längeren Zeiträumen u. a. m.
>
> Untersuchungen über die Entwicklung der Weisheit belegen, dass nicht alle alten Menschen weise sind, sie belegen aber auch, dass im Bevölkerungsdurchschnitt Weisheit im Alter nicht frühzeitig abnimmt. Es gibt Belege dafür, dass die Weisheit im Zuge der Auseinandersetzung mit den Problemen des Lebens wächst.

Diese und ähnliche Forschungsarbeiten führten dazu, dass man den Gedanken einer eigenen Kinder- und Jugendpsychologie zu Gunsten einer „Entwicklungspsychologie unter dem Aspekt der gesamten Lebensspanne“ (life-span development psychology) fallen ließ. Das trifft sich auch mit der Alltagserfahrung, dass jeder Lebensabschnitt durch neue Aufgaben und typische Anforderungen gekennzeichnet ist.

3.1.5. Entwicklungspsychologie als empirische Wissenschaft

Empirie – auf Erfahrung basierende Erkenntnisse

Die Entwicklungspsychologie ist eine empirische Wissenschaft und betreibt „Tatsachenforschung“. Dazu setzt sie – wie die Psychologie auch – moderne Forschungsmethoden ein, um zu vermeiden, dass „subjektive Eindrucksurteile“ entwicklungspsychologische Entscheidungen begründen. Die Entwicklungspsychologie greift dabei sowohl auf (a) qualitative (deskriptive Explorationsstudien wie die erzählende und interpretierende Beschreibung der Bewältigungsversuche von Lebenskrisen) als auch auf (b) quantitative Forschungsmethoden zurück. Die mathematisch-statistische Bearbeitung der gewonnenen Daten (Untersuchungen in Form von systematischen Beobachtungen, Befragungen und Experimenten) erfolgt in „Querschnittuntersuchungen“ (Untersuchungen zu einem bestimmten Zeitpunkt) und „Längsschnittstudien“ (Untersuchungen von mehreren Zeitpunkten über Jahre hinweg). Darüber hinaus werden für die entwicklungspsychologische Diagnostik eine Reihe von diagnostischen Verfahren wie Entwicklungstests, Intelligenztests, Berufseignungstests usw. herangezogen.

Tabularasa oder mensch ist ein weisses Blatt aus dem man alles machen kann + Vererbungstheorie

3.1.6. Vererbung oder Umwelteinfluss

Eine Mutter antwortet auf die Frage, wem ihr Sohn ähnlich sei: „Eigentlich ist er mir ähnlich. Ich hatte als Kind auch so helle Haare, und die blauen

Augen hat er auch von mir. Aber den Zorn hat er von seinem Vater." Hat die Mutter Recht? Ja, was die Haar- und Augenfarbe betrifft. Das sind vererbte Merkmale. Nein, was den Zorn angeht. Diese Eigenschaft hat das Kind nicht geerbt, sondern vom Vater gelernt. *Vererbt* ist jener Anteil am Entwicklungsgeschehen, der in der Genstruktur vorprogrammiert ist: einerseits die *strukturell-genetischen* Merkmale, die bewirken, dass überhaupt ein Mensch und nichts anderes sich entwickelt, mit den Dispositionen zum Erlernen der Sprache, zur Gewissensbildung und zur Bindungsfähigkeit, andererseits die *individuell-genetischen* Merkmale der körperlichen Erscheinung, der Vitalität und der Sensibilität. Vererbt ist auch die Obergrenze der Entfaltbarkeit von Intelligenz und Spezialbegabungen.

Erbanlagen brauchen für ihre Entwicklung eine geeignete Umwelt, von der Befruchtung an in allen Lebensperioden. Bis heute entbrennen aber heftige Kontroversen über die Frage, ob den individuellen Erbanlagen oder den individuell erfahrenen Umwelteinflüssen mehr Gewicht bei der Entwicklung von Fähigkeiten, Motivationen, psychologischen Merkmalen und Störungen zukomme. Diskussionen sind insofern verständlich, als sich erhebliche praktische Konsequenzen aus der Beantwortung dieser Fragen ergeben. Würde die Vererbung die Entwicklung determinieren, könnte man nur über eugenische (erbschädigende Einflüsse verhindernde) Maßnahmen Einfluss nehmen; wäre die Umwelt der wesentliche Entwicklungsfaktor, wären Bildungs-, Familien-, Wirtschafts- und sozialpolitische Maßnahmen leicht möglich.

Zur Begründung von Entwicklung hat sich die multifaktorielle Sichtweise (interaktionstheoretischer Ansatz) durchgesetzt.

Die moderne Entwicklungspsychologie vertritt heute eine multifaktorielle Begründung von Entwicklung. Körperliches und Seelisches, Anlage und Umwelteinflüsse, faktische Gegebenheiten der äußeren Umwelt (z.B. Trennungserlebnisse) wie deren subjektive Verarbeitung treten in eine Wechselwirkung und in ein Ergänzungsverhältnis (Interaktionsansatz von Anlage und Umwelteinflüssen) und bestimmen letztlich Entwicklung. Bei vielen Störungen und Erkrankungen dürften nach heutigen Erkenntnissen aber Anlagefaktoren die größere Rolle spielen. So existiert eine Reihe von Störungen und Erkrankungen, für die es genetische Dispositionen gibt. Ob diese Dispositionen jemals manifest werden, hängt vom weiteren Lebensweg und auch von den Belastungen und Hilfen ab, die der Mensch erfährt.

3.1.7. Weitere Modellvorstellungen für die Erklärung von Entwicklung

Die Entwicklungspsychologie bietet neben dem Verhältnis Anlage : Umwelt noch weitere Ansätze und Konzepte zur Erklärung von Entwicklung.

3.1.7.1. Reifung

In der Entwicklungspsychologie werden beobachtete Veränderungen auf Reifung zurückgeführt, die gengesteuert, universell in einer

Altersperiode und weitgehend ohne Zutun der Umwelt auftritt (z.B. das umfangreiche Verhaltensrepertoire des Säuglings, das nicht durch extern gesteuertes Lernen erworben wird; oder das universell selbstständige Gehen um den 12./13. Lebensmonat; oder Zweiwortsätze um den 18. Lebensmonat; oder die Reifung der Keimdrüsen, die für die Entwicklung der Geschlechtsorgane und der sekundären Geschlechtsmerkmale während der Pubertät sorgt). Es gibt keine Möglichkeiten, den Erwerb dieser Kompetenzen durch Lernanordnungen deutlich vorzuverlegen, und jede für den Menschen normale Umwelt reicht für ihre Entwicklung aus.

Anwendung, Gegenstand und Definition

Reifungsprozesse sind weitgehend gengesteuert, müssen aber mit der Umwelt im Kontext stehen, d.h. es müssen Minimalbedingungen durch die Umwelt gegeben sein, damit es nicht zu Retardierungen kommt (Entwicklungsrückstand).

3.1.7.2. Reifestand und sensible Perioden

Die Konzepte Reifestand und sensible Periode hängen eng mit Reifung zusammen. Es muss ein gewisser Entwicklungsstand gegeben sein, damit Erfahrungen auf fruchtbaren Boden fallen oder damit effizient geübt werden kann. Jede Mutter kann beobachten, dass dem Kind – zur rechten Zeit begonnen – mit wenig Aufwand die Kontrolle über die Blasenentleerung, selbstständiges Gehen oder Fahradfahren beigebracht werden kann. Versucht man das „zu früh", ist es mühsam, langwierig und vielfach zum Scheitern verurteilt, da die Voraussetzungen für den Erwerb erst mit einem gewissen Entwicklungs- oder Reifestand gegeben erscheinen.

In vielen Phasenlehren wurde angenommen, dass solche Erwerbsvoraussetzungen nach einem inneren Bauplan verlaufen und nicht durch Unterricht und Erziehung vermittelt werden können. Heute weiß man, dass durch geeignete Lernmethoden bestimmte „altersgebundene Leistungen" (z.B. Lesenlernen) durchaus auch früher erworben werden können. Auch der häufig beobachtete Abfall der Gedächtnisleistung im höheren Alter muss nicht durch „Altern" (= ein Reifezustand) bedingt sein. Die in der Regel geringeren Leistungen älterer Menschen in Gedächtnistests lassen sich nicht nur durch eine Reduktion der Speicherkapazität des Gehirns erklären, sondern auch durch wenig effiziente Nutzung von Gedächtnisstrategien. Grund dafür ist, dass das Einprägen neuer Inhalte im höheren Alter normalerweise nicht mehr verlangt wird. Eine solche „Disuse-Theorie" (= Leistungsschwäche wegen mangelnder Übung) lässt darauf schließen, dass der beobachtete Leistungsabfall bei jenen Personengruppen, die bis ins höhere Alter entsprechenden Anforderungen genügen müssen, nicht auftritt, wofür es empirische Belege gibt. Inzwischen ist nachgewiesen, dass im Alter zwar ein Kapazitätsabbau erfolgt, dass aber gesunde alte Menschen über ausreichende Reservekapazitäten verfügen, um ihre Gedächtnisleistungen bei geeignetem Training erheblich zu steigern. Wenn man das weiß, kann man präventiv und korrektiv handeln.

Die Konzepte Reifestand und sensible Perioden (Entwicklungsabschnitt) haben in der Entwicklungspsychologie eine gewisse Bedeutung erlangt – allerdings ist die empirische Basis dieser Konzepte in vielen Bereichen unsicher.

Die Kindheit wird als besonders sensible und verletzliche Periode angesehen, in der ungünstige Erfahrungen traumatisch wirken und nachwirken können. Wenn etwa Kompetenzen für den Umgang mit Gefah-

ren oder die Unterscheidung von Realität und Irrealem (Traum, Märchen, Fantasie mit mancherlei angsterzeugendem Gehalt) fehlen, kann die Kindheit zu einer kritischen Phase für die Entstehung von Ängsten werden.

3.1.7.3. Entwicklung durch Sozialisation und Erziehung

Interessant sind neuere Ansätze zur Erklärung von Entwicklung, etwa durch Erziehung und Sozialisation. Der Umfang von Sozialisation lässt sich daran messen, was ein Mensch aus einer fremden Kultur oder einer vergangenen Epoche lernen müsste, um in unserer Kultur zu leben: Sprache und Regeln der Rede, den Sinn von Symbolen, Regeln des sozialen Umgangs und des Verhaltens in spezifischen Situationen, die Funktion von Werkzeugen und Kulturgütern, die Differenzierung sozialer Positionen, mit ihren Rechten und Pflichten, die Institutionen und ihre Funktionen, die Kenntnisse und Fertigkeiten in wenigstens einem Beruf, die Werte- und Glaubenssysteme und Ideologien, die Sitten, das Recht, die Bräuche, die Moden usw.

Sozialisation erfolgt durch Anleitung und Anforderung, durch Information und Belehrung, durch Beobachtung und Nachahmung von Vorbildern, durch Strafen und Belohnungen usw. In diesem Prozess sind die Familie, die Schule, der Beruf, die Freunde, die Medien und andere Einflussfaktoren beteiligt. Dieses Lernen – und damit Entwicklung – ist nie zu Ende, da sich auch Gesellschaften und Kulturen kontinuierlich verändern. Unsere Gesellschaft ist nicht einheitlich, sondern pluralistisch hinsichtlich ihrer Wertsystemen, Religionen und Ideologien. Sie ist nicht statisch, sondern dynamisch: Wissenschaft, Wirtschaft, Technik, Künste, Sprache, soziale Institutionen sind in ständigem Wandel. Sie ist nicht geschlossen, sondern offen gegenüber Einflüssen aus anderen Kulturen. Auf die Moderne folgt die Postmoderne, die Wirtschaftsmärkte erfordern ständige Innovationen, traditionelle Berufe verschwinden, neue kommen hinzu usw.

Sozialisation bedeutet lebenslanges Lernen auf vielen Gebieten – und damit Entwicklung.

3.1.7.4. Entwicklung durch die Bewältigung von Entwicklungsaufgaben

Weitere Erklärungen von Entwicklung gewinnen zunehmend an Bedeutung, etwa jene wie *Entwicklung durch Bewältigung von Entwicklungsaufgaben, Problemen und Krisen.* Belastende Ereignisse haben in der Entwicklungspsychologie immer eine Rolle gespielt, allerdings mehr in der Erklärung von Entwicklungsstörungen als in der Erklärung positiver Entwicklungsverläufe. Freud (1920) machte bekanntlich traumatische Erfahrungen in der Kindheit für die Entwicklung von Neurosen und anderen Formen der Psychopathologie im späteren Leben verantwortlich. Als auslösende Bedingungen wurden Niederlagen, Verluste und Problembelastungen angesehen.

Eine Häufung kritischer Lebensereignisse, die eine Umstellung von Lebensplänen und Handlungsroutinen notwendig machen (z.B. Krankheiten, finanzielle bzw. ökonomische Verluste, Unfälle, Berufswechsel, Eheschließung, Geburt eines Kindes oder Geschwisters, Scheidung, Orts- und Schulwechsel, Arbeitslosigkeit, Behinderungen, Viktimisierungen (Opfer) durch Verbrechen, Verlust nahe stehender Personen durch Tod usw.) wurden als Auslöser von Depressionen und anderen Formen der Psychopathologie gesehen. In diesem Zusammenhang stehen Stress und Überforderung durch ein Problem oder Ereignis im Vordergrund. Positive Entwicklungsfolgen können eintreten, wenn die Betroffenen Lösungen finden. Probleme, Krisen, auch Verluste und Niederlagen können als Anforderungen und Herausforderungen wirken, deren Meisterung Kompetenzgewinn und Steigerung von Selbstvertrauen bedeuten.

Anwendung, Gegenstand und Definition

Entwicklung durch herausfordernde Probleme, Krisen und Ereignisse im Lebenslauf

Mittlerweile sind zahlreiche **Entwicklungsaufgaben** beschrieben worden, deren Bewältigung Entwicklung erfordert. Dazu gehören die Kontrolle der Ausscheidungsfunktion, das Ertragen einer Trennung von Betreuungspersonen, die Anpassung an schulische Anforderungen, die Berufsfindung, die Familiengründung, die Bewältigung des Verlustes der Berufsrolle, die Bewältigung des Verlustes sozialer Rollen im Alter, die Meisterung von Gesundheitsproblemen, der Verlust von Partnern und Freunden, das Akzeptieren der eigenen Lebensgeschichte, das Akzeptieren einer Minderung physischer und geistiger Fähigkeiten bis hin zur Akzeptanz der Endlichkeit des eigenen Lebens.

Die Bewältigung von Entwicklungsaufgaben heißt: neue Lösungen suchen, neue Einsichten gewinnen, sich neue Fertigkeiten aneignen, neues Wissen erwerben und neue Ziele wählen oder aufbauen.

Die Auseinandersetzung mit vorgegebenen Entwicklungsaufgaben macht aber nur einen Teil der persönlichen Entwicklungsaufgaben aus. Der sich entwickelnde Mensch und seine Partner setzen darüber hinaus eigene, persönliche Ziele und gestalten Projekte (z.B. Partnerschaft). Weil der Lebenslauf als eine Abfolge von Entwicklungsaufgaben, als eine Sequenz von Problemen verstanden werden kann, ist zu vermitteln, dass jedes Problem – von den kleinen, alltäglichen bis zu den großen, das Leben beeinflussenden Veränderungen – eine Herausforderung und eine Gelegenheit ist, zu lernen und neue Einsichten sowie neue Kompetenzen zu entwickeln.

Entwicklung wird sowohl durch die Anlagefaktoren mit ihren Reifeprozessen als auch durch Umwelteinflüsse gesteuert, die durch Sozialisation und Erziehung sowie die Auseinandersetzung mit Entwicklungsaufgaben gekennzeichnet sind. Damit vertritt die Entwicklungspsychologie einen interaktionstheoretischen Ansatz bei der Steuerung von Entwicklung. miteinander handeln

Viele Probleme und Krisen werden lange als traumatische Ereignisse erinnert, als Herausforderungen oder als Wendepunkte, die dem Leben eine neue Richtung gaben, eine Reorganisation der Lebenspläne oder ein neues Selbstkonzept notwendig machten. So gesehen können Veränderungen Gewinne darstellen und müssen nicht Störungen verursachen.

3.1.8. Zusammenfassung

Angehörige des gehobenen Dienstes für Gesundheits- und Krankenpflege üben ihren Beruf unmittelbar am oder für den Menschen aus, vor allem

dann, wenn dieser behindert, krank, schwer krank oder sterbend ist – und dies kann zu allen Zeitpunkten seines Lebenslaufes der Fall sein. Entwicklungspsychologische Erkenntnisse tragen zur Lösung praktischer Probleme bei, indem sie Fragen beantworten, die für die berufliche Gesundheits- und Krankenpflege von Bedeutung sind.

Die Entwicklungspsychologie ist ein umfangreiches und vielseitiges Teilgebiet der Psychologie und Pädagogik. Den Gegenstand bestimmen Fragestellungen aus der Praxis: (1) die Orientierung über den Lebenslauf, (2) die Prognose der Ausprägung und Veränderungen von Personenmerkmalen, (3) die Ermittlung von Entwicklungsbedingungen und (4) die Begründung von Entwicklungszielen.

Ohne Vorhersagen von Entwicklungsverläufen, drohenden Störungen oder spontanen Remissionen von Störungen fehlt einer Entscheidung die rationale Grundlage. Es bleibt aber ein hohes Irrtumsrisiko, weil (a) nicht alle Einflussfaktoren bekannt sind, (b) nicht alle interindividuell wirkenden Einflüsse vorhersehbar sind und (c) grundsätzlich Freiheiten zur Selbstgestaltung der eigenen Entwicklung anzunehmen sind. Entwicklung ist daher in vielen Bereichen „plastisch".

Der Problemkreis der Entwicklungspsychologie wird daher heute folgendermaßen definiert: Die Entwicklungspsychologie beschäftigt sich mit den Veränderungen (= Entwicklung) des Verhaltens und des Erlebens des Menschen im Laufe seines gesamten individuellen Lebens und versucht die Faktoren, die diese steuern, zu entschlüsseln.

Darüber hinaus untersucht die Entwicklungspsychologie die kurzfristigen und langfristigen Auswirkungen von Einflussfaktoren, beispielsweise die Vermutungen über die Spätfolgen von Kindheitserlebnissen oder die Rolle des erreichten Entwicklungsstandes als Bedingung für die weitere Entwicklung. Indem die Entwicklungspsychologie aufzeigt, dass spezifische Formen der Entwicklungsumwelt Einfluss auf die künftige Entwicklung haben können, gibt sie auch Entwicklungsziele vor.

Am Beginn der wissenschaftlichen Entwicklungspsychologie spielten so genannte „Babybiografien" die entscheidende Rolle und begründeten die biografische Methode. Später kamen systematische Untersuchungen von größeren Gruppen von Kindern dazu, die Fragebogenmethode wurde entwickelt, die ersten „Entwicklungstests" wurden konzipiert. Damit konnte man zu Erklärungen für entwicklungspsychologische Befunde vorstoßen.

Mit zunehmender Forschungstätigkeit zeigte sich aber auch, dass eine Beschränkung der Entwicklungspsychologie auf das Kindes- und Jugendalter nicht möglich ist. Besonders deutlich machte dies Ursula Lehr, die Begründerin der entwicklungspsychologischen Gerontologie. Sie konnte zeigen, dass das Alter nicht nur durch Abbau und Zerfall determiniert ist, sondern dass es im höheren Alter große interindividuelle Unterschiede gibt und dass Entwicklung im Alter von vielen Faktoren abhängt. So ließ man den Gedanken einer eigenen Kinder- und Jugendpsychologie zu Gunsten einer „Entwicklungspsychologie unter dem Aspekt der gesamten Lebensspanne" fallen. Heute ist die Entwicklungspsychologie eine empi-

risch arbeitende Wissenschaft, die wie die Psychologie auf moderne qualitative und quantitative Forschungsmethoden zurückgreift.

Die Frage, ob Entwicklung eine Angelegenheit der Anlage oder eine der Umwelteinflüsse sei, ist nicht wirklich zielführend. Entscheidend ist die Erkenntnis, dass Entwicklung sowohl von den Anlagefaktoren mit ihren Reifeprozessen als auch von den Umwelteinflüssen gesteuert wird, durch Sozialisation und Erziehung sowie die Auseinandersetzung mit Entwicklungsaufgaben, die das Leben vorgibt. Anlagefaktoren und Umwelteinflüsse stehen miteinander in Interaktion, setzen gemeinsam Entwicklung in Gang und steuern sie.

3.1.9. Fragen zur Wissensüberprüfung

1. *Worüber versucht die Entwicklungspsychologie Antworten zu geben?*
2. *Welche Fragen stehen bei der Orientierung über den Lebenslauf im Vordergrund?*
3. *Lassen sich Schulerfolg, Erfolg im Beruf, Bewältigung von Lebenskrisen langfristig prognostizieren? Begründen Sie Ihre Entscheidung.*
4. *Welche Fragen untersucht die Entwicklungspsychologie im Zusammenhang mit den Entwicklungsbedingungen? Wovor warnt sie?*
5. *Wie wird der Problemkreis der Entwicklungspsychologie heute definiert?*
6. *Wie ist die wissenschaftliche Entwicklungspsychologie entstanden?*
7. *Welche Schulen der wissenschaftlichen Entwicklungspsychologie gibt es?*
8. *Beschreiben Sie kurz die Methoden der Entwicklungspsychologie.*
9. *Warum lässt sich Entwicklung nicht auf das Kindes- und Jugendalter beschränken?*
10. *Was sind die wesentlichen Aussagen der entwicklungspsychologischen Gerontologie?*
11. *Welche Position vertritt die Entwicklungspsychologie in der Frage, ob Entwicklung eher eine Angelegenheit der Anlage oder eine der Umwelteinflüsse ist?*
12. *Was bedeutet „Entwicklung durch Reifung"?*
13. *Fassen Sie das Konzept „Entwicklung durch Reifestand und sensible Perioden" zusammen.*
14. *Was beinhaltet das Konzept „Entwicklung durch Sozialisation"?*
15. *Was umfasst das Konzept „Entwicklung durch die Bewältigung von Entwicklungsaufgaben"?*

3.2. Frühe Kindheit

Die Einteilung der Lebensspanne in die Zeitabschnitte der frühen Kindheit, der Kindheit, des Jugendalters, des frühen, mittleren und höheren Erwachsenenalters bzw. Alters ist rein pragmatischer Natur (= anwendungs- und sachbezogen) und impliziert kein Stufenmodell der Entwicklung.

3.2.1. Frühe Kindheit als Lebensabschnitt

Die frühe Kindheit umspannt die Zeit von der Geburt – einschließlich der vorgeburtlichen Phase – bis etwa zum Ende des dritten Lebensjahres. Diese Zeitspanne wird in der englischsprachigen Literatur mit „Infancy" bezeichnet. Der Begriff stammt aus dem Spanischen und meint die Zeit des noch sprachlosen Kindes. Sicherlich sprechen manche Kinder schon mit zwei Jahren, die meisten psychologischen Forschungsverfahren bei Kindern dieses Alters setzen aber keine Sprachfähigkeit voraus.

3.2.2. Frühkindliche Entwicklungszeit im sozialhistorischen Kontext

Im Unterschied zu früheren Jahrhunderten haben heute fast alle Kinder (zumindest in den industrialisierten Ländern der Welt) die Chance, das Erwachsenenalter zu erreichen, auch solche mit größten Risiken. Zugleich haben sich die Lebens- und Aufwuchsbedingungen im Laufe der Zeit massiv verändert. Während von den 1865 (in den heute industrialisierten Ländern) geborenen Kindern kaum die Hälfte älter als fünf Jahre alt wurde, verstarben 1910 etwa 20% in den ersten Lebensjahren. In den 90er Jahren des 20. Jahrhunderts ist die Säuglingssterblichkeit in den meisten industrialisierten Ländern auf unter zehn Kinder je 1000 Geburten gesunken, eingerechnet Kinder mit so erheblicher Frühgeburt, dass sie noch vor wenigen Jahrzehnten keine Überlebenschance gehabt hätten. Damit ist, außer in den Ländern der Dritten Welt und in Kriegsregionen, in der Kindheitszeit nicht mehr das Überleben das wichtigste Problem, sondern die Optimierung der psychosozialen Rahmenbedingungen.

In Schweden hat man auf den Geburtenrückgang reagiert und das Karenzgeld sozial gestaffelt: Es richtet sich (a) nach dem letzten Verdienst und beträgt (b) mindestens 80% davon. Durch diese politisch sinnvolle Maßnahme stieg in Schweden die Kinderzahl in den letzten Jahren beachtlich. In Österreich werden derartige Überlegungen auch bereits diskutiert. Darüber hinaus nehmen in Schweden wesentlich mehr Väter Karenzurlaub in Anspruch, was in Österreich nicht der Fall ist.

Die Kinderzahl ist vor allem in den industrialisierten Ländern mit hohem Ausbildungsstand (besonders der Frauen) extrem zurückgegangen. Trotz enorm langer Lebenszeit gibt es in den industrialisierten Ländern mehr Todesfälle bei älteren Erwachsenen als Geburten, mehr Menschen über 65 als Kinder unter fünf Jahren, in vielen Großstädten bereits mehr alte Menschen über 65 als Kinder und Jugendliche unter 15 Jahren. Nur noch wenige Kinder wachsen mit mehr als einem Geschwisterkind auf. Entsprechend gibt es pro Kind immer mehr vertikale Verwandtschaft (Eltern/Stiefeltern, Großeltern, Urgroßeltern) und immer weniger laterale Verwandtschaft (Geschwister, Tanten und Onkel). Damit ändern sich auch die Familienstrukturen und die sozialen Beziehungen, in die ein Kind hineinwächst. Dieser demographischen Entwicklung der industrialisierten Länder steht die hohe Zahl von Kindern in den armen Ländern der Welt gegenüber, die allerdings unter oft desolaten Bedingungen aufwachsen müssen.

Auch das Verhalten der Eltern hat sich erheblich verändert: Tagesrhythmus, Essensgewohnheiten und Gesundheitsverhalten, häusliche

Anwesenheit und soziale Beziehungen, Erziehungsvorstellungen und Erziehungsverhalten. Hygiene und Technik haben im Haushalt und damit in der Erfahrungsumwelt selbst von Säuglingen und Kleinstkindern Einzug gehalten: künstliche Milch und spezielle Säuglingsnahrung, Papierwindeln, maximale Gesundheitsversorgung, technische Alltagserfahrungen (Telefon, Handys, Fernsehen, Video, Autofahren, Flugreisen usw.) und elektronisches Spielzeug.

3.2.3. Vorgeburtliche Entwicklung

Die wesentlichen Schritte der Organentwicklung und der Entwicklung der physiologischen Funktionen sowie einiger Verhaltensweisen werden in einer Tabelle auf S. 139 und S. 140 dargestellt.

Die Zeit von der Konzeption bis zur Geburt heißt in Bezug auf die werdende Mutter „Schwangerschaft" und in Bezug auf das werdende Kind „Gestationszeit". Sie beträgt bei termingerechter Geburt 40 Wochen, gerechnet vom Zeitpunkt der letzten Menstruation der Mutter. Den menschlichen Keim in den ersten acht bis zwölf Wochen der Gestationszeit nennt man „Embryo".
In dieser Zeit entwickeln sich die inneren Organe und Körperstrukturen. Ab dem dritten Monat der Schwangerschaft wird das werdende Kind als „Fötus" bezeichnet. Das Gehirn macht große Wachstumsschübe durch, das zentrale Nervensystem differenziert sich, die Organe nehmen ihre Funktion auf, und das Kind entwickelt motorische Aktivität.

Trotz Verhütungsmitteln (Kontrazeptiva) waren in den 80er Jahren nur etwa 5% der Schwangerschaften bewusst geplant, nur ein Drittel bis zur Hälfte zwar nicht ausgesprochen geplant, aber durchaus erwünscht. In Längs- und Querschnitterhebungen konnte nachgewiesen werden, dass nach Feststellung der Schwangerschaft bei den meisten Frauen zunächst eine Phase der Verunsicherung eintritt, die etwa die Embryonalzeit umfasst und zugleich auch die entscheidende Phase eines möglichen Schwangerschaftsabbruchs darstellt. Im Verlauf der Schwangerschaft wird der Kinderwunsch kontinuierlich stärker und erreicht seinen Höhepunkt kurz vor der Geburt. Zugleich verändern sich auch die Vorstellungen der Frauen über das Kind, beginnend als „Vorstellung im Kopf", technisch assistiert durch die erste klare Ultraschalluntersuchung.

Die ersten gespürten Kindesbewegungen (um die 20. Woche) werden von der werdenden Mutter als kontinuierlicher und persönlicher Lebensbeweis des Kindes wahrgenommen, als „das Kind im Bauch" mit eigenen Rhythmen und Absichten, mit dem sie zu kommunizieren beginnt. Mit Herannahen des Geburtstermines antizipiert die Frau das Kind als eigenständiges, kleines Lebewesen. Nach der eigentlichen Geburtsphase folgt eine Zeit der Erschöpfung, aber auch der Euphorie (1. Monat), danach eine mehrmonatige Phase der erlebten Herausforderung und Umstellung (2. bis 5. Monat) und schließlich die Zeit der Gewöhnung und Normalisierung.

3.2.4. Überblick über die vorgeburtliche Entwicklung des Kindes

Für die psychologische Entwicklung des Kindes sind vor allem (a) die Entwicklung des zentralen Nervensystems, (b) die Entwicklung der motorischen Verhaltensweisen sowie (c) die Entwicklung des intrauterinen Wahrnehmens und Lernens von Bedeutung.

3.2.5. Vorgeburtliche Risiken

Von jeweils 100 befruchteten Eizellen gelangen nur etwa 18 bis 20 zur Geburt. Die meisten sterben, nahezu unbemerkt von der Frau, bereits in den allerersten Wochen ab, und zwar im Allgemeinen vor der Einnistung in den Uterus. Weitere 10% sind spontane Fehl- oder Totgeburten mit einem Maximum an Fehlgeburten um die 10. und 15. Gestationswoche. Bei den überlebenden 30% der Embryonen beendet bei 30% bis 40% ein induzierter Abbruch die Weiterentwicklung. Die Ursache für die meisten spontanen Fehlgeburten dürften Entwicklungsfehler mit Todesfolge sein (z.B. Chromosomalfehler). Die häufigste Begründung für Schwangerschaftsabbrüche bis zur 12. Gestationswoche ist in den industrialisierten Ländern „schwere soziale Notlage" (ca. 80% der Abbrüche). Ab der 24./25. Gestationswoche kann, bei entsprechender Intensivpflege, ein frühgeborener Fötus überleben.

Etwa 3% der Kinder kommen mit Missbildungen der Gliedmaßen oder Organe (z.B. Hasenscharte, Herzfehler usw.) zur Welt. Die Ursachen (Teratogene) lassen sich nur schwer ermitteln. Neben anscheinend spontanen Fehlbildungen gibt es solche, die auf spezifische Medikamente, Alkohol oder Drogen, Umweltgifte oder Strahlenschäden, aber auch Infektionskrankheiten der Mutter zurückzuführen sind. Mit Ausnahme von Alkohol sind die ersten beiden Gestationswochen gewöhnlich nicht durch Teratogene beeinflussbar. Von der 3. bis 8. Gestationswoche üben sie vor allem auf Herz, zentrales Nervensystem, Augen, Ohren, Arme und Beine massiv schädigende Einflüsse aus, während sie in der Fötalzeit nur mehr mäßig schädigend wirken. Durch intensive medizinische Betreuung während der Schwangerschaft können heute gravierende Schäden für den Fötus meist vermieden bzw. durch Frühdiagnostik schwer wiegende Fehlbildungen für einen etwaigen Schwangerschaftsabbruch erkannt werden. Andererseits werden durch denselben medizinischen Fortschritt mehr geschädigte Föten ausgetragen und außergewöhnlich winzige Frühgeborene am Leben gehalten. Diese Kinder stellen nicht nur für Eltern, Mediziner, Hebammen und Pflegepersonal, sondern auch für Psychologen eine große Herausforderung dar. In den allermeisten Fällen verläuft die vorgeburtliche Entwicklungszeit jedoch ohne größere Probleme und ohne erkennbare nachgeburtliche Folgen.

Tabelle: Zusammenfassung der vorgeburtlichen Entwicklung des Kindes (nach: Oerter/Montada, Entwicklungspsychologie, 4. Aufl., 1998 S. 172-173)

3.2.6. Die Geburt aus entwicklungspsychologischer Sicht

40 Wochen bzw. 266 Tage nach der Konzeption oder 280 Tage nach der letzten Regelblutung der Mutter kommt das Kind zur Welt. Bei termin-

Alter	Größe, Gewicht	Organ- und physiologische Entwicklung	Verhaltensentwicklung
16 Tage	1 mm	Konzeption, drei Keimblätter mit Symmetrie, Orientierung (vorn/hinten, oben/unten, innen/außen, rechts/links). Noch keine Nervenzellen. Einnistung in den Uterus.	
18–20 Tage		Nervenplatte bildet sich, Bildung eines zentralen Nervensystems.	
22–25 Tage		Muskelzellen bilden sich entlang der Körpermitte, Aufteilung des Körpers in Segmente.	
4 Wochen	6 bis 8 mm	Innere Organe bilden sich, Knospung der Extremitäten, Wahrnehmungsorgane des Kopfes erkennbar: Augen, Ohren, Nasenflügel, Mund, Zunge.	
4–8 Wochen	8mm bis 2 cm	Innere Organe zeigen Ansätze von Funktionen, Hände und Füße bilden sich aus. Gehirn sendet Impulse.	Ende der 8. Woche: Erste Bewegungen. Unterscheidbare Bewegungsmuster. Gesamtbewegungen: Zusammenzucken, Schluckauf, isolierte Arm- und Beinbewegungen, Zurückbeugen und Rotation des Kopfes
8–12 Wochen	2 cm	Organdifferenzierung. Herzschlag, Leber produziert Blutzellen, Niere entzieht Harn aus dem Blut, Adrenalin und Androgen (aus den Hoden) nachweisbar. Alle für das Wahrnehmen und Erkunden notwendigen Organe sind im verkleinerten Maßstab vorhanden.	Um die 11. Woche: Erster Hand-Gesicht-Kontakt.
12–16 Wochen	9 cm	Erste Knochenzellen, Knorpelbildung, Formung von Finger- und Zehennägeln, Geschlechtsorgane differenzieren sich, Bildung der Stimmbänder. Starker Entwicklungsschub des zentralen Nervensystems.	Atembewegungen, Kieferbewegungen, Sich-Strecken, Gähnen, Vorbeugen des Kopfes, Zwinkern, Saugen und Schlucken, Schreitbewegung und „Salto rückwärts“, Bewegung der Finger- und Handgelenke. Bis zur 14. Woche Zunahme der Aktivität des ganzen Körpers. Ab etwa der 14. Woche Zyklen von Aktivitäts- und Ruhephasen.
16–20 Wochen	16 cm, 100 g	Untere Extremitäten wachsen verstärkt, Augenmuskeln sind ausgebildet.	Bewegungen des Fötus von der Mutter spürbar. Feine Gesichts- und Handbewegungen (Reflexe auslösbar). Viel spontane Aktivität. Bevorzugte Lage und Schlafhaltung. Wachzeiten wie beim Neugeborenen und Dämmerzustände (erste Differenzierung zwischen taktilen und Schmerzreizen).

21–24 Wochen	25 cm, 400 g	Knochenachse wird gestreckt, Hautstruktur erhält endgültige Form. Talgdrüsen funktionieren. Hautsinne sind ausgebildet. Um die 20. Woche: Wachstumsspurt des zentralen Nervensystems (im Falle vorzeitiger Geburt: beginnende Fähigkeit zu atmen und zu schreien).	
25–28 Wochen	30 cm, 700 g	Lanugohaar über den ganzen Körper, Augen voll ausgebildet mit Brauen und Wimpern. Viele Geschmacksknospen auf der Zunge. Flüssigkeitsabgabe über die Haut. Bis zur Geburt starke Zunahme der Hirnstromaktivität (extrauterin bedingt lebensfähig).	Anpassung der Körperhaltung z.B. an die Bewegungen der Mutter. Augenbewegungen bei geöffnetem Auge. Unregelmäßige Atembewegungen. Schlucken amniotischer Flüssigkeit (kann extrauterin bei Auslösung des Greifreflexes sein eigenes Gewicht halten).
29–32 Wochen	35 cm, 1200 g	Haarwuchs am Kopf. Einer der beiden Hoden ist in den Hodensack abgewandert. Der Muskeltonus nimmt bis zur Geburt von den Beinen aus zu den Schultern zu, die Stärke der Reflexe aber in Richtung vom Kopf zu den Füßen (bei vorzeitiger Geburt eigenständige Atmung möglich).	Unabhängiges extrauterines Überleben möglich. Fähigkeit zur Atmung, Schreien, Schlucken, viele spezialisierte Reaktionen, aber temperaturinstabil und sehr infektionsanfällig.
33–36 Wochen	45 cm, 2000 g	Straffung der Haut, Gewichtszunahme ca. 1/4 kg pro Woche. Ab der 35. Woche bestehen reife Synapsen und Axone zwischen den Sinneszellen („Schaltung" und damit Möglichkeit der Informationsaufnahme über die Sinne).	Sehr aktiv, Hören möglich, aber Umweltgeräusche werden von Herzschlag und Darmgeräuschen der Mutter überdeckt.
37–42 Wochen	51–54 cm, 3000 g und mehr	Zweiter Wachstumsspurt des Gehirns und Differenzierung der Hirnzellen. Die meisten Hirnzellen sind nun vorhanden. Absinken in den Geburtskanal. Geburt um die 40. Woche.	„Mithören" des extrauterinen akustischen Geschehens möglich, mit mütterlichem Herzschlag und Darmgeräuschen als „Hintergrundmusik". Abnahme der spontanen Motilität*) (wegen räumlicher Enge und motorischer Hemmung).

*) Unter Motilität versteht man Bewegungen, die reflektorisch oder vegetativ reguliert werden.

gerechter Geburt sind mitteleuropäische Babys durchschnittlich 51 bis 54 cm groß und wiegen etwa 3,5 kg. Ein Spielraum von 37 bis 42 Wochen gilt noch als „reifgeboren". Kinder mit einem Gestationsalter unter 37 Wochen gelten als „frühgeboren", mit über 42 Wochen als „spätgeboren". Das Alter ab der Geburt wird *Lebensalter* oder *chronologisches Alter* genannt. Die ersten vier extrauterinen Lebenswochen werden als „Neugeborenenperiode" bezeichnet.

Die Geburt ist für das Kind ein einschneidendes Geschehen; denn damit findet ein plötzlicher und mächtiger Umgebungswechsel statt, der eine sehr komplizierte Umstellung und Neuanpassung verlangt. Dies gilt unmittelbar für (a) die Atmung, (b) den Kreislauf, (c) die Temperaturregelung und innerhalb der ersten Lebensstunden und

Lebenstage für (d) die Nahrungsaufnahme und (e) die Nahrungsverarbeitung. Die unmittelbare Anpassungsleistung des Neugeborenen wird innerhalb der ersten zehn Minuten nach der Geburt mit dem APGAR-Index erfasst: (1) Hautfärbung, (2) Gleichmaß und Art der Atmung, (3) Muskeltonus, (4) Reflexauslösbarkeit, (5) Herzschlag und Pulsfrequenz. Das Ergebnis wird zusammen mit dem Gewicht und der Größe des Kindes in den Mutterkindpass eingetragen.

APGAR-Index: Ein maximaler Wert von zehn Punkten bedeutet: gesundes Kind mit regelmäßigem Herzschlag, kräftigem Schrei, wohl entwickeltem Husten-Reflex und rosa Hautfarbe.

Die Geburt ist kein ganz ungefährlicher Vorgang, und zwar sowohl für das Kind als auch für die Mutter. Die Müttersterblichkeit war bis um die Jahrhundertwende ein großes Problem. Als Risikokinder mit Anrecht auf eine intensivere Nachsorge gelten nicht nur Kinder mit verfrühter und/oder schwieriger Geburt, vermindertem APGAR-Wert und klinischen Auffälligkeiten unmittelbar nach der Geburt, sondern auch Kinder, deren Mütter gesundheitlich belastet sind bzw. während der Schwangerschaft gesundheitliche Probleme hatten (z.B. Bluthochdruck, Diabetes u. ä.).

Die zahlenmäßig größte Gruppe der Risikokinder sind die *frühgeborenen Kinder,* eine weitere Risikogruppe die *Kinder mit unmittelbaren Geburtskomplikationen.* Bei den meisten treten Störungen meist schon während der Schwangerschaft auf. *Kinder mit Störungen des endokrinen Systems* (z.B. die Phenylketonurie usw.) sind ebenfalls in ihrer Entwicklung gefährdet. Problematisch ist auch eine während der Geburt eventuell auftretende Blutgruppenunverträglichkeit von Mutter und Kind. Eine weitere Gruppe von Risikokindern hat *Chromosomalfehler,* wobei das Down-Syndrom (früher „Mongolismus" genannt), den höchsten Anteil hat.

Risikokinder brauchen eine intensive medizinische, pflegerische, psychologische, pädagogische und soziale Nachsorge.

Von noch größerer Bedeutung sind die *psychosozialen Risikofaktoren* während der frühen Kindheit (z.B. erhebliche Persönlichkeitsprobleme der Eltern wie etwa Alkoholismus, fehlende Unterstützung in der Partnerbeziehung, im Verwandtschafts- und Freundeskreis sowie Unwissenheit und Ängstlichkeit im Umgang mit Neugeborenen und negative Erwartungen an das Kind). Als positiver Risikopuffer wirkt sich dagegen der Bildungsgrad der Eltern aus. Er repräsentiert mit hoher Wahrscheinlichkeit u. a. auch die Inanspruchnahme von Vorsorgeuntersuchungen, das größere Geschick, dem Kind eine angemessene und abwechslungsreiche Umwelt zu gestalten sowie eine meist feinfühligere und achtungsvollere Art des Umgangs mit dem Kind.

Besonders aufschlussreich für die Erklärung späterer Entwicklungsprobleme ist die *Kombination von biologischen und sozialen Risiken.* Unter sehr günstigen psychosozialen Bedingungen können sich selbst Kinder mit vielen biologischen Risikofaktoren mitunter völlig normal entwickeln; Ähnliches gilt jedoch umgekehrt für stabile und gesunde Kinder bei erheblichen *psychosozialen Belastungen.* Treten diese massiert oder in Kombination von biologischen und psychosozialen Problemen auf, dann ist die Entwicklungsprognose eher ungünstig.

Vom Trauma der Geburt zum Zulassen eines frühen Erstkontaktes und Aufnahme von Interaktionsmöglichkeit zwischen Eltern und Kind

Als Freud vom „Trauma der Geburt" sprach, war die Neugeborenensterblichkeit noch hoch und die Müttersterblichkeit nur durch rigorose Hygienemaßnahmen eingedämmt worden (Ignaz Semmelweis, 1818-1865). Aus der Sicht Freuds und sicherlich unter dem Eindruck der historischen Verhältnisse ist das Geborenwerden (Enge des Geburtskanals, die anfängliche Atemnot, die körperliche Trennung von der Mutter) die traumatische Ausgangssituation für alle späteren Angstsituationen („Urangst") und für die unbewusst weiterwirkende Sehnsucht, in den „paradiesischen" fötalen Zustand zurückzukehren.

Es ist allerdings unwahrscheinlich, dass die Geburt vom Kind so erlebt wird und dass ein Mensch sich überhaupt an das Geburtsereignis erinnern kann. Das Ausdrucksverhalten des Neugeborenen gibt ebenfalls wenig Hinweise darauf, dass es Angst gespürt hat. Wenn man Babys während und nach der Geburt sehr genau beobachtet, ist es überraschend, zu sehen, wie untraumatisiert sie wirken. Oft beruhigt sich das Baby nach dem ersten lauten Schrei und liegt dann still da, offenbar zufrieden damit, mit seiner neuen Umgebung zu Rande zu kommen (vgl. Oerter/Montada, S. 183).

Dieser frühe Erstkontakt sowie häufige Beobachtungs- und Interaktionsmöglichkeiten in den ersten Lebensstunden und -tagen erleichtern es Mutter (Eltern) und Kind, einander kennen zu lernen und eine herzliche Beziehung aufzunehmen. Diese Tatsache hat auch das Klima der Geburtsstationen und die Einstellung aller an der Geburt und Neugeborenenphase Beteiligten wesentlich verändert. So ist heute das „rooming in" (Mutter und Kind befinden sich auf der Geburtsstation in einem Zimmer) Standard, und Besuch – auch von (kleinen) Geschwisterkindern – ist willkommen. Selbst auf der Frühgeborenenstation wurde die früher generelle Ausschließung aller Personen, auch der Eltern, wesentlich gelockert, und die jungen Eltern werden in die Pflege gleichberechtigt einbezogen.

3.2.7. Zusammenfassung

Die frühe Kindheit als Lebensabschnitt umfasst die Zeit von der Geburt, einschließlich der vorgeburtlichen Phase, bis etwa zum Ende des dritten Lebensjahres. Im Unterschied zu früheren Jahrhunderten haben heute praktisch alle Kinder der industrialisierten Länder die Chance, das Erwachsenenalter zu erreichen, während die Kinderzahl infolge des hohen Ausbildungsstandes (besonders der Frauen) zurückgegangen ist. Trotz enorm langer Lebenszeit gibt es in den industrialisierten Ländern mehr Todesfälle bei Erwachsenen als Geburten. Jedes Kind hat dadurch mehr vertikale Verwandtschaft als laterale – dadurch ändern sich die Familienstrukturen und die sozialen Bedingungen, in die ein Kind hineinwächst. Hygiene und Technik bestimmen das Erziehungsgeschehen mit.

Die Zeit von der Konzeption bis zur Geburt heißt in Bezug auf die Mutter Schwangerschaft, in Bezug auf das Kind Gestationszeit und beträgt bei ter-

mingerechter Geburt 40 Wochen. Den menschlichen Keim nennt man in der ersten Zeit Embryo und ab dem dritten Monat Fötus. In der Embryonalzeit entwickeln sich die inneren Organe und Körperstrukturen, in der Fötalzeit erfolgt ein Schub an Längen- und Gewichtszunahme. Die Kindesbewegungen werden erstmals um die 20. Woche gespürt, in dieser Zeit nimmt die Mutter das Kind als „lebenden Beweis" wahr. Für die psychologische Entwicklung von Bedeutung sind (a) die Entwicklung des zentralen Nervensystems, (b) die Entwicklung der motorischen Verhaltensweisen und (c) die Entwicklung des intrauterinen Wahrnehmens und Lernens.

Von 100 befruchteten Eizellen gelangen nur etwa 18 bis 20 zur Geburt. Die meisten sterben unbemerkt von der Frau ab. Die häufigste Begründung für einen indizierten Schwangerschaftsabbruch ist „schwere soziale Notlage". Etwa 3% der Kinder kommen mit Missbildungen zur Welt. Neben spontanen Fehlbildungen, die meist genetisch bedingt sind, gibt es solche, die auf spezifische Medikamente, Alkohol oder Drogen und Umweltgifte zurückzuführen sind. Diese Teratogene üben vor allem in der Embryonalzeit ihren schädigenden Einfluss aus.

Nach 40 Wochen Gestationszeit kommt das Kind zur Welt und ist durchschnittlich 52 cm groß und 3000 Gramm schwer. Die Geburt ist ein einschneidendes Erlebnis, zwar ein biologischer Vorgang, aber nicht ganz ungefährlich. Von größter Bedeutung für das weitere Entwicklungsgeschehen des Kindes sind die psychosozialen Risikofaktoren – eine Kombination von biologischen und sozialen Risiken. Das Trauma der Geburt im Sinne Freuds dürfte als solches nach heutigen wissenschaftlichen Erkenntnissen allerdings nicht so erlebt werden. Vielmehr kommt es zu einer sehr raschen Beobachtungs- und Interaktionsmöglichkeit für Mutter und Kind, in dem in der Regel eine herzliche Beziehung zueinander aufgebaut wird.

3.2.8. Fragen zur Wissensüberprüfung

1. *Wie ist die frühkindliche Entwicklungszeit im sozialhistorischen Kontext zu sehen?*
2. *Wann beginnt die frühkindliche Entwicklungszeit und wann endet sie?*
3. *Wie sieht die vorgeburtliche Entwicklungszeit im groben Überblick aus? Was ist dabei aus entwicklungspsychologischer Sicht von Bedeutung?*
4. *Die vorgeburtliche Entwicklung ist nicht ganz risikolos. Welche Ursachen üben wann und vor allem auf welche Organe schädigenden Einfluss aus?*
5. *Die Geburt ist zwar ein biologischer, aber nicht ganz ungefährlicher Vorgang. Welche Gruppen von Risikokindern können Sie unterscheiden?*
6. *Was verstehen Sie unter psychosozialen Risiken? Welche Bedeutung haben sie in der weiteren Entwicklungszeit des Kindes?*
7. *Um das Trauma der Geburt – im Sinne Freuds – sind Mythen entstanden. Wie ist das aus heutiger wissenschaftlicher Sicht zu beurteilen?*

Babys sind keine hilflosen Wesen, sondern interagieren mit ihrer Umwelt bereits in den ersten Stunden ihres Lebens.

3.3. Verhaltensrepertoire des Neugeborenen

Babys sind keinesfalls so hilflose Wesen, als die sie gerne dargestellt werden. Aber wie ordnen sie ihre frühen Erfahrungen? Welche Verhaltensweisen können sie ausführen? Schon in den ersten Stunden seines Lebens ist ein Neugeborenes fähig, mit einer Reihe angeborener Reaktionen zu antworten, wenn ein geeigneter Reiz (Stimulus) geboten wird. Legt man das Baby auf den Bauch der Mutter, macht es gewöhnlich kriechende Bewegungen. Es dreht seinen Kopf nach allem, was seine Wange streift – dem Finger, der Brustwarze –, und versucht daran zu saugen. Das Saugen ist ein sehr komplexes, schon hoch entwickeltes Verhaltensmuster: Die Bewegungen der Zunge und die Schluckbewegungen sind schwer zu koordinieren, das Atmen muss auf die Abfolge von Saugen und Schlucken und die Stimulation der Brustwarze abgestimmt werden. Dennoch scheint es, dass die meisten Babys von Anfang an „wissen", wie es geht. Auch ist das Saugen, von der ersten Flüssigkeitsaufnahme an, ein *adaptives* Verhalten, das durch seine Konsequenzen verändert werden kann – d.h. es unterliegt auch Lerneinflüssen.

Anscheinend sind Babys, wenn sie zur Welt kommen, darauf vorprogrammiert, angenehme Empfindungen, etwa süßen Geschmack, zu mögen und zu suchen, während sie unangenehme Stimulationen, wie laute Geräusche, grelles Licht, strenge Gerüche und schmerzhafte Reize, meiden oder sich ihnen entziehen. Auch bevorzugen sie neue Reize gegenüber vertrauten. Babys zeigen von sich aus Verhaltensweisen, die die Umwelt beeinflussen (schnelleres Saugen bringt mehr Süßes), was für das weitere Verhalten Folgen hat. Ein Neugeborenes ist schon im Alter von nur einer Stunde darauf vorbereitet, mit seiner Umwelt zu interagieren und aus Erfahrungen zu lernen. Solche Interaktionen auf Grund angeborener Reaktionstendenzen und gelernter Erfahrungen machen aus unerfahrenen Babys im Laufe der Zeit weltgewandte Menschen.

Babys sind in erster Linie soziale Wesen: Sie hören lieber menschliche Stimmen als andere Geräusche und betrachten lieber menschliche Gesichter als irgendwelche Muster. Schon nach einer Woche kann das Baby die Stimme seiner Mutter von der anderer Frauen unterscheiden, eine Woche später kann es Stimme und Gesicht der Mutter als Einheit wahrnehmen. Es wird unruhig, wenn man ihm im Experiment das Gesicht der Mutter kombiniert mit der Stimme einer Fremden oder umgekehrt bietet. Aber Babys reagieren nicht nur auf die Erwachsenen, die für sie sorgen, sie treten mit ihnen auch in Interaktion. Babys reagieren und lernen, senden aber auch ihre Botschaften an diejenigen (meist die Mutter), die willens sind, liebevoll darauf zu reagieren. Gefühle und Stimmung von Mutter und Kind sind fein aufeinander abgestimmt. So kann es sein, dass ein drei Monate altes Kind lacht, wenn seine Mutter lacht, und dass es die Stirn runzelt und weint, weil es auf einen negativen Affekt der Mutter reagiert.

Verhaltensrepertoire des Neugeborenen

Das Sinnesrepertoire „Hören" „Sehen" „Geschmacks- und Geruchssinn" und „Reagieren auf Berührung" sind beim Neugeborenen gut ausgebildet. Lediglich das „Sehen" ist noch auf einen engen Radius eingeschränkt, auch das Fixieren mit beiden Augen macht noch Schwierigkeiten. Wenn der Stimulus sich bewegt, können ihm Babys – sofern er ihr Interesse gefunden hat – mit den Augen und dem Kopf folgen, wenn auch noch etwas langsam und unbeholfen. Sie reagieren auf Streicheln und selbstverständlich auf Schmerzreize; sie suchen „Halt" (auch Frühgeborene im Brutkasten), sie gedeihen besser, wenn sie in einem „Nestchen" liegen, das ihnen Begrenzung gibt.

In seiner Motorik ist das menschliche Neugeborene vergleichsweise sehr retardiert und unreif. Die motorischen Verhaltensmuster bestehen aus allgemeinen Bewegungen, z.B. Winden des Körpers, Stoßbewegungen der Beine und Arme, denen jedoch die Geschmeidigkeit und Eleganz oder gar die Zielgerichtetheit der späteren Zeit fehlt. Die motorische allgemeine Aktivität ist weniger von einer inneren Uhr bestimmt als vielmehr vom Zeitabstand zwischen den Mahlzeiten abhängig. Das Neugeborene scheint noch nicht über einen eigenen Tagesrhythmus zu verfügen. Es sind also weitgehend die Eltern, die dem kindlichen Verhalten anfangs eine übergreifende Zeitstruktur und Regulationshilfe geben. Es spricht aber nichts dagegen, relativ früh einen klaren Tag-Nacht-Zyklus einzuführen. Insgesamt sind die sensorischen und motorischen Fähigkeiten des Neugeborenen gut ausgebildet, jedoch eingeschränkt auf den Nahbereich.

3.3.1. Irritabilität von Neugeborenen

Neugeborene und Säuglinge in den ersten Lebensmonaten vermitteln ihre Imbalance häufig durch Schreien. Schreien ist für sie ein sehr allgemeines Ausdrucksmittel für Hunger, allgemeine Unruhe, Schmerzen und Unwohlsein, aber auch für Schwierigkeiten beim Wechsel des Wachzustandes (Aufwachen, Einschlafen) sowie für Überforderung und Unterforderung mit Reizen. Schreien ist ein Notsignal und auch für den Säugling unangenehm. Bereits Neugeborene zeigen große interindividuelle Unterschiede in der Häufigkeit und Intensität des Schreiens bzw. darin, wie rasch und unvermittelt sie ins Schreien geraten und wie leicht sie sich wieder beruhigen lassen. „Schreikinder" werden als **irritabel** bezeichnet.

Irritabilität kann sowohl Ausdruck einer Belastung sein, aber auch eine Strategie, um Belastung abzureagieren.

Irritabilität wird häufig mit Temperamentseigenschaften in Zusammenhang gebracht, aber auch mit angeborenen ethnischen Unterschieden. Kinder, die bei Belastungen nicht so leicht schreien, sind nicht unbedingt stressunempfindlich, sie reagieren ihn nur anders ab. Erhebliche Irritabilität ist nicht nur eine Belastung für die Kinder, sondern auch für die Eltern. Sie tritt gehäuft bei Risikokindern auf und stellt die Eltern vor schwierige Aufgaben. Untersuchungen haben gezeigt, dass Eltern hoch irritabler Babys auf positive Signale ihrer Babys kaum reagieren und sie lange Zeit als „schwierig" einstufen.

3.3.2. Das Baby im Alter von zwei bis vier Monaten

Mit zwei bis vier Monaten erfolgt die Ablösung des Neugeborenenverhaltens.

Das Neugeborene ist ein mit erstaunlichen Kompetenzen ausgestattetes Wesen. Seine Wahrnehmungsfähigkeiten und insbesondere seine motorischen Fähigkeiten sind zwar sehr begrenzt und wenig flexibel, aber in eng umschriebenen überlebenswichtigen Situationsausschnitten erstaunlich effektiv. Sie dienen dem physischen Überleben und sind außerdem darauf ausgerichtet, fürsorgliche Erwachsene an das Kind zu binden. Die für die letztere Funktion wichtigen Verhaltensweisen kann man als „protosozial" bezeichnen, d.h. als zwar nicht sozial intendiert, aber doch sozial wirksam (z.B. Interesse für Gesichter, Nachahmen, Interesse für Sprachstimuli, Anschmiegsamkeit, Sich-besänftigen-Lassen usw.). Mit zwei bis drei Monaten scheint das Baby eine Reihe dieser Verhaltensweisen wieder zu verlieren, dafür tauchen andere neu auf.

Der unerklärliche Tod von Säuglingen, der „plötzliche Kindstod" (Sudden Infant Death Syndrome = SIDS), kommt am häufigsten im Alter von drei bis vier Monaten vor. Erklärungsversuche gehen dahin, dass eine Unreife bestimmter Hirnstammareale mit instabilen Regulationsmechanismen für Muskeltonus und Atmung vorliegen, wobei zusätzlich Risikofaktoren genannt werden: Frühgeburt, Tod von Geschwistern infolge SIDS usw. Prävention: Heimüberwachung mit cardiopulmonalem Monitoring

Das Baby verliert auch eine Reihe seiner motorischen „Reflexe", z.B. den Schreitreflex, das automatische Kriechen und den Greifreflex. Besonders im 3. Monat schaut es zwar intensiv, zeigt aber wenig Tendenz, seine Arme in Richtung auf das erblickte Objekt auszustrecken oder bei Berührung fast automatisch zu ergreifen. *Seine anfänglichen Greifhandlungen werden vorübergehend „stumm".* Erst im Alter von vier Monaten, und dann innerhalb einer sehr kurzen Zeitspanne, nehmen seine Greifhandlungen quantitativ wieder zu und entwickeln sich qualitativ zum *visuell gesteuerten Greifen,* das im Unterschied zum Neugeborenen-Greifen sehr viel zielsicherer, verlässlicher und besser an die unterschiedlichen Greifsituationen angepasst ist.

Auch die *Körperposition und Körperhaltung* verändern sich. Arm und Bein werden meist auf derjenigen Körperseite ausgestreckt, in die auch der Kopf gedreht ist, und auf der anderen Seite angewinkelt. Das Kind entwickelt jetzt weichere und flexiblere Bewegungen, es gewinnt im Oberkörper an Kraft, insbesondere im Schultergürtel und in den Armen. Es kann seinen Kopf in verschiedenen Körperpositionen aufrecht halten.

Das fötale Bewegungsrepertoire, das in den ersten zwei Monaten vorherrscht, macht einem Verhaltensmuster Platz, das für das Kleinkind typisch ist. In der Neugeborenenzeit kann das Kind *zugleich saugen, schlucken und atmen,* weil der Kehlkopf noch hoch liegt – dadurch sind Luft- und Speiseröhre gut voneinander getrennt. In den folgenden Monaten senkt sich der Kehlkopf und ermöglicht dadurch *differenzierte Lautgaben und das Lallen, gleichzeitig kann sich das Kind aber auch verschlucken.*

In dieser Zeit verbessert sich die Präzision der Sinneswahrnehmungen. Die Sinnesorgane (besonders Augen und Ohren) können die Reize genauer aufnehmen und sich auch präziser auf die Reizquellen ausrichten. Die Verbesserung der Sinnesorgane erlaubt es dem Kind, die internen Merkmale eines visuellen Stimulus, z.B. eines Gesichts, zu beobachten und von anderen Mustern zu unterscheiden. Es tritt erstmals das *soziale Lächeln* auf, ein breites Lächeln im ruhigen Wachzustand und mit leuchtenden Augen, zunächst auf jedes Gesicht, dann aber meist beim Anblick der Mutter oder einer vertrauten Person.

Verhaltensrepertoire des Neugeborenen

Im Sozial- und Kommunikationsverhalten zeigen sich nach der Neugeborenenperiode einschneidende Veränderungen. Inzwischen hat sich die typisch kindliche Physiognomie entwickelt, das Kind ist pausbäckiger geworden und entspricht in seinem Aussehen weitgehend dem „Kindchenschema" von Lorenz (1943), auf das Frauen und Männer, sogar Kinder ab dem Kindergartenalter, allerdings besonders deutlich Mädchen ab der Pubertät, nachweislich mit Zuwendung und Fürsorgeverhalten ansprechen. Eine besonders auffällige Verhaltensweise von drei Monate alten Kindern ist das ausgeprägte Interesse am menschlichen Gesicht – das Kind schaut intensiv in das Gesicht des Partners. Die Mimik des Partners wird zu einer wichtigen Informationsquelle, Nachahmung zu einem wesentlichen Lernmedium und die Lautsprache zum tragenden Symbolsystem der Kommunikation.

„Kindchenschema", intensives Schauverhalten und die Mimik des Partners als Informationsquelle haben erhebliche Bedeutung für die Entwicklung des menschlichen Kommunikationsverhaltens.

3.3.3. Das Baby im Alter von sechs Monaten

Im Alter von sechs Monaten ist das Kind deutlich stabiler geworden, es schläft jetzt nachts durch, und die Tageswachzeiten verlängern sich. Dank weiterer Kraftzunahme kann es *frei sitzen* und dabei den Kopf drehen, ohne aus der Balance zu geraten, und sogar den Oberkörper seitlich drehen, um eventuell ein neben ihm liegendes Spielzeug aufzunehmen. Es greift zielsicher und beginnt, einen Gegenstand von einer Hand in die andere zu wechseln. Sehschärfe und *Entfernungssehen* entsprechen fast der Sehfähigkeit Erwachsener, und *beidäugiges Tiefersehen* wird zunehmend möglich. Das *Ergreifen, Hantieren und Befingern* tritt vielfach an die Stelle des Erkundens mit dem Mund und der Zunge. Das Kind hält nun im Greifakt häufig inne, betrachtet und betastet den Gegenstand ausgiebig und führt ihn erst dann zum Mund.

Durch die Reifung der motorischen Hirnregionen und die Verbindung zwischen den beiden Gehirnhälften wird beidhändiges Greifen mit aufeinander abgestimmten Ausführungsprogrammen für beide Hände (eine Hand hält den Gegenstand, die andere erkundet ihn) zunehmend möglich. Das Kind kann erst jetzt mehrere Ereignisse und Informationen simultan oder sukzessive in Beziehung setzen. Es kann vergleichen, unterscheiden, gruppieren, in einer Anordnung Teile und Ganzes, d.h. Gestalten erfassen, und es zeigt Ansätze des Kate-

Kooperation der beiden Gehirnhälften als Voraussetzung dafür, dass das Kind mehrere Ereignisse und Informationen in Beziehung setzen kann gorisierens. Es gelangt in die Lage, Wissen aufzubauen und zu organisieren. Beispielsweise scheint es nun zu verstehen, dass ein Gegenstand, wenn er keine Unterlage hat, herunterfällt und „wundert“ sich, wenn er das nicht tut.

Das Kind mit sechs bis sieben Monaten unterscheidet eindeutig Personen von Gegenständen und lächelt nur Personen an, es unterscheidet auch das Gesicht eines Kindes von dem eines Erwachsenen und zeigt besonderes Interesse an anderen Babys und Kindern. Ab fünf bis sieben Monaten gelingt es Kindern, eine fröhliche, traurige, ärgerliche oder neutrale Stimme dem entsprechenden Gesichtsausdruck zuzuordnen, allerdings nur, wenn sie die Gesichter bei aufrechter Position (frontal oder im Profil) sehen. Aber auch das Ausdrucksverhalten des Kindes wird differenzierter; Emotionen wie Ärger und Überraschung lassen sich deutlich ablesen.

3.3.4. Das Baby im Alter von acht bis zehn Monaten

Der Entwicklungsabschnitt um acht Monate wird von vielen Entwicklungspsychologen als bedeutsam hervorgehoben: (a) Lokomotion, (b) Objektpermanenz und (c) Acht-Monats-Angst kommen als neue Verhaltensweisen dazu.

Die meisten Kinder erproben zwischen acht und zehn Monaten ihre ersten Formen der Fortbewegung (Lokomotion); sie beginnen, nach vor ihren Augen versteckten Gegenständen zu suchen (Objektpermanenz), und viele von ihnen werden Fremden gegenüber erkennbar unsicher oder gar ängstlich („Acht-Monats-Angst“).

Das Kind kann jetzt nicht nur stabil frei sitzen, sich aus dem Liegen aufsetzen, sich im Sitzen vorbeugen und sich seitlich drehen, was eine Reihe neuer räumlicher Erfahrungen ermöglicht, sondern es beginnt auch, sich fortzubewegen. Die „Methoden“, die Kinder „erfinden“, um sich zu einem gewünschten Gegenstand zu bewegen, sind vielfältig, etwa seitliches Rollen, Robben, in Sitzposition Rutschen, Kriechen und Krabbeln. Die interindividuellen Unterschiede in Zeitpunkt und Art der Fortbewegung sind groß und hängen von der Kraft des Kindes, seinen bisherigen motorischen Erfahrungen, den kulturellen Rahmenbedingungen und seiner Motivation zur Fortbewegung ab.

Das auffälligste Verhalten dieser Altersperiode ist jedoch das *„Fremdeln“, eine Fremdenangst.* Sie erreicht ihren Höhepunkt etwa im Alter von zehn Monaten und nimmt dann langsam wieder ab. Die klassische Form ist eine heftige emotionale Reaktion (Versteifen, Schreien) beim Anblick einer fremden Person, was auch für Eltern oft unerwartet und plötzlich auftritt. Nicht alle Kinder zeigen heftiges Fremdeln, es gibt mildere Formen, wie das Versteifen des Körpers und das furchtsame Anstarren oder Blickabwenden. Nimmt man diese Formen hinzu, dann kann bei nahezu allen Kindern – ob mit oder ohne viel Besuchererfahrung – irgendwann zwischen sechs Monaten und zwei Jahren Fremdeln beobachtet werden. Zwar kann bereits der Anblick eines Fremden aus gewisser Distanz diese Reaktion auslösen; meist zeigen die Kinder auf

Distanz noch positive Neugier, reagieren aber verängstigt und abweisend, wenn man versucht, ihnen zu nahe zu kommen oder gar sie zu berühren und aufzunehmen.

3.3.5. Das Baby im Alter um zwölf Monate

Das auffälligste neue motorische Verhalten der Kinder ist das *freie Gehen*. Es stellt einen von Eltern und Verwandten aufmerksam erwarteten Entwicklungsmeilenstein dar. Die meisten Kinder gehen kurz nach ihrem ersten Geburtstag die ersten Schritte frei, die Variationsbreite von 10 bis 15 Monaten ist in der Norm. Erkundungs- und Explorationsverhalten werden variabler und komplexer. Einfache Gegenstände (z.B. Löffel, Tasse usw.) werden zunehmend spezifisch dafür verwendet, wozu sie da sind. Dank größerer motorischer Freiheiten wird auch die Raumorientierung komplexer. Die reale Welt wird immer mehr zur Quelle von Informationen. Das Kind erweitert seine vokalen und gestischen Kommunikationsmöglichkeiten (Sprache und Mimik), ergänzt von Nicken und Verneinen (Kopfschütteln). Es versteht einfache sprachliche Aufforderungen und kommt diesen im Allgemeinen auch nach. Es erfasst komplexe, wiederkehrende Ereignisse (Bettgeh-Rituale, Abschiedsrituale). Die ersten gesprochenen Wörter tauchen als Einzelwörter auf. Das Interesse am Zusammensein mit anderen Kindern steigt deutlich an – der Umgang mit ihnen ist aber noch unbeholfen. Da bei etlichen Kindern in diesem Zeitraum der Beginn des Krippenbesuchs ansteht oder Kinder aus den verschiedensten Gründen für wenige Minuten, für einige Stunden oder gar für einige Tage in die Obhut einer anderen Vertrauensperson gegeben werden müssen, bricht häufig ein neues dramatisches Verhalten ein – *die herzzerreißende Trennungsreaktion* vieler Kinder.

„Laufenlernen" gilt als sichere Entwicklungsaufgabe. Weder das Kind noch die Eltern können ernstlich scheitern, es sei denn, das Kind hat einen erheblichen neurologischen oder motorischen Schaden.

Unter *Trennungsangst* versteht man die Reaktion des Kindes, nachdem seine Zuneigungsperson (z.B. die Mutter) es – meistens in einer nicht ganz vertrauten Umgebung – kurz oder längerfristig zurückgelassen hat. Trennungsangst äußert sich im Absinken der Erkundungs- und Spielaktivität, im Absinken der Stimmung, mitunter bis hin zum Weinen und zu verzweifeltem Schreien. Bei länger dauernder Trennung kann diese Reaktion in dumpfe Passivität übergehen, wie sie Spitz anschaulich bei *hospitalisierten Kindern* beschrieben hat. Diese emotionale Reaktion auf Trennung ist kaum vor dem sechsten Lebensmonat, aber zunehmend deutlicher danach zu beobachten. Sie klingt jenseits des zweiten und dritten Lebensjahres ab und ist bei Fünfjährigen kaum mehr zu beobachten.

Lächeln, Anschmiegen, Festklammern, Zur-Mutter-Krabbeln oder Suchen dienen dem Bindungsverhalten. Konkretes Bindungsverhalten wird jedoch nur in Alarmsituationen ausgelöst: wenn die Bezugsperson fortgeht, weg oder zu weit entfernt ist, zurückkommt oder wenn Bittsignale von der Bezugsperson abgewiesen werden, wenn die Situation unvertraut ist oder das Kind sich körperlich unwohl fühlt. Dem Bindungsverhalten ist das Erkundungssystem komplementär zugeordnet. Wenn das Kind sich bindungssicher fühlt, dann wagt es sich weiter fort in den Raum, erkundet Gegenstände und Personen – oft allerdings mit Rückversicherung zur sicheren Ausgangsbasis.

In diesem Zusammenhang ist die *Bindungstheorie von John Bowlby* (1984) zu erwähnen. Alle Kinder – außer in Extremfällen (schwerste geistige Behinderung, schwerster Hospitalismus) – bilden personenbezogene Bindungen aus, vorausgesetzt sie haben ein Minimum an

Interaktionsmöglichkeiten mit einem Partner (meist sind dies die Eltern). Dies gilt auch für Kinder, die von ihren Eltern misshandelt werden.

3.3.6. Exkurs: Der Hospitalismus

Unter „psychischem Hospitalismus" versteht man die psychische Schädigung, die infolge fehlender affektiver Zuwendung auftritt. Symptomatik: u.a. psychomotorische und somatische Retardierung und/oder Regression, erhöhte Mortalität, Kontaktstörungen, Angst, Apathie, erhöhte Infektanfälligkeit. Vorkommen: vor allem bei Säuglingen und Kleinkindern in institutionalisierter Betreuung, immer häufiger allerdings bei Langzeitpatienten in Krankenhäusern und Pflegeheimen.

Bei Kleinkindern, die in Institutionen (vor allem in Kleinkinderheimen), in großen Gruppen, aber isoliert ohne feste Bezugsperson und keinerlei familiären Rückhalt aufwuchsen, wurde das Phänomen des „psychischen Hospitalismus" von René Spitz ausführlich beschrieben. Allerdings betrafen solche Fälle nur etwa 15% der Heimkinder, wodurch diese (wenn auch wertvolle und Reformen auslösende) Beobachtung – aus heutiger Sicht beurteilt – nicht auf alle Heimkinder übertragen werden konnte. Die betroffenen Säuglinge aber entwickelten depressive Zustände, gravierende Entwicklungsrückstände (Retardation) bis hin zur Pseudodebilität und Debilität. Darüber hinaus konnte bei diesen Kindern Stumpfheit und mangelnde emotionelle Resonanz, Kontaktscheu und Misstrauen, aber auch Distanzlosigkeit beobachtet werden. Die Ursache wurde in fehlender (mütterlicher) Zuwendung durch die überlasteten Schwestern und Tanten gesehen. Diese Charakterzüge bildeten naturgemäß keine gute Voraussetzung für ein späteres Leben außerhalb des Heimes.

Heute hat das Phänomen des „psychischen Hospitalismus" **durch gelungene Reformen** zumindest bei Kindern, die in Institutionen (Kinderheime usw.) aufwachsen müssen, weitgehend an Bedeutung verloren. Diese Reformen brachten deutliche Verbesserungen der Rahmenbedingungen (es werden familienähnliche Strukturen nachgeahmt), Auflösung der Großheime und (vor allem!) eine pädagogisch-psychologische Grundausbildung der ErzieherInnen in der Jugendwohlfahrt und Heimerziehung, aber auch des Pflegepersonals im Krankenhaus, da auch lange Krankenhausaufenthalte zum Entstehen eines psychischen Hospitalismus beitrugen.

Im Bereich der institutionalisierten Altersversorgung hingegen (Altenheime, Pflegeheime usw.) ist der „psychische Hospitalismus" nach wie vor eine nicht zu unterschätzende Gefahr für den in Betreuung und Pflege stehenden älteren Menschen. Die entwickelten Zustandsbilder sind dann dieselben, wie Spitz sie bei Säuglingen in Kleinkinderheimen beschrieben hat, allerdings meist mit einem besonders niedrigen Anspruchsniveau verbunden. Bei älteren Menschen spricht man nicht von Retardation, sondern von *schwerster Regression* – wobei die Entwicklung unter Umständen (bildlich gesprochen) um 60, 70, 80 Jahre zurückspringt. Diesem Phänomen muss in der praktischen Altersversorgung in Institutionen noch viel mehr Beachtung als bisher geschenkt werden.

3.3.7. Zusammenfassung

Verhaltensrepertoire des Neugeborenen

Schon in den ersten Stunden seines Lebens ist ein Neugeborenes fähig, mit einer Reihe angeborener Reaktionen auf Umweltreize zu antworten. Ein solches angeborenes Verhaltensmuster ist beispielsweise das Saugen. Mit diesen Verhaltensmustern beeinflusst das Kind die Umwelt, wodurch eine Interaktion mit ihr ermöglicht wird. Babys sind in erster Linie soziale Wesen, sie hören lieber menschliche Stimmen und betrachten lieber menschliche Gesichter als andere Muster. Schon nach einer Woche können Stimme und Gesicht der Mutter als eine Einheit wahrgenommen werden. Das Sinnesrepertoire „Hören", „Sehen" „Geschmacks- und Geruchssinn" sowie „Reagieren auf Berührung" und die motorischen Fähigkeiten sind – bis auf das Sehen – relativ gut ausgebildet, allerdings auf den Nahraum eingeschränkt.

Neugeborene und Säuglinge drücken ihre Imbalance häufig durch Schreien aus, wobei große interindividuelle Unterschiede zu beobachten sind. „Schreikinder" werden als „irritabel" bezeichnet, was nicht nur für die Kinder, sondern auch für die Eltern eine große Belastung darstellt.

Das Baby mit zwei bis vier Monaten nimmt nach einer „stummen Zeit" seine Greifhandlungen wieder auf, die sich quantitativ und qualitativ zum visuell gesteuerten Greifen entwickeln. Körperpositionen und Körperhaltungen verändern, die Bewegungen werden weicher und flexibler, der Oberkörper gewinnt an Kraft, damit verschwindet das fötale Bewegungsmuster. Es tritt das „soziale Lächeln" auf, und das Kind hat eine typisch kindliche Physiognomie entwickelt. Im Alter von sechs Monaten ist das Baby deutlich stabiler geworden, schläft nachts durch, und die Tageswachzeiten verlängern sich. Es kann nun gut frei sitzen, die Sehschärfe, vor allem das Tiefensehen, nimmt zu. Beidhändiges Greifen wird möglich.

Im Alter von acht bis zehn Monaten erproben Kinder die ersten Möglichkeiten zur Lokomotion, entwickeln Objektpermanenz und zeigen darüber hinaus die für das Alter typische „Acht-Monats-Angst". Das auffälligste neue Verhalten im Alter um zwölf Monate ist das „freie Gehen". Das Kind entwickelt erste vokale und gestische Kommunikationsmöglichkeiten. In diesem Alter kommt es aus den verschiedensten Gründen (z.B. Berufstätigkeit der Mutter) zur herzzerreißenden Trennungsreaktion, weil Kinder in die Obhut anderer Vertrauenspersonen (Kinderkrippen) gegeben werden müssen. Eine mögliche Erklärung ist die Bindungstheorie nach Bowlby. Der typische „psychische Hospitalismus" hat für Kinder, die in Institutionen aufwachsen müssen, durch gelungene Reformen an Bedeutung verloren – in der institutionalisierten Altersversorgung hingegen spielt er nach wie vor eine nicht zu unterschätzende Rolle.

3.3.8. Fragen zur Wissensüberprüfung

1. *Welche Verhaltensweisen können Neugeborene ausführen?*
2. *Was mögen und suchen Neugeborene, was versuchen sie zu vermeiden?*
3. *Stimmt es, dass Babys in erster Linie soziale Wesen sind? Begründen Sie Ihre Aussagen.*
4. *Wie steht es um die Ausbildung der sensorischen und motorischen Fähigkeiten des Neugeborenen?*
5. *Was verstehen Sie unter Irritabilität von Neugeborenen? Was ist die besondere Problematik dabei?*
6. *Wie lässt sich die Entwicklung der Greifhandlungen des Babys im Alter von zwei bis vier Monaten beschreiben?*
7. *Was ist an der Körperposition und Körperhaltung des zwei bis vier Monate alten Babys auffällig?*
8. *Was versteht man unter dem „sozialen Lächeln"?*
9. *Wie ist die Entwicklung des Babys im Alter von sechs Monaten kurz zu beschreiben?*
10. *Was verstehen Sie (a) unter Lokomotion, (b) unter Objektpermanenz und (c) unter „Acht-Monats-Angst"?*
11. *Wie ist die Entwicklung eines Babys mit etwa zwölf Monaten kurz zu beschreiben?*
12. *Was verstehen Sie unter dem Phänomen des „psychischen Hospitalismus"? In welcher Zeit der Lebensspanne hat er seine Bedeutung eher verloren (warum?) und in welcher Zeit der Lebensspanne stellt er nach wie vor eine echte Gefahr dar? (warum?)*

3.4. Das Kleinkindalter als Lebensabschnitt

Das Kleinkindalter wird von vielen Entwicklungspsychologen als wesentliche Umbruchszeit gesehen: Motorische Veränderungen (allerdings nicht mehr so auffällig), kognitive Veränderungen und die Kommunikationsentwicklung kennzeichnen diesen Lebensabschnitt.

Das Kind ist nun 18 bis 24 Monate alt und beginnt sich jetzt zu verständigen, es entwickelt innere Vorstellungen von der konkreten sachlichen Welt und es entwickelt offenbar auch Vorstellungen von seinen sozialen Beziehungen. Es wird vom Baby zum Kleinkind. Die motorischen Veränderungen sind nicht mehr so auffällig, die Bewegungsabläufe gewinnen an Routine und Eleganz. Das Kind kann laufen und springen, herumtollen und Bälle werfen. Es erlangt immer mehr die Fähigkeit, ein einfaches Handlungsziel vorstellend vorwegzunehmen und seine Handlung auf das Ziel hinzuplanen, um das Ergebnis dann mit seiner Zielvorstellung zu vergleichen. Es baut Klötze nebeneinander oder aufeinander (mehrschrittige Handlungen) und zeigt am Ende durch seine Freude und seine Emotionsmitteilung an, dass es dieses Werk als sein Werk erlebt. In vielen kleinen Alltagshandlungen beginnt es darauf zu bestehen, *„es selber machen zu können"*. Erstmals tritt das so genannte *„Trotzverhalten"* auf, das noch zu starr auf die Handlungsabsicht fixiert ist, als dass das Kind eine – auch noch so attraktive – Alternative akzeptieren könnte. Entsprechend ist auch sein *Nein*, seine *Verweigerung – die als Bockigkeit oder Negativismus ausgelegt werden kann.*

Das Kind nimmt immer häufiger an den „triadischen“ Beziehungen (Vater – Mutter – Kind) teil und sucht auch die Nähe der Geschwister. Als wichtigster Entwicklungsmeilenstein in diesem Lebensabschnitt gilt, neben dem *Spracherwerb* (der allerdings weit in das sechste Lebensjahr reicht) die *Entdeckung des eigenen Selbst im Spiegel.*

Das Kleinkindalter als Lebensabschnitt

Bei der Entdeckung des eigenen Selbst hilft beispielsweise ein Versuch mit einem Farbpunkt auf der Nase!

3.4.1. Der Spracherwerb

Der Spracherwerb ist eine der bemerkenswertesten Leistungen des Menschen. Innerhalb weniger Jahre erwerben Kinder ausgezeichnete Sprachkenntnisse, obwohl sie nur wenig systematische Anleitung erhalten und Eltern oft sprachlich falsche Informationen geben, indem sie zum Beispiel in der „Babysprache“ (übertrieben, hohe Sprachmelodie, verniedlichende und verkürzte Sprechweise) mit dem Kind sprechen.

Die Frage, ob mit dem Kind hochdeutsch oder in der Babysprache gesprochen werden soll, ist heute eher zu Gunsten der Babysprache entschieden, weil sie den psychischen Bedürfnissen des Kindes mehr entgegenkommt als die – auch im Tonfall – korrekte Sprache.

Man schätzt, dass ein Kind im Alter von etwa sechs Jahren durchschnittlich 2.500 Wörter kennt. Wenn man davon ausgeht, dass die meisten dieser Wörter im Alter zwischen 18 Monaten und sechs Jahren gelernt werden, sind das im Durchschnitt etwa zwei bis drei neue Wörter pro Tag. *Der Spracherwerb lässt sich gut in vier Stadien unterteilen: (1) Lallen, (2) Einwortstadium, (3) Zweiwortäußerungen und (4) Telegrammstil.*

Beim **Lallen** handelt sich um eine spielerische Funktionsübung der Sprechmotorik, eine der Vorstufen der Wortsprache. Die Entwicklung verläuft parallel zur nonverbalen Kommunikation. Das Kind hört seine Laute, wiederholt und variiert sie – so kommt bis zum Ende des ersten Lebensjahres ein Bestandteil an Lauten zu Stande, der für die Anfänge der Wortsprache ausreicht.

Das Lallen beginnt mit einsilbigen Lauten, anfangs ganz leise und murmelnd, später an Lautstärke und Intensität gewinnend. Das Repertoire umfasst in der Regel Laute wie „da-da“, „ga-ga“, „ma-ma“, „gu-gu“, „gr-gr“ „wu-wu“.

Diese Laute werden verfeinert und stehen am Ende des ersten Lebensjahres für „Essen“, „Fortgehen“ „Hund“, „die Schwester“ usw. Das Baby reagiert auf die Sprache der Mutter mit „seiner Sprache“. Es „plaudert“, wenn es angesprochen wird oder im Blickkontakt mit der Mutter steht, es verwendet diese Laute auch zur *Kontaktanbahnung.* Kinder, zu denen viel gesprochen wird, entwickeln in der Regel mehr sprachliche Aktivität als Kinder, die wenig Gelegenheit haben, die menschliche Stimme zu hören. Dies ist aber kein direkter Hinweis auf das Tempo und die spätere Sprachentwicklung.

Die Produktion von Konsonant-Vokal-Verbindungen (gu, wu, ga ...) kann als Hinweis für die zunehmende Kontrolle über die Sprechwerkzeuge betrachtet werden. Im Gegensatz dazu produzieren gehörlose Kinder keine solchen Lautsequenzen.

Im zweiten Lebensjahr spricht das Kind in **Ein-Wort-Sätzen.** Einzelne Wörter stehen für einen ganzen Satz und können viele Bedeutungen haben. Am Tonfall und an begleitenden Gesten erkennt man, ob es sich um einen Wunsch, einen Befehl oder eine Frage handelt.

Bernstein (1972) wies darauf hin, dass der Sprachgebrauch entweder einen (a) elaborierten oder einen (b) restringierten Kode aufweist. Der elaborierte (erweiterte) Kode zeichnet sich durch komplexe Satzkonstruktionen, Verwendung von Präpositionen und Konjunktionen sowie den Gebrauch von Nebensätzen aus. Der restringierte (eingeschränkte) Kode ist grammatikalisch einfach, wiederholend und oft unvollständig. Unterschichtangehörige sprechen eher den restringierten, Mittelschichtangehörige entweder den restringierten oder den elaborierten Kode. Durch geeignete Maßnahmen (Förderunterricht) können Sprachbarrieren relativ leicht aufgelöst werden.

Das **Zweiwortstadium** beginnt am Ende des zweiten und im dritten Lebensjahr. Das Kind verwendet meist schon zwei oder drei Wörter, die jedoch noch unreflektiert (agrammatisch) nebeneinander gestellt werden und auch die verschiedensten Bedeutungen haben können. „Vati Sessel" kann z.B. heißen: „Ist das Vatis Sessel?", „Ich will auf Vatis Sessel sitzen!", „Vati, komm setz dich auf diesen Sessel!" usw.

Ab dem dritten Lebensjahr etwa spricht das Kind im **Telegrammstil**, der aus kurzen, einfachen Sätzen besteht. Zeitformen, Konjunktionen, Mehrzahlbildungen und Artikel fehlen noch. Auch die geordnete, grammatikalisch richtige Abfolge der Wörter ist noch nicht korrekt. „Peter Ball Fenster hauen kaputt" könnte vollständig heißen: „Peter hat den Ball ins Fenster geschossen und damit die Scheibe kaputt gemacht." Bis zum sechsten Lebensjahr etwa wird die Sprache in ihren Grundzügen immer komplexer und auch grammatikalisch korrekter. Die Kinder kennen mehr Wörter, beherrschen mehr grammatikalische Möglichkeiten und haben zunehmend verfeinerte Errinnerungsstrategien sowie die Fähigkeit, dies in Sprache auszudrücken. Sie machen die Entdeckung, dass es mehr Dinge im Leben gibt, als man mit bloßem Auge sehen kann.

3.4.2. Das Fragealter

Im dritten und vierten Lebensjahr verlagert sich das *Neugierdeverhalten* vom „Begreifen durch Begreifen" zunehmend auf die *geistige Bewältigung mit Hilfe der Sprache.* Die gesteigerte sprachliche Aktivität des Kindes führt in das so genannte **Fragealter.** Wie sich Erwachsene mit den Fragen auseinander setzen, ist schichtenspezifisch sehr unterschiedlich, und manche Eltern sind dieser Situation oft nicht gewachsen. Die Kinder werden dann nicht zum Fragen ermutigt, sondern abgewiesen, oder ihre Fragen werden gedankenlos beantwortet. Auf diese Art lernt das Kind, auf Fragen zu verzichten, es lernt neben Dingen zu leben, deren Namen und Zweck es nicht kennt und die daher nicht in seine Begriffswelt eingehen können. Fragen haben nicht nur *Informationsgewinn zum Ziel,* sondern sie dienen auch der *Kontaktsicherung.* Manche Kinderfragen sind schwierig zu beantworten, manche lassen sich in der vom Kind gestellten Form überhaupt nicht beantworten, worauf man das Kind hinweisen kann. In den meisten Fällen kann man aber auf die Kinderfrage einfach und gleichzeitig sachrichtig eingehen. Kann man es nicht, sollte man dies zugeben und dem Kind versichern, dass man sich bemühen werde, die Antwort zu finden. Nicht nur die im Gespräch gewonnenen Informationen, sondern auch das Bewusstsein, mit seinen Fragen ernst genommen zu werden, ebenso wie das Vertrauen in die Ehrlichkeit des Erwachsenen, der bereit ist, gelegentlich auch Unwissenheit zuzugeben, tragen insgesamt zur *kognitiven und emotionalen Entwicklung des Kindes bei.*

3.4.3. Zusammenfassung

Das Kind im Alter von 18 bis 24 Monaten beginnt sich sprachlich zu verständigen. Es entwickelt sich vom Baby zum Kleinkind. Die motorischen Bewegungsabläufe gewinnen an Routine und Eleganz. Das Kind besteht in vielen Alltagshandlungen darauf, „es selber machen zu können“. Damit tritt erstmals das so genannte „Trotzverhalten“ auf, wodurch Verweigerung ausgedrückt wird, die häufig als Bockigkeit ausgelegt wird. Das Kind tritt aus der engen dyadischen Beziehung (Mutter – Kind) heraus, nimmt häufiger an der „triadischen“ Beziehung (Vater – Mutter- Kind) teil und sucht auch die Nähe seiner Geschwister. Als wichtigster Entwicklungsmeilenstein dieses Lebensabschnittes ist der Erwerb der Sprache zu nennen, der in vier Stadien weit in das sechste Lebensjahr hineinreicht.

Das Lallstadium stellt eine spielerische Funktionsübung der Sprechmotorik dar und ist damit eine der Vorstufen der Wortsprache. Dieses Stadium beginnt mit einfachen Silben, die an Lautstärke und Intensität gewinnen. Das Einwortstadium ist die Sprache des zweijährigen Kindes und umfasst „Einwortsätze“, in denen viele Bedeutungen liegen können. Am Ende des zweiten Lebensjahres geht die Sprachentwicklung in „Zweiwortsätze“ über und erlangt Ende des dritten Lebensjahres die Ausprägung eines „Telegrammstils“. Dies ist auch die Zeit des Fragealters, das zur kognitiven und emotionalen Entwicklung des Kindes beiträgt.

3.4.4. Fragen zur Wissensüberprüfung

1. *Welche wesentlichen Entwicklungsschritte zeigt das Kleinkind im Alter von 18 bis 24 Monaten?*
2. *Was ist zum Spracherwerb aus entwicklungspsychologischer Sicht ganz allgemein zu sagen? Welche Stadien des Spracherwerbs können Sie unterscheiden?*
3. *Wie äußert sich das Lallstadium? In welchem Alter?*
4. *Wie äußert sich das Stadium der „Einwortsätze“? In welchem Alter?*
5. *Wie äußert sich das Stadium der „Zweiwortsätze“? In welchem Alter?*
6. *Wie äußert sich das Stadium des „Telegrammstils“? In welchem Alter?*
7. *Was ist das Besondere am Fragealter und zu welcher Entwicklung trägt es bei?*

3.5. Die spätere Kindheit als Lebensabschnitt

Der Lebensabschnitt der späteren Kindheit umfasst etwa das Alter vom vierten, fünften bis zum elften, zwölften Lebensjahr. Während heute die Kindheit als eigener Status und das Kind als grundsätzlich verschieden vom Erwachsenen verstanden wird, galten Kinder bis in die 30er Jahre des 20. Jahrhunderts als „kleine Erwachsene“. Sie mussten oft

Das Kleinkindalter als Lebensabschnitt

Es gibt fünf Hauptgründe, weshalb Fragen nicht in pädagogisch richtiger Weise beantwortet werden: (1) Die Fragen sind lästig, die Mutter hat andere Sorgen und will nicht gestört werden. (2) Die Mutter ist sich der Bedeutung der kindlichen Frage nicht bewusst. (3) Eine grundsätzlich repressive Einstellung dem Kind gegenüber, Kinder sollen nur reden, wenn sie gefragt werden. (4) Angst vor der Kinderfrage – wenn man anfängt zu antworten, nimmt das kein Ende, oder wegen einer möglichen Blamage. (5) Weil manche Frage wirklich beim besten Willen nicht zu beantworten ist.

selbst für ihren Lebensunterhalt sorgen (speziell im Altertum und Mittelalter) oder wurden in die gesellschaftliche Erwerbsarbeit eingebunden (in der Dritten Welt immer noch aktuell).

Die spätere Kindheit lässt sich schwer in Form einzelner Funktionsbereiche darstellen, daher werden einige wesentliche Aspekte der Entwicklung gezeigt: das Spiel als besonderes Phänomen der Kindheit, die Identifikation mit dem eigenen Geschlecht, die Schule und ihr Einfluss sowie die Bedeutung der Gleichaltrigen (Peer).

Moderne Ansätze sehen die Kindheit als klar umschriebenen Lebensabschnitt, in dem das Kind bestimmte Aufgaben zu bewältigen hat, aber von der Verantwortung der Erwachsenen frei bleibt. Das Kind befindet sich in allen wesentlichen Lebensfragen und Entscheidungen noch in vollkommener Abhängigkeit vom Erwachsenen, was von beiden Seiten als selbstverständlich angesehen wird. Kindrolle und Erwachsenenrolle sind so weit voneinander entfernt, dass wenig Rollenkonflikte entstehen. Das Kind kann höchstens im Spiel die Rolle des Erwachsenen übernehmen und dabei durchaus in Konkurrenz zu ihm geraten.

Das Spiel, die Schule und ihre Bewältigung, die Identifikation mit dem eigenen Geschlecht als ein zentraler Vorgang der Persönlichkeitsentwicklung und die Bedeutung der Gleichaltrigen sind Paradigmen der Entwicklung dieses Lebensabschnitts.

3.5.1. Das Spiel

„Spielen ist etwas typisch Kindliches!" Diese Aussage lässt übersehen, dass auch Erwachsene gerne spielen: Karten-, Sport-, Rätsel-, Gesellschafts-, aber auch Liebesspiele usw. Was ist das Besondere an der Tätigkeit „Spielen", dass sie in jeder Altersgruppe, in jedem Kulturkreis, ja selbst bei Tieren auftritt? Spielen hat seine elementare Bedeutung im ständigen Wechsel von *Anspannung und Entspannung.* Anspannung ist der Ernst im Spiel, der Einsatz, das Risiko, die Gewinnlust. Anspannung ist auch im alltäglichen Leben gegeben: Sachzwänge, Stress, Belastungen, Probleme, Arbeit usw. Doch der Unterschied zwischen der Anspannung im Spiel und der im Leben liegt darin, dass im Spiel die Spannung kontrolliert werden kann. Wenn sie zu stark wird, bricht man das Spiel ab und setzt sich nicht weiter damit auseinander: „Es war ja nur ein Spiel!" Zum Spiel gehört auch, dass die Spannung durch eine Phase der Entspannung abgelöst werden kann. Entspannung ist das Lockere am Spiel: auch einmal verlieren können, es nicht persönlich nehmen, etwas Neues ausprobieren. Ein Spiel ohne Entspannung ist tödlich ernst (Spielsucht!), ein Spiel ohne Anspannung wiederum ist tödlich langweilig.

Der Wechsel von Anspannung und Entspannung gibt dem Spiel seinen Reiz.

Entspannung ist nur möglich, weil das Spiel *zweckfrei* ist und nicht unbedingt zu einem Erfolg, zu einem Ziel führen muss. Arbeit dagegen ist *zweckgebunden, aber man kann auch in das „Muss" der Arbeit und des Lernens spielerische Elemente einbringen.* Damit nimmt man dem Alltag, der Arbeit und dem Lernen ein Zuviel an Anspannung. Die Zweckfreiheit – zu jeder Zeit abbrechen können, ohne Leistungsdruck gefordert sein – macht das Spielen zu einer *elementaren Beschäftigung,* in der zugleich die Funktion des Spielens liegt. Das Kind erkundet über das Spielen die reale Welt und wächst mit seiner Hilfe in sie hinein. Daher ist das Spielen im Unterschied zum planvollen und absichtsvollen Lernen (z.B. in der Schule) ein spielerisches Lernen, das „nebenbei" geschieht und dennoch eine höchst aktive Form des Lernens darstellt, die man auch „inzidentelles Lernen" nennt. Im Wesentlichen können vier Arten des Spielens unterschieden werden: (1) Funktions- und Explorationsspiele, (2) Konstruktionsspiele, (3) Rollenspiele und (4) Regelspiele.

Das Spielverhalten zeigt eine bestimmte altersabhängige Reihenfolge, die auch über verschiedene Kulturen hinweg beobachtet werden kann.

Beim **Funktionsspiel** geht es um das Einüben von körperlichen Funktionen: die Beweglichkeit von einzelnen Gliedmaßen (Finger, Hände, Arme, Füße, Beine), die Beweglichkeit des ganzen Körpers (sitzen, kriechen, laufen, springen), das Training der Sinnesorgane Auge und Ohr, das Einüben des Sprechapparates usw. Diese Funktionsübungen erfolgen im ersten Lebensjahr weitgehend *materialungebunden,* d.h. das Kind zeigt immer das gleiche Verhalten (z.B. schüttelt es die Klapper oder einen Löffel hin und her), nicht das Material wird geformt, sondern die Bewegung. Das Kind übt die Bewegung aus, die es auf Grund der geistig-körperlichen Entwicklung gerade kann, z.B. in den Mund stecken, betasten, ergreifen, klopfen, schütteln, werfen und fallen lassen. Erst ab dem zweiten Lebensjahr wird die Erkundung und Beobachtung eines Objektes – die *Exploration* – wichtiger als die reine Bewegung. Das Kind versucht jetzt über das Greifen den Gegenstand zu begreifen: Größe, Farbe, Schwere, Geräusch, Oberflächenbeschaffenheit usw. Da die motorische Entwicklung in der Grundlage abgeschlossen ist, kann es seine Konzentration von seinem Körper auf Objekte in der Außenwelt richten.

Die Weiterentwicklung des Explorationsspieles führt automatisch zu den **Konstruktionsspielen.** Sobald das Kind die Beschaffenheit und Eigenart des Materials ausreichend erkundet hat, will es dieses so einsetzen, dass damit ein Werk oder Produkt entsteht. Bereits ab dem dritten Lebensjahr baut daher das Kind mit einfachen Materialien Gebilde, die ein Objekt aus seiner Umgebung darstellen sollen: Haus, Auto, Tiere, Nahrungsmittel, Menschen, Bäume usw. Mit zunehmendem Alter werden immer ausgefallenere Baustoffe eingesetzt und das Werk in seinen Details immer anspruchsvoller.

Beispiel der Entwicklung am Konstruktionsspiel (aus: Spielhofer et al., Lesebuch für Entwicklungspsychologie, 1988, S. 104)

> Das zweijährige Kind kann mit Sand gerade ein paar Hügel bauen, die es als Kuchen bezeichnet. Das dreijährige Kind hingegen produziert bereits verschiedene Kuchenformen aus verschiedenen Materialien (Sand, Lehm, Kiesel usw.). Das vierjährige Kind knetet Tiere und Menschen, das fünfjährige Kind baut mit Bausteinen und Lego nach seiner eigenen Fantasie. Das sechsjährige Kind baut mit Lego bereits anhand von Vorlagen, und das siebenjährige Kind wagt schwierigere Konstruktionen mit technischem Spielzeug.

Auch **Rollenspiel** hilft dem Kind beim Hineinwachsen in die Welt. Denn hier setzt sich das Kind im Spiel mit der Realität auseinander, die es in seiner Umgebung vorfindet. Es formt die Realität in seinem Spiel um, wobei es sie mitunter seinen Vorstellungen, seinen „Illusionen" anpasst. Die Entwicklung des Rollenspiels erfolgt in mehreren, alterstypischen Etappen: Beim zweijährigen Kind beschränkt sich das Rollenspiel auf die Umformung der Gegenstände aus der alltäglichen Umgebung, die so behandelt werden, als ob sie etwas anderes wären. Aus dem Besen wird das Flugzeug, der Teppich wird zum Meer, und schon fliegt das Kind mit dem Flugzeug über das Meer.

Ab dem dritten Lebensjahr übernimmt das Rollenspiel eine neue Aufgabe: Jetzt dient es dem Kind dazu, seine soziale Realität nachzuspielen. Dabei werden nicht mehr nur Gegenstände verwandelt, sondern das Kind verwandelt sich selbst in eine andere Person (Mutter, Vater, später die Lehrerin usw.). Es spielt eine Rolle und ahmt gleichzeitig die Verhaltensweise dieser anderen Person nach.

Im Kapitel Lernen wird das Nachahmungslernen genauer dargestellt.

Das Kind erweitert sein Verhaltensrepertoire und kann über das Rollenspiel eigene Erlebnisse und Erfahrungen besser verarbeiten. Aus dieser Erkenntnis hat man auch psychotherapeutischen Gewinn gezogen. So ist die Spieltherapie nicht nur eine der wichtigsten Methoden der Kindertherapie, sondern sie hat auch insgesamt psychotherapeutische Schulen mitgeprägt (z.B. das Psychodrama).

Mit etwa fünf, sechs Jahren beginnen Kinder sich für **Regelspiele** zu interessieren. Vorher spielt das Kind aus Lust und Laune und entwickelt vor allem seine eigenen Regeln oder versucht die vorgegebenen Regeln zu verändern. Spiele mit festen Regeln zwingen das Kind jedoch zur Kontrolle seines Verhaltens: Spontane Wünsche und eigene Bedürfnisse müssen hinter dem Diktat der Regeln zurückstehen. Für Erwachsene ist dies (meist) selbstverständlich. Alle Kartenspiele, Brettspiele, alle Gesellschaftsspiele usw. ziehen ihren Reiz nur aus der Vorgabe bestimmter Regeln, an die sich jeder Spieler halten muss. Wie sollte jedoch ein vierjähriges Kind verstehen, dass beim „Mensch ärgere dich nicht" seine Figur von einer anderen geschlagen wird, wo doch so viel Platz für beide ist? Somit ist es ein Zeichen der weiteren Entwicklung, wenn ein Kind erlebt, Spielregeln als feste Verhaltensanweisung zu verstehen und zu akzeptieren. Auch Regelspiele dienen dem Hineinwachsen in die soziale Umwelt: Das Kind lernt, seine Bedürfnisse und Impulse (eine Zeit lang) den Spielregeln unterzuordnen.

Im Regelspiel lernt das Kind die soziale Welt verstehen: Auch Normen und Vorschriften in Familie und Gesellschaft sind solche festen Regeln.

3.5.2. Einige Grundsätze für die Beurteilung von Spielsachen

Im Vordergrund steht die Schaffung eines guten Spielrahmens – wenn man dem Kind Platz, Zeit und Freiraum zum Spielen anbietet, kann auch aus wenigen Materialien viel entstehen. Je vielfältiger die Spielmöglichkeiten, desto länger bleibt ein Spielzeug interessant. Es soll vor allem die Fantasie anregen und sie nicht einengen, wie es z.B.

Sprechpuppen mit ihren mehr als dürftigen Redewendungen tun. Eine Puppe mit viel Zubehör ist besser als viele Puppen ohne Zubehör. Kleinkinder bauen besser mit großen Bausteinen, aber ein riesiger Teddybär eignet sich wenig zum überallhin-begleitenden Freund. Viele Bauelemente vermehren die Gestaltungsmöglichkeiten.

Spielzeug für das Kleinkind muss viel aushalten können. Konstruktion und Mechanik sollten sehr einfach und immer verständlich sein. *Ernsthafte Gefahren,* die durch den Gebrauch des Spielzeugs entstehen könnten, müssen ausgeschaltet werden! Der Preis sollte im Verhältnis zu den Spielmöglichkeiten und der Lebensdauer des Spielzeugs beurteilt werden.

3.5.3. Die Identifikation mit dem eigenen Geschlecht

Eine in diesem Zusammenhang gern zitierte Überlegung stammt von Sigmund Freud. Er konzentriert sich in seiner Darstellung der „psychosexuellen Entwicklung" hauptsächlich auf den Knaben, der seiner Meinung nach die Mutter als Liebesobjekt sexuell begehrt, den strafenden oder drohenden Vater aber fürchtet (Kastrationsangst). Er identifiziert sich mit ihm als Aggressor, wobei Identifikation ein Abwehrmechanismus ist, der Versagen von Bedürfnissen durch „Hereinnahme" anderer Personen in die eigene Person zu mindern trachtet.

Diese psychoanalytische Konzeption der psychosexuellen Entwicklung ist (höchstwahrscheinlich) nicht empirisch nachzuweisen und stammt darüber hinaus aus der Kultur des ausgehenden 19. Jahrhunderts. Daher sind die Annahmen von Freud ein Konstrukt, ein Modell geblieben.

Heute sind die Annahmen von Freud in Bezug auf die psychosexuelle Entwicklung weit weniger bedeutungsvoll, als es soziale oder kognitive Einflüsse auf diesen Teil der Persönlichkeitsentwicklung sind. Da er jedoch die Entwicklungspsychologie bedeutend beeinflusste (siehe dazu auch Erikson) und seine Ideen in die tiefenpsychologischen Psychotherapien (Psychoanalyse) bis heute nachhaltig einwirken, wird seine „Libidostufentheorie" in einem Exkurs vorgestellt.

Eine bedeutende Komponente der Persönlichkeit bildet die Identifikation mit dem eigenen Geschlecht. Verhaltensunterschiede zwischen Knaben und Mädchen tauchen sehr früh auf, und man kann beobachten, dass Kinder größeres Interesse an dem Geschlecht und dessen Aktivitäten zeigen, dem sie angehören. Schon im zweiten Lebensjahr gibt es eine deutliche und immer wieder nachweisbare Tendenz, dass Knaben sich mehr für Bagger, Autos und – falls sie im Umkreis des Kindes auftauchen – für Spielzeugwaffen interessieren, während sich Mädchen lieber mit Puppen, Kochen und Anziehen beschäftigen. Daneben gibt es freilich ein großes Betätigungsfeld, in dem sich Knaben und Mädchen nicht unterscheiden. Die frühen Interessen- und Handlungsunterschiede zwischen den Geschlechtern können kaum genetisch bedingt sein, denn der genetische Kode ist Millionen Jahre alt und kann nichts wissen von Autos und Kochtöpfen. Erklärungen sind daher außerhalb der Biologie zu suchen, wie geschlechtstypisches

Verhalten aufgebaut wird und wie es kommt, dass sich das Kind normalerweise mit den Inhalten und Werten seines Geschlechts identifiziert.

Aus vielen Untersuchungen wurde deutlich, dass Kinder geschlechtstypisches Verhalten nicht nur mechanisch ausführen (oder auch nicht), sondern reichhaltiges Wissen über die Geschlechter erwerben. Kohlberg (1974) konnte zeigen, dass nicht nur die Umwelt das Kind prägt, sondern das Kind seine Geschlechtsrolle selbst in aktiver Auseinandersetzung mit der Umwelt gestaltet. Das Kind erkennt, dass es zwei Geschlechter mit unterschiedlichen Aufgaben in der sozialen Welt gibt. Es unterscheidet die Welt nach Vätern und Müttern, nach stark und schwach, nach draußen und zu Hause. Diese erste Ordnung, die das Kind in seiner sozialen Umwelt schafft, ist Voraussetzung, dass sich das Kind einem der beiden Geschlechter zuordnet, was durch die Umwelt und die sprachliche Etikettierung erleichtert wird („er" bzw. „sie", „Bub" bzw. „Mädchen"). Nachdem das Kind sein Geschlecht damit identifiziert hat, wählt es aktiv aus seiner Umwelt aus, was zu seinem Geschlecht passt.

Die Identifikation mit dem eigenen Geschlecht als kognitive Leistung

Dieser Vorgang hat zwei Seiten: Zum einen findet das Kind in der Umwelt entsprechende Verhaltensmuster und -vorschriften, zum anderen hat es seine eigenen Bedürfnisse und Erfahrungen und muss die externen Modelle (Vater, Mutter, Onkel, Tante, Lehrer, Lehrerin, Fernsehmodell usw.) mit den eigenen Möglichkeiten in Beziehung setzen. Je nachdem, was die Umwelt anbietet und was davon den persönlichen Wünschen und Neigungen entgegenkommt, wird die Geschlechtstypisierung mitbestimmt. Das hat zur Folge, dass die Geschlechtsrollenidentifikation individuell sehr verschieden ausfällt, so daß streng genommen keine Rolleninterpretation der anderen gleicht. Mit etwa fünf bis sechs Jahren erkennt das Kind, dass man sein Geschlecht nicht mehr ändern kann, auch wenn man sich das wünscht (vom Problem der Transsexualität einmal abgesehen!) oder sich so kleidet wie das andere Geschlecht. Dies führt zum Aufbau einer *Geschlechtskonstanz* und stellt damit einen kognitiven Beitrag zur Geschlechtsrollenidentifikation dar.

Darüber hinaus sind Kinder hinreichend motiviert, wie die Mitglieder der eigenen geschlechtlichen Gruppe zu werden und mehr über diese Gruppe zu erfahren. Sie wählen daher auch bevorzugt geschlechtstypisches Spielzeug und bevorzugen Kinder des gleichen Geschlechts als Spielpartner.

Exkurs: Psychoanalytische Sichtweise der psychosexuellen Entwicklung

Sigmund Freud wurde am 6. 5. 1856 in Freiberg (Mähren) geboren und starb am 23. 9. 1939 in London, wohin er vor den Nationalsozialisten

PH-H

geflüchtet war. Er war von Beruf Arzt, habilitierte sich 1856 in Neuropathologie an der Universität Wien, betrieb zusammen mit Josef Breuer Hypnoseforschung und begründete die Psychoanalyse (Erforschung unbewusster Prozesse). Ausgangspunkt seiner Forschungen war der Versuch, funktionelle seelische Erkrankungen (Hysterie, Neurosen) mittels Suggestion und Hypnose zu behandeln, wovon er später wieder abging. Er konzipierte die wesentlichen Annahmen der Psychoanalyse und setzte die Methoden der Traumdeutung und freien Assoziation in der psychoanalytischen Psychotherapie ein. Sein Konzept blieb nicht unwidersprochen (z.B. Jung und Adler), dennoch wurde er zur bestimmenden Größe für die gesamte Tiefenpsychologie. Zu Freuds wichtigen Mitarbeitern zählte auch seine Tochter Anna Freud – die Begründerin der psychoanalytischen Kindertherapie.

Auf der Konzeption der **Libidostufen** konstruierte Freud die erste und relativ umfassende Phasentheorie der psychosexuellen Entwicklung. Dieses Konstrukt nahm erstmalig auf psychodynamische, erlebnisbedingte und lebenshistorische Momente Rücksicht. Idee und Grundvorstellung war, dass eine seelische Kraft oder Energie – die Libido – in Form und Ausprägung sowie in Abfolge definierter Ausgestaltungen bei jedem Menschen seine historische Entwicklung nimmt, die weitgehend von den Umständen, Beziehungen, Ereignissen und Erlebnissen dieses Menschen abhängig ist. Die Bedeutung der Lebensgeschichte (Biografie) in die Betrachtung des Entwicklungsgeschehens eingeführt zu haben ist die große Leistung der Psychoanalyse. Die Konzeption der Libidostufentheorie unterscheidet fünf Perioden (Phasen, Stufen).

Die Libidostufentheorie ist als Abfolge wichtiger Erfahrungen zu verstehen, die – falls starke Wünsche offen bleiben (Wunsch nach Zuwendung, Liebe ...) – in ungünstigem Falle als konfliktbehaftete Themen weiterwirken. Diese Theorie entspricht einer tiefenpsychologischen und ist insgesamt ein faszinierender entwicklungspsychologischer Entwurf. In retrospektiv analysierten Einzelfällen ermöglicht sie Deutungen mit Plausibilitätsvermutungen. In systematisch kontrolliert angelegten Untersuchungen hat sie sich bislang nicht bewährt.

Die Konzeption der Libidostufentheorie im Sinne Freuds

1. *die orale Stufe* (mit der Unterscheidung früh- und spätoral) (etwa das 1. Lebensjahr)
2. *die anale Stufe* (früh und spät) (etwa die Zeit des 2. und 3. Lebensjahres)
3. *die phallische Stufe* (etwa die Zeit des 4. bis 6. Lebensjahres)
4. *die Latenz* (etwa die Zeit des 7. bis 11./12. Lebensjahres) und
5. *die Pubertät und Adoleszenz* (etwa die Zeit des 12./13. bis 15./18. Lebensjahres).

Die orale Periode

PHH

Die Mundhöhle des Säuglings ist in der Zeit von der Geburt bis zum 6./8. Monat das wichtigste Kommunikationsorgan zwischen dem Kind und der Umwelt, sie ist das Zentrum seiner Umwelterfahrung. Der Säugling lebt in einer Art Mundwelt, alles, was er ergreift, wird dem Mund zugeführt und damit betastet. Die Objekte und Gegenstände werden oral apperzipiert, der Stillvorgang ist das Paradigma für diese kommunikati-

PH-H

ve Beziehung. Beim Stillen werden auch Lustgefühle erlebt, so daß die Mundhöhle zur ersten lustspendenden erogenen Zone wird. Wie wir Lust erleben und sie erfahren, ob wir darauf gequält warten müssen oder gleich befriedigt werden wollen, wird durch das Verhalten der Mutter geprägt, und das Kind merkt sich diesen Umgangsmodus.

Eng verknüpft mit diesem Geschehen entsteht das Gefühl der Geborgenheit, der Sicherheit und des Urvertrauens. Zwischen Kind und Mutter werden Gemütsvorgänge und Zuneigungen ausgetauscht, erste Kontakte aufgenommen, und es entsteht ein immer differenzierter werdender kommunikativer Umgang, wobei sich beide gegenseitig beeinflussen und stimulieren – und natürlich auch frustrieren. Diese enge Beziehung nennt man auch *Dyade*. Der Erwerb der ersten Zähne ändert diese Interaktion insofern, als eine neue Dimension – die Aggression – durch das Zubeißen hinzukommt und zunehmende Bedeutung erlangt.

Die anale Periode

In der analen Periode wird die Ausscheidung zum zentralen Geschehen. Für das Stuhlabsetzen ist ein gewisser Willensakt notwendig, ein gesteuerter Impuls, der seinerseits Anlass zur Entwicklung von Ich-Kräften darstellt. Da sich die Exkremente vom Körper trennen, wird durch Beobachtung und Fantasie ein neuer Bezug zu den Objekten hergestellt. Die Objektbeziehung und der Realitätsbezug werden in diesem Erlebnis moduliert und ausgestaltet. Auch das Lusterlebnis erhält neue Qualitäten, der anale Bereich wird zu einer erogenen Zone.

Es gilt zu bedenken, dass gerade in diesem Bereich Lusterlebnisse stark verpönt und tabuisiert sind.

Das zweite Erlebnis dieser Periode ist die Fähigkeit zur Lokomotion. Auch dabei handelt es sich um einen Willensakt, einen Entschluss, sich von da nach dort zu bewegen, einen Ortswechsel zu vollziehen. Diese Fähigkeit erzeugt im Kind das Gefühl seiner Willensallmacht.

Das typische Problem dieser Entwicklungsphase: Das Kind gerät bei der Ausübung beider Fähigkeiten in die Spannung zwischen dem Impuls „Wollen und Können" sowie dem Verbot. Gebot und Verbot wirken auf das kindliche Verhalten einengend und frustrierend. Durch die Forderung nach Hergeben beim Toiletttraining, aber auch bei anderen Forderungen im Alltag werden Eigenschaften wie „Zurückhaltenwollen", „Hergeben und Verteidigen" entwickelt. Durch die Erfüllung oder Nichterfüllung der elterlichen – meist mit einem Liebesbonus verknüpften – Wünsche hinsichtlich des Stuhlabsetzens entwickelt sich sehr bald das Erlebnis der Macht, aber auch der Möglichkeit der Aggression, denn Gehorsam kann ja auch verweigert werden.

Die phallisch-genitale Periode

In der phallisch-genitalen Entwicklungsphase geht es um das zentrale Thema der „Geschlechterrolle", der „Geschlechterdifferenzierung" und

P41-41

um den „Phallus". Kinder erleben in dieser Periode die Tatsache ihrer unterschiedlichen geschlechtlichen Ausstattung, wobei das Heranreifen des Realitätssinns und des zunehmenden Verständnisses von Lebensvorgängen genauso Einfluss haben wie äußere Umstände (z.B. Kindergartenbesuch).

Im Knaben entwickelt sich das Gefühl des stolzen Besitzens, ein Organ zu haben, das die Mädchen nicht haben, verknüpft allerdings mit der Angst, dass er diesen Besitz verlieren könnte. Im Mädchen entwickelt sich ein Gefühl des Neides, des Nichtbesitzens dieses Organs, der Beeinträchtigung, ja der Verstümmelung.

Dass der Penis durch seine Erektionsfähigkeit ein gewisses Eigenleben erkennen lässt, ist Anlass zu weiteren Vermutungen und Fantasien über das „Warum". Auch Lust wird an diesem Organ erlebt, wieder eine neue Qualität der Lustempfindung. Die Gefühle der Privilegierung, des Besitzes, der Macht, ausgezeichnet zu sein, konkurrieren mit den Gefühlen der Bedrohung und der Angst. Die Gefühle der Kraft und Stärke, der Potenz werden durch das soziale Umfeld gefördert; männlich wird als allgemein stark, leistungsbewusst, dominierend, aktiv eingeschätzt, weiblich als schwächlich, unterordnend, passiv. Sowohl für Knaben wie auch für Mädchen gibt es in der Familie Identifikationsobjekte (Vater, Mutter, Onkel, Tante usw.). Sie werden für die heranwachsenden Kinder zum Vorbild im Leben und Agieren in der Geschlechtsrolle.

Die ödipale Situation

Freud leitete aus der griechischen Sagenwelt Überlegungen über das Verhältnis Vater-Mutter-Kind ab und prägte den Begriff „Ödipuskomplex".

Der sagenumwobene König Ödipus, seine Schuld und sein Ende (er tötete seinen Vater und heiratete seine Mutter) sind das Paradigma für das Dreiecksverhältnis Vater-Mutter-Kind geworden.

Heute wird eher der Ausdruck „ödipale Situation" verwendet, um das Beziehungsdreieck als ein zu bewältigendes Lebensproblem zu beschreiben. Von einer „ödipalen Krise" spricht man, wenn sich aus dieser Situation besondere Spannungen ergeben. Der Begriff „Ödipuskomplex" kommt erst dann zum Einsatz, wenn sich eindeutig neurotische Verhaltensweisen aus dieser Situation ableiten lassen (vgl. Spiel, 1987).

Nach Freud stellt sich beim Knaben etwa um das vierte Lebensjahr eine Verhaltensänderung gegenüber seinen Eltern ein. Er entwickelt ein Konkurrenzverhalten gegenüber dem Vater, das zu Spannungen führt. Der Vater wird abgelehnt, das Kind trotzt, im Spiel wird der Vater wegfantasiert, während er gleichzeitig als allmächtig und allbeherrschend erlebt wird. Zur Mutter bildet sich eine besonders innige Beziehung. Der Knabe wünscht sich an die Stelle des Vaters, manchmal kommen auch verbotene Gefühle in der kindlichen Liebesbeziehung des Knaben zur

PH-H

Mutter auf. Er erlebt dabei den Vater als Konkurrenten und Feind, als Strafenden. Je nach der Situation gehen mehr oder weniger Wunschfantasien in Richtung der Vernichtung des Vaters und der Besitzergreifung der Mutter. Für die Bewältigung der Situation sind einige Jahre notwendig, und die Lösung besteht darin, dass der Knabe sich positiv und liebevoll mit dem Vater identifizieren lernt, ihn akzeptiert und zur Mutter eine liebevolle, innige Beziehung aufrechterhält, diese jedoch desexualisiert.

Beim Mädchen ist dieses Beziehungsdreieck ähnlich gestaltet, jedoch nicht spiegelbildlich. Nach Freud findet ebenfalls eine starke Hinwendung zum Vater statt, den Wunsch, diesen zu besitzen, die Mutter zu verdrängen. Wie der Knabe hat auch das Mädchen bis zur ödipalen Situation die stärkere libidinöse Beziehung zur Mutter, die darüber hinaus enorm viel Schutz, Sicherheit und Zuwendung bietet. Die Bewältigung der Situation ist daher schwieriger als beim Knaben, da die Mutter die entscheidende Kontakt- und Pflegeperson bleibt. Daher kann das Mädchen sie nicht so intensiv zur Feindin werden lassen, wie das der Knabe in seinen Fantasien mit dem Vater sehr wohl kann. Die Lösung dieses Problems ist beim Mädchen ähnlich wie beim Knaben: Es muss lernen, sich mit der Mutter und deren Rolle positiv und liebevoll zu identifizieren und ihre Beziehung zum Vater zu desexualisieren.

Bei der Beschreibung der ödipalen Situation spricht man beim Mädchen vom Elektrakonflikt.

Die Latenzperiode

Die Latenzperiode dauert von der Beendigung der ödipalen Situation bis zum Beginn des puberalen Wachstumsschubes. Freud nahm an, dass es in dieser Lebensperiode im günstigsten Fall beim Erreichen eines harmonischen Zustandes zu einer Beruhigung der libidinösen Stürme kommt, weil am Ende die emotionale Situation zwischen Kind und Eltern ausgeglichen ist. Deshalb wurden diese Jahre oft als die „glückhafte Kindperiode“ bezeichnet. Psychoanalytiker gehen heute eher davon aus, dass die „Interessenzuwendung“ für die realen Vorgänge, die Naturbeobachtung und der Wissenszuwachs libidinös besetzt werden. Das Interesse an allen Dingen des Lebens, das Nachdenken über die verschiedensten Probleme wird positiv besetzt, das Lernen geschieht lustvoll. Nicht zufällig fällt in unserer Kultur die Schulzeit mit dem Beginn der Latenzperiode zusammen.

So glückhaft, ausgeglichen und genussvoll dieses Erwerben von Erfahrung und Wissen auch anmutet, die sozialen Bedingungen der Interaktion und des Zusammenlebens in der Schule bringen für das Kind eine Unzahl neuer Probleme, speziell, wenn die emotional-affektive und die Persönlichkeitsentwicklung bis dahin nicht günstig verlaufen sind. Da der freien Entfaltung in der Schule erfahrungsgemäß wenig Raum gegeben wird, überschwemmen Gefühle des Konkurrierens und der Leistungsanforderungen mit allen sich daran anschließenden Ängsten und Minderwertigkeitsgefühlen diese Zeit. Sich selbst und seine Leistung im Gegensatz zu anderen darzustellen, sich durchzusetzen, bringt doch die Gefahr der Niederlage mit sich. In dieser Lebensperiode (und später auch in der Pubertät) wird daher die Selbsteinschätzung, das Selbstwertgefühl, die Beurteilung der eigenen Möglichkeiten zu einem zentralen Problem. Dazu kommt, dass die emotionale Situation in Bezug auf die Leistung in der Schulklasse grundsätzlich anders ist als in der Familie. Der Leistungsbonus, der für Wohlverhalten oder Kreatives in der Familie erteilt wird, geschieht im Allgemeinen über die emotionale Zuwendung. In der Schule kann sie nur abstrakt angeboten werden: Leistung ohne Liebesbonus stellt etwas völlig Neues im Leben des Kindes dar.

Die Pubertät und Adoleszenz

Mit Pubertät wird jene Entwicklungsphase bezeichnet, die mit Beginn des Wachstumsschubes einsetzt und bis zu dessen Ende dauert, also wenn die endgültige Körpergestalt (Körpergröße) erreicht ist. Die Periode danach nennt man Adoleszenz. Das Einsetzen des Körperwachstums, das Hervortreten der primären und sekundären Geschlechtsmerkmale, die erste Menstruation und der erste Samenerguss markieren den Beginn der Pubertät. Es kommt häufig zu einer motorischen Disharmonie, die mannigfache Befürchtungen fördert, einen Hang zur Introspektion schafft und häufig Ursache des Sich-Zurückziehens und regressiven Verhaltens ist.

Mit der Pubertät und Adoleszenz (etwa um das 20. Lebensjahr) endet die (psychosexuelle) Entwicklung nach Freud – im Sinne einer Lebenslaufpsychologie fehlt die Beschreibung der nachfolgenden Lebensabschnitte.

Im Rahmen der Sexualentwicklung werden in dieser Lebensperiode die verschiedensten partialtriebhaften Verhaltensweisen und libidinösen Strebungen, die schon in früheren Lebensperioden aufgetaucht sind, „durchgespielt" und schließlich unter das Primat der genitalen Sexualität gestellt. Dieser Prozess geschieht schrittweise: Autoerotisches, Masturbatorisches, Homoerotisches ist auf diesem Wege zu beobachten, bis es schließlich zur Bildung echter heterosexueller Beziehungen kommt, die in einem reifen, erwachsenen, glückhaften Liebeserlebnis münden.

Beide Geschlechter geraten auf dem Weg zu ihrer eigenen Identitätsfindung in eine Autoritätskrise, die Selbstbestimmung wird verabsolutiert. Dabei treten vor allem zwei Phänomene in den Vordergrund, die eigentlich inkompatibel sind: einerseits ein konformistisches Verhalten gegenüber allem, was die Gleichaltrigen (Peergroup) tun (dieselben Kleidungsstücke, dieselbe Frisur, ähnliche Sprachfloskeln und Gestik); andererseits ein starkes Autonomiebestreben mit dem Versuch, Eigenständigkeit, Selbstbestimmung bis hin zum Extrem zu dokumentieren. Durch die konformistische Verhaltensweise wird vor allem ein Sicherheitsgefühl etabliert (der andere denkt fühlt und agiert genauso wie ich, alles, was er tut, muss daher auch für mich richtig sein), das

PH-H

Peinliche der Uniformierung wird kaum verspürt. Gleichzeitig führt die starke Autonomiebestrebung zu Eigenverantwortlichkeit, Entscheidungsfähigkeit und Kreativität. All das kann sich nur entwickeln, wenn die Fremdsteuerung über eine gewisse Zeit abgewehrt wird.

Das allmähliche Auffinden und Erarbeiten und in die eigene Person Introjizieren eines Motivations- und Normengefüges ist mit der Ausbildung der personalen Identität und Fähigkeit zur Intimität verbunden. Zunehmende Selbstverantwortlichkeit, Fähigkeit zur Auseinandersetzung mit Problemen, Orientierung im Sinne einer Mündigkeit sind Entwicklungsdimensionen der Adoleszenz. Dass dieser Prozess Jahre dauert und sich in gewissem Sinn weit über das Jugendalter hinaus als menschen- und persönlichkeitsformende Entwicklungsperiode auswirkt, lässt die existenzielle Dimension dieser Phase erahnen.

3.5.4. Die Schule und ihre Bewältigung

Die erfolgreiche Bewältigung der Anforderungen der Schule ist eine der großen Entwicklungsaufgaben.

Die Schule stellt einen Kontext für Entwicklung dar, der das Kind in starkem Maße prägt. Sie bewirkt, dass Kinder im Großen und Ganzen über viele Jahre hinweg relativ gleich behandelt werden, nämlich als Schüler, obwohl sie in ihrer psychischen Entwicklung tief greifende Veränderungen durchmachen. Das Kind findet in der Volksschule in der Regel eine Lehrperson (später mehrere) und viele Schüler vor. Die Aufgaben werden von außen herangetragen und müssen innerhalb einer bestimmten Zeit bewältigt werden. Die Interaktionsformen der Schule unterscheiden sich deutlich von denen in der Familie. Der Erwerb der Kulturtechniken (Lesen, Schreiben, Rechnen) wird explizit als Entwicklungsaufgabe genannt. Neben leistungsbezogenen Entwicklungsaufgaben gehören soziale Aufgaben der Kooperation sowie des Spielens und Arbeitens im Team zu den Aufgaben der Schule.

Schulreife versus Schulfähigkeit

Zunächst muss man prüfen, ob das Kind schon so weit entwickelt ist, dass es die Schule besuchen kann. Früher glaubte man, dieser Entwicklungsstand würde sich von selbst einstellen, wenn das Kind „reif“ ist. So entstand der Begriff der „Schulreife“. Heute weiß man, dass die Voraussetzungen für einen erfolgreichen Schulbesuch nicht einfach reifen, sondern von Umweltanregungen und der Art der sozialen Interaktion während der ersten sechs Lebensjahre abhängen. Daher spricht man heute von „Schulfähigkeit“. Auch dieser Ausdruck ist etwas irreführend, weil man glauben könnte, das Kind bringe ein Bündel von Leistungen und Fähigkeiten mit, die genau dem entsprechen, was in der Schule benötigt wird. Schulfähigkeit beinhaltet aber nur, dass ein Kind aller Voraussicht nach die gestellten Aufgaben erfüllen wird und sich an das soziale Leben der Schule anpassen kann. Schulfähigkeit ist also weniger das, was ein Kind von selbst wird, sondern das, was die Umwelt von ihm verlangt. Zu den Anforderungen gehören kognitive

PH-FI

Leistungen ebenso wie soziale Kompetenzen und Kompetenzen der Arbeitshaltung.

Für Eltern wie für Lehrer ist es selbstverständlich, dass sich manche Kinder besser in das schulische Leben einfügen als andere. Für einen Teil ist der Übertritt in die Schule kein Problem, sie freuen sich auf den nächsten Schultag, haben gute Kontakte und kommen mit den an sie gestellten Aufgaben gut zurecht. Ein anderer Teil der Kinder fügt sich nur schwer ein, ist unruhig oder unaufmerksam, häufig sozial isoliert, zeigt Ängstlichkeit oder Zurückgezogenheit und hat kein gutes Verhältnis zum Lehrer.

Die soziale Reife ist eine der ganz wichtigen Voraussetzungen für den Fortschritt in schulischen Leistungen, besonders in den ersten beiden Schuljahren.

3.5.5. Die Bedeutung der Gleichaltrigen für die Entwicklung in der Kindheit

In der Kindheit – *vor allem auch später in der Pubertät* – wird der Gleichaltrige („Peer") zu einer wichtigen Bezugsperson. Die Interaktion mit Gleichaltrigen fördert die Entwicklung eines Sozialverhaltens, das im Gegensatz zu Erwachsenen stärker symmetrisch ist, das Verständnis für Gleichheit und Gerechtigkeit aufbaut und wesentlich zum Selbstverständnis beiträgt. In der Gruppe der Gleichaltrigen üben die Kinder soziale Interaktion, entwickeln ein prosoziales (fürsorgliches) Verhalten, erhalten Rückmeldung über die eigene soziale Kompetenz und bauen Freundschaften auf. Zugehörigkeit und Akzeptanz sind ein wichtiges Entwicklungsthema.

In jeder Gruppe gibt es aber Außenseiter, die entweder nicht beachtet oder abgelehnt werden. Die Abgelehnten werden mit negativen Emotionen und Beschreibungen belegt, während die Nichtbeachteten zwar auch keine Freunde haben, aber emotional entweder neutral oder positiv belegt werden. Die Abgelehnten haben somit das eigentliche Problem: Sie zeigen ein deutlich abweichendes, wenig prosoziales Verhalten, sind zurückgezogen, im Kontakt aber aggressiv. Sie verletzen Regeln und gelten im Urteil der Peers als „unreif". Wie entwickelt sich ein Kind in diese negative Position hinein? Ein Weg führt über das „Sichzurückziehen", das meist familiär unterstützt ist (ängstliche, aggressive Mutter mit wenig Zuwendung zum Kind). So gerät das Kind nicht nur innerhalb der Familie, sondern auch später im Kindergarten und der Schule in Isolation.

3.5.6. Sexueller Missbrauch von Kindern und Jugendlichen

Der sexuelle Missbrauch von Kindern und Jugendlichen ist zum Schlagzeilenthema geworden: Die größere Sensibilität von Medien und Bevölkerung (vor allem Eltern, Lehrer, Ärzte) bringt regelmäßig einen (nachgewiesenen) sexuellen Missbrauch von Kindern an die Öffentlichkeit.

P H-H

Unter sexuellem Missbrauch versteht man die Heranziehung von Kindern (und Jugendlichen) zu sexuellen Aktivitäten mit Erwachsenen, denen sie nicht verantwortlich zustimmen können, weil sie deren Tragweite noch nicht erfassen.

Bei dieser Definition wird das Alters- und Kompetenzgefälle in der Täter-Opfer-Beziehung zum Kriterium gemacht und damit eingeräumt, dass Kinder auf jeden Fall vor sexuellen Handlungen durch Erwachsene zu schützen sind. Knaben sind genauso wie Mädchen, wenn auch zahlenmäßig geringer, Opfer von sexuellem Missbrauch.

In der Regel benutzen bekannte oder verwandte (zumeist männliche) Erwachsene Kinder zur eigenen sexuellen Stimulation und missbrauchen das vorhandene Macht- oder Kompetenzgefälle zum Schaden des Kindes.

Nicht nur Erwachsene missbrauchen Kinder sexuell. Neueren amerikanischen und deutschen Studien zufolge sind 30 bis 45% der „Täter" Jugendliche unter 18 Jahren.

Besonders problematisch (und sogar relativ häufig) ist dies, wenn es sich dabei um Lehrer, Schuldirektoren, Priester, Erzieher, Betreuer – durch das berufliche Nahverhältnis können sie sich leicht und schnell (unerlaubten!) Zutritt zur Intimsphäre des Kindes verschaffen und setzen für diese Zwecke ihre Amtsautorität ein –, aber auch Väter und Stiefväter handelt, weil das aufgebaute und besondere Vertrauensverhältnis zwischen Erwachsenem und Kind massivsten Schaden erleidet.

Als *leichtere Formen* des sexuellen Missbrauchs gelten Exhibitionismus, anzügliche Bemerkungen, Beobachten des Kindes (gegen seinen Willen) beim Baden oder Anziehen (Achtung: an FKK-Stränden finden Täter unauffällig ein reiches Betätigungsfeld) oder Zeigen von Pornos. *Schwerere Missbrauchshandlungen* sind das Berühren und Betasten der Geschlechtsteile oder Masturbieren vor dem Kind. *Schwerste Missbrauchsformen* bestehen in der versuchten oder vollzogenen oralen, analen oder vaginalen Vergewaltigung oder – besonders beim Missbrauch von Knaben – der Zwang, mit dem (männlichen) Täter anal zu verkehren oder ihn oral befriedigen zu müssen. Aussagen über die Häufigkeit des sexuellen Missbrauchs sind schwierig, weil die polizeilichen Kriminalstatistiken einen völlig anderen Ausschnitt abbilden, als die Dunkelziffern vermuten lassen.

Als Form des sexuellen Missbrauchs unter Strafe gestellt wurde jüngst auch das Beziehen und die Weitergabe von Kinderpornografie via Internet.

In den frühen 80er Jahren ging man davon aus, dass der relative Anteil von Mädchen und Knaben unter den Opfern des sexuellen Missbrauchs einem Zahlenverhältnis von 9 zu 1 entspricht. Neuere Studien belegen ein Verhältnis von 2 zu 1 bis 4 zu 1. Dass Knaben als Opfer relativ spät entdeckt wurden, wird damit erklärt, dass Knaben und Männer zögern, sich in der Rolle des Opfers zu sehen, und besondere Hemmungen haben, sich zum homosexuellen Charakter des sexuellen Missbrauchs zu bekennen, da die Täter in aller Regel männlich sind.

PH-M

Knaben werden auch häufiger außerfamiliär missbraucht. Sie sind zudem zum Zeitpunkt des Missbrauchs etwas jünger als betroffene Mädchen, und ihr Missbrauch ist öfter mit der Anwendung körperlicher Gewalt verbunden. Darüber hinaus ist der sexuelle Missbrauch von Mädchen weitgehend unabhängig von der sozialen Schicht, während Knaben der unteren Sozialschichten besonders gefährdet sind. Das Durchschnittsalter liegt bei Knaben und Mädchen bei etwa sieben Jahren, die Variationsbreite allerdings ist enorm und reicht vom Kleinkindalter bis zu 16 Jahren.

Nachgewiesen ist, dass vor allem Kinder betroffen sind, in deren Familien – offenbar schichtunabhängig – vielfältige Belastungsmerkmale (Alkohol- und Drogenmissbrauch, Gewalt, psychische Vernachlässigung und/oder übertriebene Strenge) zu finden sind. Es gibt Hinweise auf eine relativ schlechte Beziehung zwischen den Missbrauchsopfern und ihren Eltern. Potenzielle Täter können derartige Konstellationen gezielt ausnützen und sich mit raffinierten Strategien in das Vertrauen von Kindern einschleichen, die in der Familie zu wenig Schutz und Fürsorge erfahren.

Die Täter sind in 85 bis 95% der Missbrauchsfälle männlich, nur beim Missbrauch in pädagogischen Einrichtungen wurden 40% der Taten von Frauen begangen, meist jedoch in Mittäterschaft mit Männern. Die Täter sind vorwiegend Männer aus dem sozialen Nahraum von Kindern. Das Risiko, vom Stiefvater sexuell missbraucht zu werden, ist für Mädchen siebenmal höher. Eine Korrektur der üblichen Vorstellungen über den sexuellen Missbrauch ist angebracht. Nur in den Fällen, in denen Kinder innerhalb der Familie von Angehörigen missbraucht werden, ist der sexuelle Missbrauch häufig – aber nicht zwangsläufig – eine Wiederholungstat. Und schließlich ist noch das Vorurteil auszuräumen, dass der sexuelle Missbrauch nahezu immer gewaltsam verläuft. Zahlreiche Befunde belegen, dass die häufigste Täterstrategie durch nahe Angehörige über emotionale Zuwendung läuft und nicht durch Androhung bzw. Ausübung körperlicher und/oder psychischer Gewalt; die beim Missbrauch durch Bekannte und Fremde dreimal so häufig vorkommt.

Zu den unmittelbaren und mittelbaren Folgen des sexuellen Missbrauchs

Untersuchungen belegen, dass in der Regel körperliche Symptome und Verletzungen meist ganz fehlen und es auch im psychischen Bereich kein eindeutiges „Syndrom des sexuellen Missbrauchs" gibt. Bei der Diagnostik ist eines der schwierigsten Probleme, dass es wenig Erkenntnisse über die „normale" sexuelle Entwicklung von Kindern und über die Entwicklung ihres sexuellen Wissens gibt. Die Beurteilung dieses Wissens ist schwierig, es muss nicht durch den eigenen

Neuerdings wird das Risiko des sexuellen Missbrauchs bei behinderten Kindern und Jugendlichen diskutiert, die deshalb besonders gefährdet erscheinen, weil bei ihnen das Recht auf Selbstbestimmung kaum respektiert wird und geistige und körperliche Behinderungen die Abwehr des sexuellen Missbrauchs erschweren.

Untersuchungen zeigen darüber hinaus, dass ein Teil der männlichen Täter selbst einmal Opfer sexueller und/oder körperlicher Gewalt war.

PH-H

Missbrauch erworben worden sein. Auch das Spielverhalten, von dem man ursprünglich annahm, dass sich missbrauchte und nicht-missbrauchte Kinder deutlich unterscheiden, zeigt keine gesicherten Ergebnisse, ebenso wenig eignen sich Kinderzeichnungen als diagnostisches Instrument. Die zuverlässigste Quelle für die Feststellung sexuellen Missbrauchs sind offenbar immer noch die „spontanen" Berichte der Kinder selbst, die bei jüngeren Kindern zwar nicht besonders detailreich, aber hoch valide sind. Kleinere Kinder sind in langwierigen Kreuzverhören durch Suggestivfragen allerdings leicht zu Falschaussagen zu verleiten, besonders dann, wenn zwischen der Missbrauchserfahrung und der Befragung viel Zeit vergangen ist. Das Problem der falschen Beschuldigung wird aber wegen der gravierenden Folgen für den Beschuldigten in der Literatur häufig überschätzt; viel häufiger werden tatsächliche Erfahrungen des sexuellen Missbrauchs gerade von älteren Kindern aus Scham oder Furcht verschwiegen.

Man steht den Ansätzen zur Prävention des sexuellen Missbrauchs in Form schulischer Curricula durchaus auch kritisch gegenüber, weil die Gefahr besteht, dass Kinder mit relativ vagen Konzepten von guten und schlechten Gefühlen, Berührungen und Geheimnissen unter Umständen eher verwirrt als aufgeklärt werden – das eigentlich relevante sexuelle Wissen bleibt dabei auch meist ausgespart. Andererseits können solche Aufklärungsprogramme auch mögliche positive Effekte haben, weil sich potenzielle Täter abgeschreckt fühlen, wenn sie wissen, dass Kinder über den sexuellen Missbrauch aufgeklärt sind, sich nicht einschüchtern lassen und sich von Erwachsenen Hilfe holen.

Zu den längerfristigen Folgen des sexuellen Missbrauchs zählen höhere Symptombelastung in den Bereichen von Angst, Depression, Albträumen sowie aggressives Verhalten. Darüber hinaus sind Suizidneigung, Promiskuität und Alkohol- oder Drogenmissbrauch zu beobachten. Faktoren, die eine Bewältigung von Missbrauchserfahrungen erleichtern, werden erst in neuester Zeit beachtet. Dazu gehört an erster Stelle eine liebevolle, unterstützende Familie, in der Kinder sexuell aufgeklärt werden und bei Wahrung der Generationsgrenzen der Umgang mit Körperlichkeit offen und liberal ist. Die Verarbeitung des sexuellen Missbrauchs gelingt nachweislich besser, wenn sich das betroffene Mädchen oder der betroffene Knabe keine Mitschuld am Missbrauch gibt, die Verantwortung also ausschließlich dem Täter zuschreibt. Wo ambivalente Gefühle (unter Umständen sogar positive) im Spiel waren, ist die Verarbeitung erschwert.

Sinnvoller Schutz vor sexuellem Missbrauch ist am besten durch eine umfassende Sexualerziehung im Elternhaus und in der Schule gewährleistet, wobei die Eltern in Präventionsprogramme unbedingt einbezogen werden müssen. Selbstverteidigungskonzepte sind nicht wirklich anwendbar, weil die Täter meist aus dem sozialen Nahbereich des Kindes stammen und sich weit weniger mit Gewalt als mit manipulativen Strategien in das Vertrauen der Kinder einschleichen.

3.5.7. Die Entwicklung der Intelligenz nach Piaget

Jean Piaget (1948) wollte herausfinden, wie Kinder und Jugendliche ihr Wissen von dieser Welt aufbauen, und versuchte, allgemeine Prinzipien der intellektuellen Entwicklung aufzudecken. Im Jahre 1921 gab eine renommierte Zeitschrift zur Pädagogischen Psychologie 14 Pädagogen und Psychologen die Gelegenheit, darzustellen, was sie unter „Intelligenz" verstehen. Die Beiträge zeigen deutlich, dass sich die Experten keineswegs einig waren. Nach ihren Vorstellungen ist *Intelligenz die Fähigkeit zum abstrakten Denken und zum Lernen; sie eröffnet die Lernmöglichkeiten, sich an eine neue Lebenssituation anzupassen. Sie schafft die Voraussetzungen für den Erwerb von Wissen und seine Verarbeitung. Durch sie lernt man, von seinen Erfahrungen zu profitieren.* Wie wenig es mit dieser Zusammenschau gelungen war, dem Intelligenzbegriff mehr Klarheit zu verleihen, bestätigten auch spätere Forscher. Wenn man Experten heute diese Frage vorlegt, unterscheiden sich ihre Antworten im Prinzip genauso.

Dennoch hat niemand mehr als Jean Piaget dazu beigetragen, Wissen darüber zu erlangen, wie Kinder denken, wie sie schlussfolgern und Probleme lösen – wie sich ihre Intelligenz entwickelt. Er unterschied vier Hauptstadien der kognitiven Entwicklung.

Hauptstadien der kognitiven Entwicklung nach Piaget

1. *die sensumotorische Stufe* (Säuglingsalter bis etwa 2 Jahre)
2. *die Stufe des präoperationalen und anschaulichen Denkens* (etwa ab der Zeit des Kindergarten- und Vorschulalters)
3. *die Stufe der konkreten Operationen* (etwa ab der Zeit der Volksschule)
4. *die Stufe der formalen Operationen* (etwa ab dem Jugendalter)

Piaget beschreibt eine allgemeine Aufeinanderfolge von Entwicklungsstadien. Allerdings wissen wir heute, dass es u.a. beträchtliche interindividuelle Unterschiede hinsichtlich des Tempos der Entwicklung gibt. Das führt naturgemäß zu Einschränkungen seiner Sicht der kognitiven Entwicklung.

Die *sensumotorische Stufe:* Schon bei der Geburt ist der Säugling mit einer Anzahl funktionsbereiter Reflexe ausgerüstet (Saug-, Greif-, Schluckreflex usw.). Er kann Dinge anschauen, neue Reize von gewohnten unterscheiden, Geräuschen lauschen, lächeln, sich zu- und abwenden usw. Das angeborene Verhaltensrepertoire wird auf dieser ersten Stufe geübt. Der Säugling lernt aber auch, dass bestimmte Handlungen, die zu einem angenehmen Ergebnis führen, wiederholt werden können. Etwas später kann er diese Handlungen auch als Mittel zum Zweck und zur Zielerreichung einsetzen sowie auf neue Situationen anwenden. Die sensumotorische Stufe wird mit dem Erreichen der *Objektpermanenz* (Kinder begreifen, dass ein Gegenstand auch dann weiter existieren kann, wenn man ihn nicht mehr sieht) abgeschlossen.

Die Stufe des präoperationalen und anschaulichen Denkens: Das präoperationale und anschauliche Denken ist durch Zentrierung charakterisiert – die Aufmerksamkeit richtet sich auf einen einzigen Gegenstand oder ein einzelnes Merkmal. Das Kind kann nicht mehr als einen Wahrnehmungsgesichtspunkt gleichzeitig berücksichtigen. Dies nennt Piaget „Egozentrismus", meint damit aber nicht Ich-Bezogenheit, sondern die Schwierigkeit, sich eine Szene aus der Sicht eines anderen vorzustellen. Das Kind ist noch weit davon entfernt, eigentliche Begriffe zu benutzen oder komplex zu denken.

> „Das Umschütten einer Flüssigkeit von einem Gefäß in ein anders geformtes Gefäß bedeutet für das kleine Kind eine Veränderung der Menge, weil das

> andere Gefäß nicht mehr das gleiche Aussehen hat. Das Kind kann die Dimensionen Höhe und Umfang noch nicht gleichzeitig „ins Auge fassen" und in einem Urteil integrieren" (Piaget 1969).

Das Denken ist also noch sehr von Anschauungen und nicht so sehr von Begriffen und Regeln abhängig, was Kinder an der Ausführung bestimmter kognitiver Operationen hindert.

Die Stufe der konkreten Operationen: In diesem Abschnitt können Kinder die Aufgaben lösen, die sie in der Zeit des voroperationalen, anschaulichen Denkens noch nicht bewältigen konnten. Das Kind kann jetzt Gewichtskonstanz annehmen, verfügt über einen Zahlenbegriff und findet einfache Oberbegriffe (z.B. Banane, Pfirsich, Kartoffel, Fleisch, Milch, Wasser: Lebensmittel). Es kann zusammensetzen, trennen, ordnen und in Beziehung setzen, allerdings noch nicht in komplexen Systemen: daher Stufe der konkreten Operationen. Das Kind ist im Unterschied zur Stufe der formalen Operationen auf gegebene Informationen (entweder konkret-anschaulich und/oder sprachlich-repräsentiert) angewiesen.

Die Stufe der formalen Operationen sah Piaget als Endpunkt der kognitiven Entwicklung.

Die Stufe der formalen Operationen: In dieser Stufe geht das Denken über vorgefundene und gegebene Informationen hinaus. Heranwachsende urteilen und folgern nicht nur auf der Basis der gegebenen Informationen, sondern beziehen mögliche weitere Informationen ein, die sie zu gewinnen suchen. Die Jugendlichen sind nun zu abstrakten Denkvorgängen und zu kritischem Denken fähig. Sie können bei einem Problem nicht nur einen, sondern mehrere Lösungswege in Betracht ziehen und deren Vor- und Nachteile abwägen. Vor allem lernen sie, über ihr eigenes Denken nachzudenken und ihr Verhalten auf Grund dieser Erkenntnisse zu modifizieren.

3.5.8. Die Entwicklung eines prosozialen Verhaltens

Verhaltensweisen, die die Interessen anderer wahren, ihnen helfen, ohne dass die Ausübenden dafür eine Belohnung oder einen Vorteil erwarten, bezeichnet man als *prosoziales oder altruistisches Verhalten.* Voraussetzung dafür ist die Fähigkeit zur *Empathie, zum einfühlenden Verstehen des anderen.* Diese Kompetenz ist in Ansätzen schon im Säuglingsalter vorhanden. Wenn andere Kinder weinen, beginnen viele Kleinkinder auch zu weinen; ebenso wirkt Lachen ansteckend. Um anderen wirksam helfen zu können, ist es notwendig, die Notlage richtig einzuschätzen und angemessene Maßnahmen zur Hilfe auszuwählen. Solche Entscheidungen sind erst im Volksschulalter und später möglich.

Für die weitere Entwicklung des prosozialen Verhaltens ist positive Unterstützung durch (a) die Familie, (b) den Kindergarten, (c) die Schule und (d) die Gleichaltrigengruppe (Peergroup) notwendig. Wenn

PH-H

prosoziales Verhalten bestraft (kritisiert, belächelt oder sogar verboten) wird, wenn die Erwachsenen kein Vorbild sind, sondern sich selbst eher wenig sozial verhalten, kann diese Entwicklung unterbunden werden. Eisenberg (1992) stellte eine Stufenfolge der sich wandelnden Begründungen prosozialen Verhaltens in der Entwicklung auf, die weitgehend mit den Stufen des moralischen Urteils übereinstimmt.

3.5.9. Die Entwicklung eines moralischen Urteils nach Piaget und Kohlberg

Unter Moral versteht man ein System von auf Tradition, Gesellschaftsform, Religion und Ethik beruhenden sittlichen Grundsätzen und Normen (Aufbau von Werthaltungen), das zu einem bestimmten Zeitpunkt das zwischenmenschliche Verhalten reguliert.

Die ersten groß angelegten empirischen Untersuchungen über die Entwicklung des moralischen Urteils bei Kindern und Jugendlichen wurden von Jean Piaget (1932, 1983) durchgeführt. Piaget hob drei Stadien der Entwicklung des Gerechtigkeitsbegriffes hervor (aus: Rollet, Lernen und Lehren, Einführung in die Pädagogische Psychologie, 1997, S. 78):

1. Bereits in der Vorschule unterscheidet das Kind zwischen gut und schlecht, aber es hält sich dabei völlig an das, was seine Eltern oder andere wichtige Erwachsene für gut oder schlecht halten. Was erlaubt wird, gilt als gut, was bestraft wird, gilt als böse. Es handelt sich um eine fremdbestimmte Moral.
2. Im zweiten Stadium (etwa 7 bis 12 Jahre) entwickelt sich langsam ein autonomes (selbstbestimmtes) moralisches Urteil. Das Kind ist nicht mehr von Lob und Strafe des Erwachsenen abhängig, sondern beginnt, das Prinzip der Gleichheit über die Unantastbarkeit des Erwachsenen zu stellen. Sehr wichtig ist die Gruppe der Gleichaltrigen als neuer Einflussfaktor. Das Kind wird mit der Tatsache konfrontiert, dass seine Erzieher und seine Freunde oft unterschiedlicher Meinung über Erlaubtes und Nicht-Erlaubtes sind. In dieser Altersstufe löst das Kind den Konflikt so, dass es nach Regeln sucht, die absolut und ohne Ausnahme gelten. Es ist noch nicht in der Lage, besondere Umstände zu berücksichtigen, die ein Abweichen von den Regeln gestatten.
3. Einem Kind – das sich im zweiten Stadium befindet – wäre es z.B. schwer begreiflich zu machen, dass auf der einen Seite im Straßenverkehr Vorfahrtsregeln existieren, dass man auf der anderen Seite aber aus Höflichkeit dem anderen die Vorfahrt lassen kann, wenn die Umstände es erlauben und man niemand anderen dadurch gefährdet. Eine derart schwierige Entscheidungssituation ist erst ab dem 12./13. Lebensjahr möglich. In diesem Stadium sind die Jugendlichen in der Lage, auch die besonderen Umstände angemessen zu berücksichtigen und ein Abweichen von der Regel zu akzeptieren, wenn dies im Sinne eines übergeordneten Prinzips möglich ist.

Heute weiß man, dass sich auch Erwachsene noch auf einer niedrigeren Stufe der moralischen Entwicklung befinden können, weil die

·PH-H

Sozialisation, die die moralische Entwicklung entweder fördert oder hindert, eine wesentliche Rolle spielt.
Kohlberg (1963) und weiterführende Arbeiten hingegen berücksichtigen daher bei der Entwicklung des moralischen Urteils weit mehr die persönliche Lebensgeschichte. Man geht nicht mehr davon aus, dass ein entwickelter Moralbegriff sich zu einem bestimmten Zeitpunkt einstellt, sondern fragt, unter welchen Bedingungen ein bestimmtes Stadium erreichbar ist. Kohlberg entwickelte ein dreistufiges Schema der Moralentwicklung.

Stufen der Begründung für hilfsbereites Verhalten

(aus: Rollet, Lernen und Lehren, Einführung in die Pädagogische Psychologie, 1997, S. 77)

Alter	Stufe	Begründungen
Kleinkindalter	1	Hedonistische, selbstzentrierte Orientierung, der eigene Gewinn wirkt als Triebfeder.
Kindergartenalter	2	Orientierung an den Bedürfnissen des anderen: Das fehlt – das ist nötig.
Volksschulalter	3	Anerkennung durch andere: Das ist gut – das ist schlecht, man sollte ...
Vorpubertät und Pubertät	4	Selbstreflektierte empathische Orientierung: Die Rollenübernahme wird reflektiert, indem man Hilfe durch das Menschsein des anderen begründet. Schuld und Konsequenzen des eigenen Handelns werden reflektiert. Dieses Niveau ist im Volksschulalter kaum zu finden.
Jugendalter	5	Übergangsniveau: internalisierte Werte, Normen und Pflicht. Es gibt Verständnis und Interesse an den Belangen der größeren Gemeinschaft. Rechte und Würde des Anderen spielen schon eine Rolle, werden aber noch nicht klar formuliert.
Adoleszenz	6	Starke Internalisierung genereller Werte. Hinzu kommt die Begründung von Hilfe durch den sozialen Vertrag. Die Perspektive der Verbesserung gesellschaftlicher Bedingungen und die Gleichheit und Würde des Menschen werden artikuliert.

3.5.10. Zusammenfassung

Ob ein Mensch die seiner Altersstufe entsprechende Ausprägung des moralischen Urteils erreicht, hängt auch von seiner Erziehung ab.

Der Lebensabschnitt der Kindheit umfasst etwa das Alter vom vierten, fünften bis zum elften, zwölften Lebensjahr. Der Kindheit wird heute ein eigener Status eingeräumt, der grundsätzlich verschieden zu dem des Erwachsenen ist. Das Spiel, die Schule und ihre Bewältigung, die Identifikation mit dem eigenen Geschlecht und die Bedeutung der Gleichaltrigen sind die Paradigmen der Entwicklung dieses Lebensabschnittes.

Das Spiel ist eine elementare Beschäftigung des Kindes und im Unterschied zum planvollen, absichtsvollen Lernen ein Lernen nebenbei (inzidentelles Lernen) – und damit eine höchst aktive Form des Lernens. Das Spiel zeigt im Wesentlichen vier Ausprägungsgrade: (1) das Funktions- und Explorationsspiel, (2) das Konstruktionsspiel, (3) das Rollenspiel und (4) das Regelspiel. Spielzeug sollte die Fantasie anregen, ernsthafte Gefahren vermeiden und ein vernünftiges Preis-Leistungs-Verhältnis repräsentieren.

PH-A

Die Identifikation mit dem eigenen Geschlecht ist eine der Errungenschaften dieses Lebensabschnittes. Lange Zeit wurde in diesem Zusammenhang die Freud'sche Theorie der psychosexuellen Entwicklung als Erklärungsversuch herangezogen. Heute hat dieses Libidostufenmodell allerdings an Bedeutung verloren, und soziale und kognitive Erklärungsversuche sind an seine Stelle getreten. Geschlechtstypisches Verhalten wird sehr früh aufgebaut und ist im Wesentlichen auf gelungene Interaktion mit dem Kind und der sozialen Umwelt, die auch vom Kind aus gesteuert wird, zurückzuführen.

Schema der Moralentwicklung nach Kohlberg (1963)

(weiterentwickelt nach Altholf, 1996; zitiert nach: Rollet, 1997, S. 81)

Stadium und Alter	Stufe	Merkmale und Ausprägungen
Präkonventionelles Stadium (Kleinkindalter)	Stufe 1	Orientierung an Strafe und Gehorsam (Zeit des Verbotsgehorsams; gut ist, was nicht bestraft wird).
	Stufe 2	Orientierung an positiven Verhaltensweisen (instrumenteller Relativismus; gut ist, was belohnt wird).
Konventionelles Stadium (Schulalter)	Stufe 3	Moral des braven Kindes (Orientierung an der Aufrechterhaltung guter Beziehungen zu den wichtigen Bezugspersonen).
	Stufe 4	Orientierung an Recht und Ordnung.
Postkonventionelles, autonomes oder von Prinzipien geleitetes Stadium (Jugendalter)	Stufe 5	Legalistische Orientierung an der Theorie des Gesellschaftsvertrages (was gut ist, wird durch Konvention bestimmt).
Erwachsenenalter	Stufe 6	Orientierung an universell gültigen, ethischen Prinzipien (dies kann im Einzelfall auch gegen die Vorstellungen der unmittelbaren, sozialen Gruppe, in der man sich befindet, geschehen.

Die Sichtweise Freuds, eine Annahme des auslaufenden 19. Jahrhunderts, ist an der Konzeption der Libidostufentheorie erkennbar. Sie umfasst sechs Stufen (die Periode der ödipalen Situation eingerechnet), die mit der oralen Phase beginnt, über die anale, phallisch-genitale Periode über die Latenzperiode geht und mit der Pubertät endet. In jeder dieser Perioden werden Entwicklungsleistungen erbracht, die für das Gelingen der nächsten Periode Voraussetzung sind.

Die Schule stellt einen Kontext für die Entwicklung dar, der das Kind in starkem Maße prägt. In diesem Zusammenhang wird heute nicht mehr von Schulreife, sondern von Schulfähigkeit gesprochen: ein Ausdruck, der die Leistungen repräsentiert, die dem Kind in der Schule abverlangt werden, wie kognitive Leistungen, soziale Kompetenz und Kompetenzen der Arbeitshaltung. Die Gleichaltrigengruppe (Peergroup) ist eine wichtige Bezugsgröße in der Kindheit, aber auch in der Pubertät. Dort werden soziale Interaktionen geübt, prosoziale Kompetenzen entwickelt und vor allem auch Freundschaften aufgebaut.

PH-H

Der sexuelle Missbrauch von Kindern und Jugendlichen hat sich zum Schlagzeilenthema entwickelt, weil die Umwelt gelernt hat, sensibler mit diesem Thema umzugehen. Unter sexuellem Missbrauch wird die Heranziehung von Kindern und Jugendlichen zu sexuellen Aktivitäten mit Erwachsenen verstanden. Die Täter sind in der Regel männlich und stammen meist aus dem unmittelbaren Naheverhältnis des Kindes. Daher verläuft der sexuelle Missbrauch meist ohne jede Gewalteinwirkung und hinterlässt kaum klinisch auffällige Syndrome. Knaben werden genauso Opfer wie Mädchen, wenn auch zahlenmäßig geringer. Neuerdings diskutiert man auch die Problematik eines sexuellen Missbrauchs bei behinderten Kindern und Jugendlichen sowie den sexuellen Missbrauch via Internet. Sexueller Missbrauch in der Familie ist zwar häufig, aber nicht zwangsläufig eine Wiederholungstat. Die Folgen sexuellen Missbrauchs sind meist Suizidneigung, Promiskuität, Alkohol- oder Drogenmissbrauch (aber auch das spätere Anwenden von sexuellem Missbrauch und Gewalt). Sinnvoller Schutz vor sexuellem Missbrauch ist am besten durch eine gezielte und gut durchgeführte Aufklärungsarbeit in Elternhaus und Schule gewährleistet.

Piaget unterschied vier Hauptstadien der Entwicklung der kindlichen Intelligenz: (1) die sensumotorische Stufe, (2) die Stufe des präoperationalen und anschaulichen Denkens, (3) die Stufe der konkreten Operationen und (4) die Stufe der formalen Operationen. Die Entwicklung eines prosozialen Verhaltens beginnt sehr früh und wird wesentlich über das Elternhaus und die Umwelt gesteuert. Die Entwicklung eines moralischen Urteils beginnt ebenfalls im Kleinkindalter und dauert im Prinzip bis in das Jugendalter. Auch hier können drei Stadien und mehrere Stufen unterschieden werden.

3.5.11. Fragen zur Wissensüberprüfung

1. *Welches Alter umfasst die Kindheit und welcher Status wird ihr heute eingeräumt?*
2. *Was ist das Spiel aus entwicklungspsychologischer Sicht?*
3. *Was verstehen Sie unter dem Funktions- und Explorationsspiel?*
4. *Was verstehen Sie unter dem Konstruktionsspiel?*
5. *Verdeutlichen Sie an einem Beispiel das Konstruktionsspiel und ordnen Sie das Alter zu (zweijähriges, dreijähriges, siebenjähriges Kind).*
6. *Was verstehen Sie unter dem Rollenspiel? Welche Bedeutung hat es?*
7. *Welche Tipps würden Sie Eltern für den Kauf von Spielsachen geben?*
8. *Wie sah und wie sieht man heute die Entwicklung der Identifikation mit dem eigenen Geschlecht?*
9. *Welche Stufen weist die Libidostufentheorie nach Freud auf?*
10. *Wie würden Sie die orale Periode charakterisieren?*
11. *Wie würden Sie die anale Periode charakterisieren?*
12. *Wie würden Sie die phallisch-genitale Periode charakterisieren?*
13. *Wie würden Sie die ödipale Situation charakterisieren?*
14. *Wie würden Sie die Latenzperiode charakterisieren?*

15 *Wie würden Sie die Pubertät charakterisieren?*
16 *Was repräsentiert die Schule im Zusammenhang mit Entwicklung?*
17 *Was verstehen Sie unter Schulfähigkeit?*
18 *Welche Bedeutung haben die Gleichaltrigen für die Entwicklung?*
19 *Diskutieren Sie die Problematik des sexuellen Missbrauchs an Kindern.*
20 *Welche Folgen – unmittelbar und mittelbar – hat sexueller Missbrauch?*
21 *Auf welche Maßnahmen des sinnvollen Schutzes vor sexuellem Missbrauch würden Sie hinweisen? Und warum?*
22 *Charakterisieren Sie ganz kurz die Entwicklung der kindlichen Intelligenz nach Piaget.*
23 *Wie würden Sie die Entwicklung eines prosozialen Verhaltens charakterisieren?*
24 *Wie würden Sie die Entwicklung eines moralischen Urteils bei Piaget und Kohlberg unterscheiden?*

3.6. Das Jugendalter als Lebensabschnitt

Die Entwicklung im Jugendalter ist eine Phase innerhalb des Lebenszyklus, die durch das Zusammenspiel biologischer, intellektueller und sozialer Veränderungen zur Quelle vielfältiger Erfahrungen wird. Diese Entwicklungsphase bedeutet – anderen Lebensabschnitten durchaus vergleichbar – für manche eine positive Zeit, für manche ist sie mit Problemen in persönlichen, familiären oder außerfamiliären Bereichen verbunden. Im Alltagsdenken wird *Jugend oft mit Erwachsenwerden* assoziiert. Global betrachtet ist damit eine Übergangsperiode *(Pubertät und Adoleszenz)* gemeint, die zwischen Kindheit und Erwachsenenalter liegt. Die Zuschreibung der Attribute „nicht mehr Kind" und „noch nicht Erwachsener" umfasst: Verhaltensformen und Privilegien der Kindheit aufzugeben und Merkmale/Kompetenzen zu erwerben, die Aufgaben, Rollen und Status des Erwachsenen begründen. Dieser Entwicklungsabschnitt liegt im Wesentlichen im *zweiten Lebensjahrzehnt (etwa das Alter zwischen dem vollendeten 11. bis zum 17./18. Lebensjahr).* Die Entwicklung im Jugendalter erreicht in der Persönlichkeitsentwicklung einen Höhepunkt durch (a) den Aufbau einer *Ich-Identität* und durch (b) die bemerkenswerten, körperlichen Veränderungen, die im Aufbau eines *Sexualverhaltens* (unter Einflussnahme der psychosozialen Bedingungen) münden.

Von allen Entwicklungsaufgaben haben drei während der Jugend besondere Bedeutung: (1) das Annehmen der körperlichen Reife und der ausgereiften Sexualität, (2) der Aufbau einer Ich-Identität und (3) spezielle Entwicklungsaufgaben des Jugendalters.

3.6.1. Der psychosoziale Ansatz nach Erikson

Der psychosoziale Ansatz von Erik H. Erikson (1902-1994) zählt zu den prominentesten Erweiterungen und Modifikationen der Freud'schen psychoanalytischen Theorie. Er enthält die Idee der Entwicklung im Lebenszyklus, die bei Freud fehlt und im Jugendalter einen Höhepunkt erreicht: den Aufbau einer *Ich-Identität.*

Das Generalthema, zu dem Erikson eine Theorie der Persönlichkeitsentwicklung entwirft, ist das Erringen von Identität. Der Gewinn von

Der psychosoziale Ansatz nach Erikson, zusammengefasst im Strukturschema der Identitätsentwicklung (s. S. 179), wird auf S. 180 bis S. 182 erklärt. Vorangestellt ist diesem Strukturschema die Sichtweise Eriksons zur Identitätsentwicklung.

PH-11

Identität beruht für ihn auf der Bewältigung von Anforderungen, die aus der Einbettung des Jugendlichen in eine Sozialordnung resultieren.

Eriksons Ansatz baut auf der Freud'schen Theorie psychosexueller Entwicklung auf, verlagert aber die Akzentsetzung der Entwicklungsdynamik auf die soziale Einbindung innerpsychischer Kräfte. Erikson betrachtet Entwicklung unter der Perspektive der Bewältigung psychosozialer Herausforderungen. Die Begriffe *„Krise"* und *„innere Einheit"* markieren zwei relevante Komponenten seiner Entwicklungskonzeption. *„Krise"* ist als Wendepunkt im Sinne einer entscheidenden Periode zu sehen, die sowohl erhöhte Verletzlichkeit als auch erhöhtes Potenzial in sich birgt. Das *Gefühl der inneren Einheit* charakterisiert ein zentrales Merkmal des Konzepts der *Ich-Identität.*

Die Sichtweise Eriksons zur Ich-Entwicklung und Identitätsentwicklung als Prozess, der sich über die gesamte Lebensspanne erstreckt

Für Erikson sind *Ich-Entwicklung* und Identitätsentwicklung eng verbunden. Das *Ich* repräsentiert ein organisiertes System von Einstellungen, Motiven und Bewältigungsleistungen. Die Bewältigung von Krisen kennzeichnet die wachsende Persönlichkeit, die der Umwelt aktiv begegnet und deren Kernbereich (Ich) eine gewisse Einheit aufweist. *Die Ausbildung von Ich-Identität entspricht dem Aufbau von Selbstkonsistenz, d.h. man weiß, wer man ist und worin über die Zeit, Situationen und soziale Kontexte hinweg die Einheit und Unverwechselbarkeit der eigenen Person (Individualität) begründet ist.*

Der Prozess der psychosozialen Persönlichkeitsentwicklung erstreckt sich über die gesamte Lebensspanne und wird in *acht aufeinander folgende Stadien* unterteilt. Erikson beschreibt den Entwicklungsverlauf in Form einer Epigenese der Identität. Epigenese ist die Entwicklung eines Organismus oder Systems durch aufeinander folgende Neubildungen. Dieser Begriff stammt aus der Embryologie und bezieht sich auf Differenzierung und Spezifikation einer zunächst undifferenzierten Einheit, die zum Bestandteil eines Funktionssystems wird.

Die thematische Konstellation der einzelnen Entwicklungsphasen ergibt sich aus der Zuordnung der Kategorien: Die Bewältigung der verschiedenen Krisen (A) findet im Kontext von Beziehungen bzw. in einem sozialen Raum statt (B). Jede Bewältigungsthematik korrespondiert mit Elementen der Sozialordnung (C) und psychosozialen Modalitäten (D). Die Zuordnung der psychosozialen Phasen zu den psychosexuellen Phasen der Freud'schen Theorie (E) betont den Zusammenhang zwischen biologischen und psychosozialen Grundlagen der Persönlichkeitsentwicklung. Die Kerngedanken der gesamten Entwicklungskonzeption fusionieren in der Aufgabe, die Erikson explizit der *Adoleszenz* zuweist und formal als Integrationsleistung bezeichnet, die erbracht werden muss.

Diese Aufgabe betrifft zum einen die Integration psychosexueller und psychosozialer Veränderungen. Zum anderen ist der Jugendliche mit der komplexeren Anforderung konfrontiert, sich innerhalb der Erwachsenenwelt zu orientieren, seine eigenen Werte und seine Position innerhalb der Gesellschaft zu finden. Zur Bewältigung dieser Aufgaben bedarf es der Entwicklung von *Ich-Identität,* d.h. des Aufbaus eines Konzepts der Selbstkonsistenz. Für die Ich-Entwicklung bedeutet dies, die Identifikation der Kindheit zu integrieren, um daraus ein Potenzial zu gewinnen, das zur Übernahme neuer Rollen erforderlich ist.

Strukturschema der Identitätsentwicklung im Lichte psychosozialer Phasen, sozialer Beziehungen und der Sozialordnung, psychosozialer Modalitäten und psychosexueller Phasen

(nach Erikson, 1994) (aus: Oerter/Montada, Entwicklungspsychologie, 4. Aufl., 1998, S. 323)

	A **Psychosoziale Krisen**	B **Umkreis der Beziehungspersonen**	C **Elemente der Sozialordnung**	D **Psychosoziale Modalitäten**	E **Psychosexuelle Phasen**
I	Vertrauen vs. Misstrauen	Mutter	Kosmische Ordnung	Gegeben bekommen Geben	Oral-respiratorisch, sensorisch kinästhetisch (Einverleibungsmodi)
II	Autonomie vs. Scham, Zweifel	Eltern	„Gesetz und Ordnung"	Halten (Festhalten) Lassen (Loslassen)	Anal-urethral Muskulär (retentiv-eliminierend)
III	Initiative vs. Schuldgefühl	Familienzelle	Ideale Leitbilder	Tun (Drauflosgehen) „Tun als ob" (= Spielen)	Infantil-genital Lokomotorisch (eindringend, einschließend)
IV	Werksinn vs. Minderwertigkeitsgefühl	Wohngegend, Schule	Technologische Elemente	Etwas „Richtiges" machen, etwas mit anderen zusammen machen	Latenzzeit
V	Identität und Ablehnung vs. Identitätsdiffusion	„Eigene" Gruppen, „die Anderen", Führer, Vorbilder	Ideologische Perspektiven	Wer bin ich (Wer bin ich nicht) Das Ich in der Gemeinschaft	Pubertät
VI	Intimität und Solidarität vs. Isolierung	Freunde, sexuelle Partner, Rivalen, Mitarbeiter	Arbeits- und Rivalitätsordnungen	Sich im anderen verlieren und finden	Genitalität
VII	Generativität vs. Selbstabsorption	Gemeinsame Arbeit Zusammenleben in der Ehe	Zeitströmungen in Erziehung und Tradition	Schaffen, versorgen	
VIII	Integrität vs. Verzweiflung	„Die Menschheit" „Menschen meiner Art"	Weisheit	Sein, was man geworden ist; wissen, dass man einmal nicht mehr sein wird	

PH11

Für den Verlauf und das Resultat des Entwicklungsprozesses spielt das Identifikationsverhalten eine bedeutende Rolle, d.h. ob und in welcher Form der Jugendliche zu Werten, Zielen und zur Übernahme gesellschaftlich als relevant erachteter Rollen kommt. *Krise* im Sinne eines Wendepunktes bezieht sich darauf, dass Formen der Identifikation im Jugendalter eine gewisse Konsolidierung erfahren. Der Entwicklungsverlauf ist ferner in seiner zeitlichen Erstreckung zu sehen. Vornehmlich der frühen und mittleren Phase der Adoleszenz wird *Konflikthaftigkeit* zugeordnet, die aus dem Aufbrechen bestehender Identifikationen erwächst und mit dem Verlust bisheriger Selbstdefinition und nicht integrierbaren oder diffusen Selbstrepräsentationen verbunden ist. Die Synthese im Sinne des Erlangens einer stabilen und integrierten Persönlichkeitsstruktur wird dagegen erst für die spätere Adoleszenz erwartet.

Erklärung des Strukturschemas der Identitätsentwicklung nach Erikson

DURCHLESEN

(aus: Oerter/Montada, Entwicklungspsychologie, 4. Aufl., 1998, S. 64/65)

Das Strukturschema der Identitätsentwicklung (s. S. 179) umfasst acht aufeinander folgende Stadien, die sich über die gesamte Lebensspanne verteilen und in denen verschiedene Krisen zu bewältigen sind, die sich wiederum im Kontext von Beziehungen und Sozialordnungen befinden. Psychosoziale Modalitäten (Phasen) und psychosexuelle Phasen runden dieses Strukturschema ab.

I. **Vertrauen vs. Misstrauen (1. Lebensjahr):** Es geht hier um die Entwicklung eines günstigen Verhältnisses von Vertrauen und Misstrauen. Vertrauen in die Verlässlichkeit und Zuneigung der Pflegeperson nimmt Ängste. Wird das Vertrauen bestätigt, entwickelt sich ein Selbstvertrauen und Sicherheit. Erikson beschreibt, was in der Bindungstheorie „sichere Bindung an die Mutter“ genannt wird. Ein gewisses Maß an Misstrauen ist jedoch nützlich, um nicht vertrauenswürdigen Personen angemessen zu begegnen und Gefahren zu erkennen. Misstrauen im Sinne von Vorsicht ist gemeint, nicht im Sinne von generalisierten Zweifeln in die Vertrauenswürdigkeit anderer, die eine soziale Isolation zur Folge hätte.

II. **Autonomie vs. Scham und Zweifel (3. Lebensjahr):** Die Entwicklung des Selbst gerät in Auseinandersetzung mit Autoritäten und Regeln. Das Erste ist der Konflikt zwischen Autonomie (Selbstständigkeitsstreben) und Abhängigkeit. Autonomiestreben wird durch Vertrauen erleichtert, durch angemessene Unterstützung und Gewährenlassen gefördert, durch autoritäre Gehorsamsforderung gestört. Autonomie bedeutet Verfolgung der eigenen Ziele. Das kann in Konflikt geraten. Die Sauberkeitserziehung ist ein Beispiel dafür. Die Entsprechung zu Freuds analer Phase ist offenkundig. Scham entsteht, wenn die Regeln des Anstands nicht eingehalten werden können. Scham entsteht auch, wenn die eigenen Vorhaben misslingen. Zweifel tauchen auf, ob die Vorhaben gelingen, ob die Regeln eingehalten werden können, ob die Vorhaben gestattet werden. Erikson sieht

PM-M

in dieser Phase die grundlegende Problemstellung, ob wir Regeln beherrschen, mit denen wir die Welt und das Leben einfacher machen können, oder ob die Regeln uns beherrschen.

III. **Initiative vs. Schuldgefühle (4. und 5. Lebensjahr):** Die Kinder haben bereits ein Ich-Bewusstsein. Es geht in diesem Stadium um die Frage, welches Ich sie sein wollen. Typischerweise sind die Eltern die ersten Ideale, und sie werden idealisiert wahrgenommen: als mächtig, wissend und schön. Die Identifikation mit den Eltern ist ein Charakteristikum dieser Phase, insofern mit Freuds phallischer Phase und ödipaler Situation verwandt. Die Bildung des Gewissens durch Identifikation mit den Eltern, die Identifikation mit geschlechtstypischen Präferenzen, die Übernahme von Einstellungen sind die Entwicklungsaufgaben. Aber es gibt weitere bewunderte und manchmal gefürchtete Helden des realen Lebens und in der Welt der Fantasien, an denen man sich orientiert und die man in Spielen darstellt. Erikson beschreibt dieses Stadium aber auch als Phase des Machens, der Initiativen, der Erkundung der Welt, der kreativen Fantasie, der unersättlichen Wissbegier, der Bildung sozialer Kontakte außerhalb der Familie, der Eroberung sozialer Positionen in Gemeinschaften. Die Gefahren dieses Stadiums liegen in zwei Bereichen: der Herausbildung eines ängstlichen, rigiden, heteronomen Gewissens und eines unrealistischen Ich-Ideals. Beides kann mit Initiativen zu Erlebnissen und angemessenen Erfahrungen des Ich in der Welt interferieren.

IV. **Wertsinn vs. Minderwertigkeit (mittlere Kindheit):** Dieses Stadium ist durch die Schule beherrscht, durch die systematische Einführung in das Wissen der Kultur und Zivilisation, durch Lernanforderungen und Leistungsbewertung. Entsprechend ist das zentrale Entwicklungsthema Sachinteresse und Leistungsvertrauen oder Misserfolgsängstlichkeit und Minderwertigkeitsgefühle. Erikson ist in der Zeichnung dieser Phase an Freud orientiert, der bezogen auf libidinöse Strebungen von einer ruhigen Latenzperiode sprach – wir wissen heute, dass das nicht ganz so ist.

V. **Identität vs. Rollendiffusion (Adoleszenz):** Sehr bekannt geworden ist Eriksons Beschreibung der Krise der Adoleszenz, in der es um die Findung der Identität geht. Der Jugendliche hat Facetten eines Selbstkonzeptes aufzubauen, in Hinblick auf sein Geschlecht, seine Familienherkunft, auf eine Religion, moralische Werte, Bildungs- und Berufsaspirationen und entsprechend eigene Fähigkeiten, politische Handlungen usw. Er muss diese verschiedenen Facetten in ein konsistentes persönliches Selbstbild integrieren, das seine persönliche Identität ausmacht. Versagt der jugendliche Mensch bei dieser Aufgabe, resultiert Rollendiffusion,

PH-H

die durch Unverträglichkeiten und Unausgewogenheiten zwischen Haltungen und Werten, zwischen Aspirationen und Möglichkeiten, durch Instabilität von Zielen, gelegentlich zu ideologischer Einsamkeit, häufiger zu oberflächlichen und unstabilen Engagements und nicht selten zu abweichendem Verhalten wie Drogenmissbrauch und Delinquenz führt.

VI. **Intimität vs. Isolation (Beginn des Erwachsenenalters):** Intimität mit anderen setzt eine gut integrierte Identität voraus. Intimität meint nicht nur sexuelle Beziehungen, sondern den Aufbau von Solidarität in einer Wir-Gruppe und gleichzeitig die Abwehr von Einflüssen und Menschen, die für das eigene Wesen gefährlich sein können. Intime Beziehungen stabilisieren die Identität. Isolation ist die Folge des Misslingens. Kritisch anzumerken ist, dass Erikson keine klare Abgrenzung der Intimität dieser Lebensphase zu den Freundschaftsbeziehungen in der späten Kindheit und der Adoleszenz leistet.

VII. **Generativität vs. Stagnation (mittleres Erwachsenenalter):** Generativität ist die Entwicklungsaufgabe dieser Phase: die Förderung der Entwicklung der nächsten Generation, der eigenen Kinder und/oder anderer junger Menschen; darüber hinaus berufliches, soziales, politisches Engagement. Fehlt dieses, sind Stagnation, Selbstabsorption und/oder Langeweile zu erwarten.

VIII. **Ich-Integrität vs. Verzweiflung (spätes Erwachsenenalter):** Im Alter reflektiert der Mensch sein Leben, seine Biografie in ihren Bezügen zu anderen, zur Gemeinschaft, zur historischen Zeit. Gleichzeitig ist die Begrenztheit des Lebens zu akzeptieren. Zufriedenheit mit dem Leben ermöglicht Integrität. In den letzten Jahren hat Erikson auch auf die Chance sinnstiftenden und produktiven Engagements im Alter hingewiesen. Wird Integrität nicht erreicht, droht Verzweiflung im Sinne von Trauer um das, was man mit dem eigenen Leben getan hat, drohen Furcht vor dem Tod und Vorwürfe gegen sich selbst.

Erikson beschreibt wichtige Entwicklungsaufgaben. Es gibt sicher mehr. Er beschreibt sie nicht mit klar definierten Konzepten, die in empirischer Forschung leicht operationalisierbar wären.

Wie häufig Krisen vorkommen, wie häufig es gute Lösungen gibt, wie häufig die Krisen nicht bewältigt werden, von wem und in welchem Kontext sie besser oder schlechter bewältigt werden, das ist empirisch nicht fundiert.

Wenn Eriksons Modell dennoch weithin bekannt geworden ist, dann wohl doch, weil die beschriebenen Entwicklungsaufgaben intuitiv überzeugen und weil es ein Beispiel für eine Entwicklungskonzeption der gesamten Lebensspanne ist.

PH-H

3.6.2. Spezielle Entwicklungsaufgaben des Jugendalters (Adoleszenz) nach Havighurst

Das Jugendalter als Lebensabschnitt

Das Konzept der Entwicklungsaufgaben wurde ursprünglich 1948 von Robert J. Havighurst erstellt und 1982 in einer überarbeiteten 7. Auflage vorgestellt. Die zentrale Idee war, dass Entwicklungsaufgaben im Grunde *Lernaufgaben* sind. Die Entwicklung wird als Lernprozess aufgefasst, der sich über die gesamte Lebensspanne erstreckt und zum Erwerb von Fertigkeiten und Kompetenzen führt, mit denen das Leben in einer Gesellschaft zufrieden stellend bewältigt wird. Havighurst betont, dass Eriksons Theorie der psychosozialen Entwicklung wesentlichen Einfluss auf seine Konzeption der Entwicklungsaufgaben hatte.

Die speziellen Entwicklungsaufgaben der Adoleszenz nach Havighurst sind auf S. 184 dargestellt und zum Unterschied der Entwicklungsaufgaben nach Dreher & Dreher eher allgemein gehalten.

Welche Gültigkeit haben diese Entwicklungsaufgaben für Jugendliche, die in der heutigen Kultur leben? Dreher & Dreher (1985) sind dieser Frage nachgegangen und haben ergänzend weitere Entwicklungsaufgaben der Adoleszenz festgelegt.

Entwicklungsaufgaben nach Dreher & Dreher

(aus: Oerter/Montada, Entwicklungspsychologie 4. Aufl., 1998, S. 329)

1. Aufbau eines Freundeskreises: Zu Altersgenossen beiderlei Geschlechts werden neue, tiefere Beziehungen hergestellt.
2. Akzeptieren der eigenen körperlichen Erscheinung: Veränderungen des Körpers und des eigenen Aussehens annehmen.
3. Sich das Verhalten aneignen, das man in unserer Gesellschaft von einem Mann bzw. von einer Frau erwartet.
4. Aufnahme intimer Beziehungen zum Partner (Freund/Freundin).
5. Von den Eltern unabhängig werden bzw. sich vom Elternhaus loslösen.
6. Wissen, was man werden will und was man dafür können (lernen) muss.
7. Vorstellungen entwickeln, wie der Ehepartner und die zukünftige Familie sein sollen.
8. Über sich selbst im Bild sein: wissen, wer man ist und was man will.
9. Entwicklung einer eigenen Weltanschauung: sich darüber klar werden, welche Werte man hoch hält und als Richtschnur für eigenes Verhalten akzeptiert.
10. Entwicklung einer Zukunftsperspektive: sein Leben planen und Ziele ansteuern, von denen man glaubt, dass man sie erreichen kann.

Partnerbeziehungen, Selbstkenntnis und Zukunftsplanung stehen bei diesen Entwicklungsaufgaben im Zentrum und haben für Jugendliche, die heute in unserer Kultur leben, überaus große Bedeutung.

Die Beschäftigung mit *Entwicklungsaufgaben* findet bei Jugendlichen nicht nur großes Interesse, sondern eröffnet ihnen auch *Perspektiven,* unter denen *Entwicklung* als Bereich des Lernens *in ihrer eigenen Sache* an Relevanz gewinnt und von ihnen aktiv verfolgt wird.

PHPH

Spezielle Entwicklungsaufgaben der Adoleszenz nach Havighurst (1982) im Kontext des Übergangs zwischen Kindheit und frühem Erwachsenenalter

(aus: Oerter/Montada, Entwicklungspsychologie, 4. Aufl., 1998, S. 328)

Mittlere Kindheit (6-12 Jahre)	Adoleszenz (12-18 Jahre)	Frühes Erwachsenenalter (18-30 Jahre)
1. Erlernen körperlicher Geschicklichkeit, die für gewöhnliche Spiele notwendig ist	**1. Neue und reifere Beziehung zu Altersgenossen beiderlei Geschlechts aufbauen**	1. Auswahl eines Partners
2. Aufbau einer positiven Einstellung zu sich als einem wachsenden Organismus	**2. Übernahme der männlichen und weiblichen Geschlechtsrolle**	2. Mit dem Partner leben lernen
3. Lernen, mit Altersgenossen zurechtzukommen	**3. Akzeptieren der eigenen körperlichen Erscheinung und effektive Nutzung des Körpers**	3. Gründung einer Familie
4. Erlernen eines angemessenen männlichen oder weiblichen Rollenverhaltens	**4. Emotionale Unabhängigkeit von den Eltern und von anderen Erwachsenen**	4. Versorgung und Betreuung der Familie
5. Entwicklung grundlegender Fertigkeiten im Lesen, Schreiben und Rechnen	**5. Vorbereitung auf Ehe und Familienleben**	5. Ein Zuhause herstellen, den Haushalt organisieren
6. Entwicklung von Konzepten und Denkschemata, die für das Alltagsleben notwendig sind	**6. Vorbereitung auf den Beruf und seine Anforderungen**	6. Berufseinstieg
7. Entwicklung von Gewissen, Moral und einer Wertskala	**7. Werte und ein ethisches System erlangen, das als Leitfaden für Verhalten dient – Entwicklung einer Ideologie**	7. Verantwortung als Staatsbürger ausüben
8. Erreichen persönlicher Unabhängigkeit	**8. Sozial verantwortliches Verhalten erstreben und erreichen**	8. Eine angemessene soziale Gruppe finden
9. Entwicklung von Einstellungen gegenüber sozialen Gruppen und Institutionen		

3.6.3. Körperliche und psychosexuelle Entwicklung (Vorpubertät, Pubertät und Adoleszenz [Jugendalter])

Die bemerkenswerten körperlichen Veränderungen im Jugendalter (etwa ab dem 10./11 bis zum 17./18. Lebensjahr) haben entscheidende Auswirkungen auf die Gesamtentwicklung und münden in der Entwicklung eines Sexualverhaltens.

Körperwachstum und Motorik

Seit Mitte des letzten Jahrhunderts ist in Ländern mit hohem Lebensstandard eine Vorverlagerung des Beginns der Vorpubertät und Pubertät („Akzeleration" im Gegensatz zur „Retardation") um etwa zwei Jahre zu beobachten, so dass man heute den Beginn der Zeit der Vorpubertät und Pubertät bereits um das 11./12. Lebensjahr ansetzen muss. Zu beobachten ist auch, dass Erwachsene heute 7 bis 10 cm, Schulkinder um 12 cm größer als vor 100 Jahren sind, obwohl die Neugeborenengröße nicht zugenommen hat. Allerdings muss man dennoch mit erheblichen individuellen Schwankungen rechnen: In keiner Phase des Lebens unterscheiden sich Gleichaltrige so deutlich voneinander wie im Jugendalter. Es kann leicht sein, dass man drei 14 Jahre alte Burschen (oder Mädchen) in einer Klasse vorfindet, die sich in verschiedenen Phasen der körperlichen Entwicklung befinden: der (die) Erste vor der Geschlechtsreife (kindliche Formen), der (die) Zweite in der Phase der Geschlechtsreife und der (die) Dritte bereits nach der Geschlechtsreife (Aussehen eines Erwachsenen).

Der Jugendliche erreicht mit 18 bis 20 Jahren seine endgültige Größe, wobei Mädchen ihr Höhenwachstum früher einstellen als Burschen. Das Körpergewicht nimmt aber auch im Erwachsenenalter (oft beträchtlich) zu und ist von der Art der körperlichen Belastung und Ernährung abhängig. Für beide Geschlechter gibt es einen Wachstumsschub, der bei Knaben um das 13./14. Lebensjahr, bei Mädchen zwei Jahre früher eintritt. Die Körperteile wachsen aber nicht mit synchroner Geschwindigkeit, daher kommt es in dieser Zeit häufig zu körperlichen Disharmonien (überproportional große Gelenke, Beine, Arme und Hände usw.), die sich in vorübergehenden schlaksigen Bewegungen äußern. Darüber hinaus erfolgt eine bemerkenswerte Zunahme der Muskelkraft (bei Burschen ausgeprägter). Die Hauptveränderungen der körperlichen Entwicklung liegen aber nicht im Bereich des Größen- und Breitenwachstums, obwohl diese besonders deutlich sind, sondern im Bereich der Geschlechtsreifung, die durch eine beträchtliche hormonelle Umstellung verursacht wird. Die *primären und sekundären Geschlechtsmerkmale* entwickeln sich in einer ziemlich genau festgelegten Reihenfolge. Auch diese Entwicklung setzt beim Mädchen in der Regel um zwei Jahre früher ein.

Weiters tritt eine für das Auge auffällige Veränderung der Körperproportionen ein, nämlich das Verhältnis von Schulterbreite zu Hüftbreite. Dieses Verhältnis ändert sich nach der Pubertät radikal. Bei Burschen vergrößert sich das Verhältnis von Schulterbreite zu Hüftbreite, bei Mädchen verkleinert es sich.

Die Geschlechtsreifung hat beachtliche Rückwirkungen auf die psychische Entwicklung der Jugendlichen. Typische Probleme sind (a) der Beginn der Menstruation bei Mädchen und (b) die erste Ejakulation bei Burschen. Mädchen stehen dem Beginn der Menstruation durchaus nicht immer positiv gegenüber, vor allem wenn sie sich in ihrer Aktivität eingeschränkt fühlen oder die Menstruation von körperlichem Unwohlsein und Schmerzen begleitet ist. Information und Einstellung spielen aber eine wesentliche Rolle, wie diese zyklische Umstellung bewältigt wird. Bei Burschen erfolgt in der Regel ein bis zwei Jahre nach Beginn der Pubertät die erste Ejakulation (der Zeitpunkt variiert sehr stark!). Bei etwa einem Drittel tritt sie als nächtliche Pollution auf, bei rund zwei Dritteln wird sie selbst herbeigeführt. Auch

Durch die körperlichen Veränderungen, die zu Beginn der Pubertät einsetzen, wird das Ende der Kindheit besonders markant zum Ausdruck gebracht. Zum ersten Mal in seinem Leben kann ein Mensch schnelle Veränderungen seines Körpers kritisch beobachten. „Wie werde ich einmal aussehen, wenn ich erwachsen bin?" ist eine Frage, die sich Jugendliche in der Pubertät häufiger als jemals zuvor in ihrer Entwicklung stellen.

hier sollten sachliche Informationen über biophysische Ursachen und Zusammenhänge geboten werden.

Die Entwicklung des Sexualverhaltens

Die Selbstbefriedigung hat im Wandel der Zeiten unterschiedliche Bewertungen erfahren: Im Mittelalter wurde sie geduldet oder sogar gefördert. Im 18. Jahrhundert meldeten Mediziner Bedenken an, dass die Gesundheit schwer gestört würde (Schwindsucht ...). Man empfahl Maßnahmen zur Bekämpfung der Selbstbefriedigung (Hände der Kinder ans Bett fesseln bis hin zu operativen Eingriffen). Noch 1986 sprachen Mediziner von einer schlechten Angewohnheit.

Die *Entwicklung des Sexualverhaltens* ist ein kompliziertes Zusammenspiel von biologischen Faktoren, vor allem der hormonellen Entwicklung und psychosozialen Bedingungen einer Kultur (z.B. in den Massenmedien), von sozialen Kontakten, die Gelegenheit zu erotischen Erfahrungen bieten. Die Annahme Freuds, dass der Sexualtrieb bereits in der frühen Kindheit vorhanden ist, wird heute eher kritisch gesehen. Man geht eher davon aus, dass sich das Sexualverhalten bei Jugendlichen (in der Regel) über die Masturbation zu etablieren beginnt, auch wenn dieses Verhalten schon bei Kindern zu beobachten ist. Sie ist die wichtigste Ersatzhandlung, die daher rührt, dass entweder Mangel an Gelegenheit und/oder die gesellschaftliche Tabuisierung eines frühzeitigen Geschlechtsverkehrs sexuelle Intimität unterbinden. Der Anteil der Masturbationserfahrung steigt nach neueren Untersuchungen vom 14. bis 17. Lebensjahr bei Burschen auf 90% und bei Mädchen auf 75%.

Untersuchungen belegen, dass beide Geschlechter im Jugendalter sowohl kurzfristige als auch längerfristige Strategien einsetzen, um mit vielen potenziellen Sexualpartnern in Beziehung zu kommen. Die erste und häufigste Strategie ist das „Dating", das zunächst unverbindliche Treffen von Burschen und Mädchen, die gemeinsam etwas unternehmen, meist Kino-, Disko- oder Gaststättenbesuche. Mädchen suchen bei Partner-

Reifung der primären und sekundären Geschlechtsmerkmale

(aus: Oerter/Montada, Entwicklungspsychologie, 4. Aufl., 1998, S. 333)

Burschen	Altersspanne		Mädchen
Beginnendes Wachstum der Hoden, des Skrotums und des Penis Pigmentierung, Veränderung der Brüste (verschwindet später)	12-13 Jahre	10-11 Jahre	Beginn der Rundung der Hüften, Fettablagerung, Brüste und Brustwarzen wachsen
Schamhaare (glatt), früher Stimmbruch Rasches Wachstum des Penis, der Hoden, des Skrotums, der Prostata und der Samenblasen, erster Samenerguss (Ejakulation) Schamhaare werden gelockt Alter des größten Körperwachstums	13-16 Jahre	11-14 Jahre	Schamhaare (glatt), Stimme etwas tiefer Rasches Wachstum der Eierstöcke, der Vagina, der Gebärmutter und der Schamlippen Schamhaare werden gelockt Alter des größten Körperwachstums, Aufrichtung der Brustwarzen, Formung des „primären" Bruststadiums, Menarche (Eireifung und Menstruation)
Wachsen der Achselhaare, Bartwuchs, Einbuchtung des Haaransatzes, markanter Stimmwechsel	16-18 Jahre	14-16 Jahre	Wachsen der Achselhaare, Brüste erhalten ihre Erwachsenenform (sekundäres Bruststadium)

kontakten eher nach potenziell langfristigen Partnern, Burschen eher nach Partnerinnen mit sexueller Bereitschaft. Mädchen achten viel häufiger auch auf Verstehen und Vertrauen, Zärtlichkeit und Rücksichtnahme, Liebe und sexuelle Treue, Burschen vorzugsweise auf gutes Aussehen. Junge Männer sehen Sexualität eher als etwas, das losgelöst von Beziehungen existiert, während Mädchen Sexualität eingebettet in die Gesamtpartnerschaft verstehen. Bei Burschen spielt der Leistungsfaktor eine größere Rolle als bei Mädchen. Sie bestimmen die Intensität der sexuellen Kontakte und die Art der sexuellen Praktiken, sie klagen aber auch über Hemmungen und Angst vor sexuellem Versagen. Mädchen beschreiben sich eher als passiver und finden es normal, auf Annäherungsversuche der Burschen zu warten, fühlen sich aber ebenfalls Leistungsanforderungen ausgesetzt. (Natürlich gibt es auch Mädchen, die die Initiative ergreifen!) Der Wunsch, sexuellen Erfolg zu haben, entspricht dem generellen Leistungsprinzip westlicher Gesellschaften.

Das Jugendalter als Lebensabschnitt

In den letzten 20 Jahren ist auch eine sukzessive Vorverlagerung sexueller Aktivitäten zu beobachten – Untersuchungen belegen, dass zu Beginn der 90er Jahre 60 % der 18jährigen Mädchen und 50 % der 18jährigen Burschen koituserfahren waren. Im Jahr 1966 lagen die entsprechenden Zahlen bei 11 % für Mädchen und 25 % für Burschen.

Trotz der Präferenz kurzfristiger sexueller Strategien im Jugendalter äußern die Jugendlichen auch eine klare Langzeitperspektive und betonen die Werte der Bindung, Verlässlichkeit und Treue als Voraussetzung für eine zukünftige feste Partnerschaft, wobei Intimität und Liebe nach wie vor eine große Rolle spielen. Diese Einstellung steht möglicherweise auch mit dem Auftreten von AIDS und den katastrophalen Folgen in Zusammenhang.

Sexuelles Wissen und sexuelles Verhalten Jugendlicher im Kontext

Trotz massiver Aufklärung in Schulen und Medien (ausgelöst durch die HIV-Problematik) sind sexuelles Wissen und sexuelles Verhalten nachweislich oft weit voneinander entfernt. Der erste Koitus (Geschlechtsverkehr) erfolgt bei 30% der Mädchen und 50% der Burschen ohne hinreichende Verhütung. Einerseits glauben die Beteiligten, dass man nicht so einfach schwanger werden kann, andererseits wird Sexualverhalten als etwas Spontanes erlebt, das man nicht plant und nicht durch entsprechende Vorbereitungen absichert.

In diesem Zusammenhang ist erwähnenswert, dass nur ein kleiner Teil der Jugendlichen (ca. 15%) die Eltern als Hauptquelle der sexuellen Aufklärung angeben. Die meisten Jugendlichen werden nach wie vor von Freunden aufgeklärt oder informieren sich aus Büchern. Allerdings wünschen sich die Jugendlichen von ihren Eltern vor allen Dingen Informationen über Verhütungsmethoden, aber auch über Sexualpraktiken. Viele Jugendliche verzichten wider besseres Wissen auf Verhütungsmittel, da sie sich als Mittelpunkt und einmalige Persönlichkeit sehen. Sie meinen, dass ihnen nichts zustoßen könnte, weil sie etwas Besonderes seien.

Kondome können nicht nur zur Verhütung von Schwangerschaften eingesetzt werden, sondern stellen derzeit auch den einzigen wirksamen Schutz vor einer HIV-Infektion dar!

3.6.4. Zusammenfassung

Die Entwicklung im Jugendalter ist eine Phase, in der das Zusammenspiel biologischer, intellektueller und sozialer Veränderungen einen Höhepunkt

erreicht. Für manchen ist es eine positive Zeit, für den anderen eine Zeit der Probleme. Dieser Entwicklungsabschnitt umfasst etwa das zweite Lebensjahrzehnt. Markanteste Höhepunkte sind die Entwicklung einer Ich-Identität und der Aufbau eines Sexualverhaltens.

Der psychosoziale Ansatz von Erikson, eine Weiterentwicklung der Freud'schen Theorie, umfasst acht Stadien. Er steht im Kontext der Bewältigung verschiedener Krisen, die in einem sozialen Raum stattfinden und mit der sozialen Ordnung und psychosozialen Modalitäten korrespondieren. Erikson beschreibt in diesem Modell die Bewältigung verschiedener Entwicklungsaufgaben, die zwar empirisch nicht fundiert sind, aber intuitiv überzeugen. Darüber hinaus ist es ein Beispiel für eine Entwicklungskonzeption der gesamten Lebensspanne. Havighurst erarbeitete auf dieser Basis ein weiteres Modell, das so genannte Lernaufgaben enthält und zum Erwerb von Fertigkeiten und Kompetenzen führt, die für eine zufrieden stellende Bewältigung des Lebens in der Gesellschaft benötigt werden.

Dreher & Dreher haben nach eingehenden empirischen Untersuchungen weitere Entwicklungsaufgaben formuliert. Insgesamt steht die Auseinandersetzung mit Entwicklungsaufgaben bei Jugendlichen hoch im Kurs und dient als Bereicherung des Lernens in eigener Sache.

Die körperlichen Veränderungen im Jugendalter folgen einem ziemlich genau festgelegten Fahrplan und betreffen in erster Linie Körperwachstum und Motorik sowie die Entwicklung der Geschlechtsorgane (Hervortreten der primären und sekundären Geschlechtsmerkmale). Die körperlichen Veränderungen wirken sich aber auch auf die psychische Entwicklung der Jugendlichen aus. Die Entwicklung des Sexualverhaltens ist ein kompliziertes Zusammenspiel zwischen biologischen Faktoren und den psychosozialen Bedingungen der Umwelt. Auffallend ist, dass das sexuelle Wissen und das sexuelle Verhalten oft weit voneinander entfernt sind.

3.6.5. Fragen zur Wissensüberprüfung

1. *Wie würden Sie das Jugendalter charakterisieren?*
2. *Was ist das Generalthema der Theorie nach Erikson?*
3. *Wie würden Sie das Strukturschema der Identitätsentwicklung von Erikson erklären und interpretieren?*
4. *Welche Entwicklungsaufgaben nach Havighurst kennen Sie?*
5. *Welche Entwicklungsaufgaben nach Dreher & Dreher kennen Sie? Warum ist die Beschäftigung mit Entwicklungsaufgaben für Jugendliche so interessant?*
6. *Wie sieht der Fahrplan der körperlichen Entwicklung aus?*
7. *Diskutieren Sie die Entwicklung des Sexualverhaltens aus heutiger Sicht.*
8. *Was ist die Problematik „sexuelles Wissen und sexuelles Verhalten“ bei Jugendlichen?*

3.7. Frühes Erwachsenenalter als Lebensabschnitt

Im frühen Erwachsenenalter stellen der Eintritt in die berufliche Arbeit, die Partnerwahl, das Leben von Partnerschaft und Elternschaft die zentralen Themen dar. Berufliche Arbeit und enge Beziehungen gehören zu den wichtigsten Anliegen der meisten Menschen.

Partnerschaft und Elternschaft prägen die Entwicklung im Erwachsenenalter auf der Individualebene und auf der sozialen Ebene. Und selbst im hohen Alter bleiben Partnerschaft und vertrauensvolle soziale Beziehungen Faktoren, die Langlebigkeit und Lebensqualität im Sinne eines erfüllten Alterns positiv beeinflussen.

Frühes Erwachsenenalter als Lebensabschnitt

In Deutschland, Frankreich, Italien, den USA, aber auch in Österreich wird die Lebenswelt Familie als das Bedeutendste im Leben überhaupt eingeschätzt, auch von Jugendlichen, die alternative Lebensmodelle erproben.

3.7.1. Der Einstieg in die berufliche Arbeit und der lebenslange „Arm der Arbeit"

Wer sich an eine Gesellschaft wie die unsere anpassen will, muss sich die zentrale Stellung von Arbeit und Beruf zu Eigen machen und sie in seine Identität integrieren. *Subjektive Anteile* erhält der Beruf durch Interesse und Fähigkeit, die ihn bzw. die betreffende Arbeit attraktiv machen. *Objektive Anteile* hat der Beruf, da er eine konkrete, inhaltlich bestimmbare Funktion in der Gesellschaft einnimmt und innerhalb des ökonomischen Gesamtsystems bestimmte Aufgaben erfüllt. *Abstrakte Anteile* bestimmen seinen Wert unabhängig von subjektiven und objektiven Anteilen.

Die abstrakten Anteile verknüpfen den Beruf bzw. die Arbeit unmittelbar mit der Identität. Nur wer arbeitet oder einen Beruf ausübt, gilt als wertvolles Mitglied der Gesellschaft oder schlicht als vollwertiger Mensch. Darüber hinaus erhalten Arbeit und Beruf Tauschwert: Man stellt die eigene Arbeitskraft zur Verfügung und tauscht Arbeitstätigkeit gegen Geld ein, das für beliebige Zwecke verwendet werden kann.

Jugendliche und Erwachsene betonen subjektive und abstrakte Anteile von Arbeit und Beruf stärker als objektive. Dennoch richtet sich die berufliche Orientierung nach wie vor stark nach Geschlechtsstereotypen. Die häufigste Berufswahl bei Mädchen liegt im Längsschnitt bei: Krankenschwester, Arzthelferin, Kindergärtnerin, Friseurin, Physiotherapeutin und Verkäuferin. Bei den Burschen sind dies: Kfz-Mechaniker, Ingenieur, Fernsehtechniker, Elektriker und Tischler. Im Rahmen der beruflichen Identitätsfindung stimmen Berufswunsch und Realisationsmöglichkeit nicht immer überein. Die Berufsvorstellung in der Kindheit ist meist eine andere, als später tatsächlich realisiert werden kann. Die Unzufriedenheit mit der gegenwärtigen Situation – viele Lehrstellensuchende finden keine geeignete Lehrstelle –, also die Differenz in der Einschätzung zwischen dem jetzigen (beruflichen) und dem zukünftigen Zustand muss sich negativ auswirken. Wer sich in dieser Situation befindet, hat wenig weiterführende Entwicklungsperspektiven.

Die Arbeitswelt im Leben erwerbstätiger Erwachsener bleibt nicht einfach hinter dem Fabrikstor, dem Büro, dem Geschäft oder dem Krankenhaus zurück, sondern prägt auch das Denken, Fühlen und Handeln im privaten Bereich. Der „lange Arm der Arbeit" greift schon lange vor der eigentlichen Erwerbstätigkeit in Familie und Schule zu, darüber hinaus kann er auch nach der Zeit der Arbeit den Ruhestand fest „im Griff" haben. Die meisten Erwachsenen in unserer Gesellschaft haben schon früh in ihrer Herkunftsfamilie erfahren, wie wichtig die berufliche Stellung der Eltern für die materielle Lage und das gesellschaftliche Ansehen der ganzen Familie war, und sie können auf eine Schulkarriere zurückblicken. Sie sollten bekanntlich nicht für die Schule, sondern für das Leben lernen, und das bedeutet in offenen wie in heimlichen Lehrplänen vor allem: für das Erwerbsleben. Spätestens in den letzten Schuljahren, aber auch während der Ausbildung wird klar, dass Zeugnisse der Schlüssel für unterschiedliche Zugänge in das Beschäftigungssystem, in unterschiedliche Arbeitsmärkte und unterschiedliche Berufskarrieren sind.

Verschiedene Untersuchungen zeigten, dass sich die Erfahrung restriktiver, d.h. anforderungsarmer, einengender und belastender Arbeit negativ auf die Entwicklung von „intellektueller Flexibilität" auswirkt, während anspruchsvolle Arbeit unter günstigen Bedingungen einen positiven Effekt darauf hat. Umgekehrt fließt zunehmende intellektuelle Flexibilität wieder in den Arbeitsprozess ein. In den letzten Jahren hat sich eine eigene Forschungsrichtung entwickelt, die Arbeits- und Berufspsychologie, die in ihren profunden Ergebnissen Interessantes und Weiterführendes bietet .

Exkurs: Arbeitslosigkeit als Entwicklungskrise im frühen und mittleren Erwachsenenalter

Die entwicklungsgefährdende Rolle von Arbeitslosigkeit ergibt sich vor allem daraus, dass Arbeit bis heute, trotz Krisen und Verunsicherungen, für die meisten Menschen einen zentralen Stellenwert im gesellschaftlichen Leben hat und ein wichtiges sinngebendes Element in der Persönlichkeitsentwicklung und Identität darstellt. Studien zeigen, dass auch bei Jugendlichen und jungen Erwachsenen die Bedeutung der Arbeit in den letzten Jahrzehnten nicht zurückgegangen ist. Arbeit als Erwerbstätigkeit macht es möglich, sich selbst als nützlich, wertvoll und „wirkend" zu erfahren, Identität, Status und eine materielle Lebensgrundlage zu erwerben, soziale Erfahrungen zu machen und sich selbst in Beziehung zu anderen zu erleben, seinen Horizont auszuweiten usw.

Zusatzqualifikationen, Flexibilität und Mobilität erhöhen auch im Pflegeberuf die Chancen auf eine Anstellung.

Das Schlagwort „Arbeitslosigkeit" ist auch immer öfter im Pflegeberuf zu hören. Durch rigorose Einsparungen im Gesundheitswesen und vor allem durch vermehrten Zustrom an BewerberInnen in die Schulen für Gesundheits- und Krankenpflege ist es in den letzten Jahren gelungen, scheinbar ausreichend Pflegepersonal zu rekrutieren. Daher kann auch im Pflegebereich, in dem es bis vor kurzem genügend Arbeitsplätze gab, niemand mehr mit einem sicheren Arbeitsplatz rechnen. Ob diese Entwicklung in den nächsten Jahren anhalten wird, ist derzeit nicht vorhersagbar.

Langzeitarbeitslosigkeit ist zu einem Verarmungsrisiko in Europa – vor allem in Deutschland und Österreich – geworden. Untersuchungen belegen, dass langfristig gesehen Arbeitslosigkeit sich auf das subjektive Befinden wesentlich schlimmer auswirkt als Arbeitsunzufriedenheit. Vor allem der Verlust wichtiger Rollen, sozialer Abstieg und die Reduktion der finanziellen Mittel sind belastend. Die psychischen Folgen umfassen Zustandsbilder vom Sinken des Selbstwertgefühls über Niedergeschlagenheit, Stress und Ängstlichkeit bis hin zu höheren Krankheitsraten und Suizidgefährdung. Bei Dauerarbeitslosigkeit kann noch ein realer Rückgang an beruflicher Kompetenz eintreten. Entlastend hingegen wirken die Eingebundenheit in ein soziales Netz, finanzielle Kompensationsmöglichkeiten und emotionale Unterstützung.

Für Jugendliche ist Arbeit eine wichtige Voraussetzung für ökonomische Unabhängigkeit und die Ablösung von den Eltern. Bei jungen Erwachsenen kollidiert Arbeitslosigkeit mit Entwicklungsaufgaben, wie der Festigung der Partnerschaft und der Gründung einer Familie. Die Unsicherheit in der Arbeitslosigkeit stellt die Verwirklichung von Lebenszielen in Frage, die Zukunft ist nicht mehr planbar. PartnerInnen und Kinder werden häufig in Mitleidenschaft gezogen. Für Menschen, die gegen Ende ihrer Berufslaufbahn arbeitslos werden, verschlechtern sich die Chancen für ein „konstruktives Altern".

Exkurs: Mobbing

Mobbing kann jeden treffen.

Erst in der letzten Zeit beginnt man sich systematisch mit einem speziellen (nicht zu unterschätzenden) Thema der Arbeitswelt auseinander zu setzen, das als „Psychoterror am Arbeitsplatz (= Mobbing)" bezeichnet werden kann. Mobbing kommt aus dem Englischen und bedeutet übersetzt anpöbeln, angreifen, über jemanden herfallen. Es beschreibt, dass eine oder mehrere MitarbeiterInnen negativen Handlungen ausgesetzt sind; diese werden von einzelnen oder mehreren Kollegen, Vorgesetzten oder Untergebenen gegen die betreffende Person ausgeübt. Sie treten häufig (permanent) auf und dauern meist längere Zeit (ein bis zwei Jahre). Die Qualität dieser negativen Handlungen ist äußerst breit gestreut, insbesondere zählen dazu aber: Schikanen und Demütigungen, systematischer Informationsentzug, Gehässigkeiten, Anbrüllen, gezielter Rufmord, Isolation des Opfers, keine Ansprache,

Ein Phänomen unserer Zeit: Der Kampf um den Arbeitsplatz hat die Zahl der Mobbingprozesse sprunghaft ansteigen lassen.

bewusstes Einsetzen von Double-bind-Situationen (d.s. Arbeitsaufträge mit zwei einander widersprechenden Handlungsaufforderungen, von denen jede für sich ausgeführt falsch ist), Ignorieren, Gerüchte verbreiten, Zuteilen sinnloser Arbeit, bewusste negative Rückmeldung über eine auch gut gelungene Leistung, bewsste Verweigerung und Vorenthalten von Anerkennung usw. (Eine besondere Form des Mobbings stellen auch sexuelle Übergriffe dar.)

Ein Wort in eigener Sache: Beteiligen Sie sich niemals an Mobbingprozessen oder setzen Sie solche in Gang – denn morgen schon können Sie der/die Nächste sein, der/die gemobbt wird.

Alle diese Verhaltensweisen können als Psychoterror am Arbeitsplatz zusammengefasst werden, von denen jedoch jede einzelne für sich schon schlimm genug und inhuman ist. Mobbing kommt in allen Berufsvollzügen vor – gar nicht so selten in den pflegerischen –, und auch in Schulen für Gesundheits- und Krankenpflege, in öffentlichen genauso wie in privaten und kirchlichen.

Ziel des Mobbings ist es meist, MitarbeiterInnen auf diese Art und Weise loszuwerden. Das Wissen, dass es sich um schweres Unrecht handelt, wird von den Verursachern ebenso bewusst in Kauf genommen wie die psychischen Verletzungen des Opfers, nicht selten auch der wirtschaftliche Ruin. Untersuchungen lassen vermuten, dass Mobbing in hohem Zusammenhang mit Burnout und schlechtem Arbeitsklima steht. Fast immer weisen autoritäre und rigide Führungsstrukturen Mobbingprozesse auf bzw. sind Wegbereiter für solche. Mobbing kann also durch eine bestehende Organisationskultur unterstützt, aber auch verhindert werden. Gar nicht selten wird gezieltes Mobbing durch Vorgesetzte bewusst inszeniert (= „Bossing"). Man weiß inzwischen, dass die meisten aller Mobbingprozesse auf das Konto von Vorgesetzten gehen und Mobbing nicht nur psychische Traumata hinterlässt (die Folge sind häufig psychosomatische Erkrankungen und in nicht wenigen Fällen auch finanzieller Ruin.) In aller Regel braucht man für die Verarbeitung solcher Mobbingprozesse Jahre, vielfach ist auch psychotherapeutische Hilfe notwendig. Mobbing verursacht darüber hinaus enormen volkswirtschaftlichen Schaden – der Wirtschaft entsteht dadurch jährlich ein Verlust von mehreren Milliarden Schilling.

Aus psychotherapeutischen Erfahrungen weiß man, dass für die psychische Verarbeitung von Mobbingprozessen ungefähr die Zeit zu veranschlagen ist, die ein Mobbingprozess aktiv gedauert hat. Hat also z.B. ein Mitarbeiter einen zweijährigen Mobbingprozess erlebt, muss er mindestens zwei Jahre – allerdings mit psychotherapeutischer Hilfe – für seine psychische Verarbeitung rechnen. Besonders schwere Mobbingprozesse, die die Existenz des Mitarbeiters gefährden, hinterlassen nicht selten Spuren, die ein Leben lang dauern.

Betroffen sind in Österreich jährlich ca. 100.000 Menschen – signifikant ist, dass es sich dabei meist um (a) junge, (b) neue oder (c) vor der Pension stehende Mitarbeiter handelt. Betroffene sollten sich nicht scheuen, Hilfe durch Beratungsstellen (z.B. sind solche bei der Arbeiterkammer im Aufbau begriffen) in Anspruch zu nehmen. Zu bedenken ist allerdings, dass Mobbingopfer nur mühsam, wenn überhaupt zu ihrem Recht kommen, dies unter anderem deshalb, weil die Beweislage außerordentlich schwierig zu führen ist. Hilfe könnte auch das externe Coaching bringen (externe Beratung für Führungskräfte), doch das bedarf der Einsicht durch die Vorgesetzten – was wiederum schwierig ist, weil sie oft der Verursacher von Mobbingprozessen sind – auch wenn höheres Problembewusstsein bzw. höhere Sensibilisierung zu beobachten ist. Ziel jeder Personal- und Organisationsentwicklung sollte es jedenfalls sein, dass Mobbing (Bossing) im Betrieb nicht salonfähig gemacht wird.

3.7.2. Partnerwahl, Partnerschaft und Elternschaft

Am Anfang vieler Beziehungen steht „Attraktivität", sie stellt aber nur eine von vielen möglichen Erklärungen für das Zustandekommen einer Partnerschaft dar. Hinzu kommen räumliche Nähe (gleiche Wohngegend, gleiche soziale Kreise), Ähnlichkeit der Ausbildung, Gleichheit oder Nähe der Berufe und Hobbys und der sozio-ökonomische Status der potenziellen Partner. Partnerwahl ist aber mehr als passives Zusammengeführtwerden und Anziehung, sie wird natürlich aktiv beeinflusst. „In die eigenen Kreise zu heiraten" wird nach wie vor eingehalten, darüber hinaus besteht die Tendenz (vor allem bei Frauen), in „bessere Kreise" zu heiraten. Möglicherweise spielt die pragmatische Forderung, dass der Mann Nahrung, Status und Sicherheit – vor allem für die gemeinsamen Kinder – bereitstellt, noch immer eine Rolle.

Die Entwicklung zur Partnerschaft ist besonders dadurch gekennzeichnet, dass Aufmerksamkeit und Energien in etwas, das über die eigene Person hinausgeht, investiert werden. Dazu kommt romantische Liebe, die durch Idealisierung des Anderen gekennzeichnet ist. Sie kann mit sexueller Liebe gekoppelt sein, die durch ein starkes Gefühl der Zärtlichkeit für den Anderen, Bewunderung und ästhetisches Gefallenfinden aneinander gekennzeichnet ist und vor allem das starke Bedürfnis nach taktilem, üblicherweise genitalem Kontakt umfasst. Schließlich kann auch altruistische Liebe im Spiel sein, die das Wohlergehen des anderen in den Vordergrund stellt.

Kinder bleiben nach wie vor wichtige Bestandteile der Lebensplanung von Männern und Frauen. Trotz des hohen Anteils bewusst kinderloser Paare ist eine grundsätzliche Entscheidung gegen leibliche Kinder selten anzutreffen. Daran konnten auch sinkende Heiratsziffern, Veränderungen im Hinblick auf das familiäre Zusammenleben, gewandelte Sexualmoral, Geburtenrückgang und zunehmende Scheidungshäufigkeit nichts ändern. Die Erfahrung der Elternschaft ist für die Mehrzahl aller Frauen und Männer im frühen Erwachsenenalter ein bedeutsames Lebensthema. Dabei ist die Geburt eines Kindes, insbesondere die des ersten, mit all den damit verbundenen Anforderungen und Veränderungen für die jungen Erwachsenen ein familienzyklisch kritischer Übergang in eine neue Lebensphase. Bezogen auf die gesamte Lebensspanne handelt es sich zwar um einen relativ kurzen Zeitabschnitt, stellt aber eine Herausforderung an Anpassungs- und Bewältigungspotenziale dar (Umstrukturierung der Interaktion zwischen den einzelnen Familienmitgliedern, starker Einbruch in die

Die körperlichen Veränderungen sind nur eine Voraussetzung für „reife Sexualität" und Partnerschaft. Von reifer Sexualität spricht man in vielen Kulturen erst, wenn der soziale Bezug der Sexualität erfasst wird. Diese kognitive Voraussetzung entwickelt sich normalerweise erst im Verlauf der Adoleszenz. Erst dann ist der Mensch motiviert, der bestmögliche Partner des Anderen zu werden. Das Wohlsein des Anderen wird dann sogar noch bedeutsamer als das eigene. Diese Kennzeichnung verbindet sich für viele Menschen mit dem Begriff „Liebe": Liebende opfern, wenn der Andere in Not ist, vieles, wenn nicht alles. Sie sind sogar zur Selbstaufgabe bereit. Für Liebende gilt: dass sie aktiv die Interessen des Anderen verfechten und sich um den Erfolg des Anderen bemühen. Unreife Sexualität hingegen lässt die Interessen des Partners unbeachtet; deshalb kann sie sogar mit Gewalt verbunden sein.

Alltagsroutine, Reorganisation von entwicklungsbezogenen Ziel- und Wertorientierungen usw.).

Werden diese Entwicklungsaufgaben einigermaßen bewältigt, können persönliche Bewältigungspotenziale und -kompetenzen erweitert werden. Wichtig ist jedoch, dass die Herausforderungen die individuellen Bewältigungsmöglichkeiten nicht überschreiten. Viele Studien belegen in diesem Zusammenhang ein Absinken der ehelichen Zufriedenheit, weniger Austausch von Zärtlichkeiten, eingeschränkte gemeinsame Kommunikation, veränderte sexuelle Beziehung, häufigeres Streiten und vermehrte kind- bzw. elternschaftszentrierte Interaktion im Verlauf der Elternschaftsbeziehung. Das kann eine emotionale Distanzierung und eine schleichende Erosion in der Partnerschaft begünstigen. Junge Mütter scheinen diese Veränderungen früher wahrzunehmen als ihre Partner.

Die Aufgabenverteilung der Haus- und Elternarbeit gestaltet sich für erwerbstätige Mütter meist negativ. Die überwiegende Mehrzahl der weiterhin berufstätigen Frauen ist in ihrer Arbeitskapazität durch berufliche Aufgaben, Haushaltsführung und kindbezogene Alltagsarbeit dreifach belastet. Ein Einstellungswandel hat bei den Männern zwar schon eingesetzt, ist jedoch nur ausgesprochen zögerlich handlungsleitend.

3.7.3. Zusammenfassung

Im frühen Erwachsenenalter stellen der Eintritt in die berufliche Arbeit, die Partnerwahl, das Leben von Partnerschaft und Elternschaft die zentralen Themen dar. Sie gehören zu den wichtigsten Anliegen der meisten Menschen und spielen selbst im Alter eine wesentliche Rolle.

Wer sich an eine Gesellschaft wie die unsere anpassen will, muss sich die zentrale Stellung von Arbeit und Beruf zu Eigen machen und sie in seine Identität integrieren. Insgesamt enthält der Beruf und die Arbeit (a) subjektive, (b) objektive und (c) abstrakte Anteile, von denen die objektiven weit weniger Rolle spielen als die beiden anderen. Darüber hinaus haben der Beruf und die Arbeit Tauschwert: Für die eigene Arbeitskraft erhält man Geld, das für beliebige Zwecke verwendet werden kann. Die Orientierung von Arbeit und Beruf richtet sich bei Jugendllichen nach wie vor geschlechtstypisch aus. Die bedauerliche Situation, dass viele Lehrstellensuchende keine Lehrstelle finden, kann sich negativ auf die Persönlichkeitsentwicklung auswirken, da sie wenig weiterführende Perspektiven bietet.

Die Arbeitswelt hat das Leben von der Schule bis zum Ruhestand im Griff. Sie prägt das Denken, Fühlen und Handeln im privaten Bereich. Die Erfahrung restriktiver, anforderungsarmer – einengender – und belastender Arbeit beeinflusst die Entwicklung intellektueller Flexibilität negativ,

während anspruchsvolle Arbeit unter günstigen Bedingungen einen positiven Effekt ausübt, der wieder in den Arbeitsprozess zurückfließt.

Arbeitslosigkeit kann eine entwicklungsgefährdende Rolle übernehmen, weil Arbeit für die meisten Menschen nach wie vor einen zentralen Stellenwert hat. Arbeit als Erwerbstätigkeit macht es möglich, sich selbst als nützlich, wertvoll und wirkend zu erfahren. Darüber hinaus werden Status und materielle Lebensgrundlage erworben. Auch im Pflegeberuf ist derzeit das Schlagwort „Arbeitslosigkeit" zu hören. Ob diese Entwicklung anhalten wird, kann derzeit nicht gesagt werden. Langzeitarbeitslosigkeit führt in der Regel in die Verarmung und wirkt sich auf das Befinden dramatischer aus als Arbeitsunzufriedenheit. Vor allem der Verlust sozialer Rollen, sozialer Abstieg und Reduktion der finanziellen Mittel sind belastend. Wichtig ist in diesem Zusammenhang das Eingebundensein in ein soziales Netz.

Attraktivität, räumliche Nähe, Ähnlichkeit von Berufen und Hobbys und der sozio-ökonomische Status initiieren neben anderen Faktoren Beziehungen und Partnerschaft. Die Entwicklung von Partnerschaft ist durch Investieren von Aufmerksamkeit, Energien und Schenken von Liebe gekennzeichnet. Kinder bleiben nach wie vor bedeutsame Bestandteile der Lebensplanung von Männern und Frauen, trotz des hohen Anteils bewusst kinderloser Paare. Die Erfahrung von Elternschaft als Lebensthema für beide Geschlechter kann sowohl die Bewältigung einer Entwicklungsaufgabe als auch eine Krise bedeuten. Die Aufgabenverteilung von Haus- und Elternarbeit gestaltet sich nach wie vor negativ für die erwerbstätigen Frauen, wenn auch ein zögerliches Umdenken (insbesondere der jungen Männer) eingesetzt hat.

3.7.4. Fragen zur Wissensüberprüfung

1. *Welches sind die zentralen Themen des frühen Erwachsenenalters?*
2. *Welche Stellung nehmen Arbeit und Beruf ein und welche Anteile haben sie?*
3. *Wie wirkt der „lange Arm der Arbeit"?*
4. *Wie wirkt sich die Erfahrung restriktiver Arbeit aus?*
5. *Warum kann Arbeitslosigkeit eine entwicklungsgefährdende Rolle einnehmen?*
6. *Warum ist Langzeitarbeitslosigkeit so problematisch?*
7. *Wie könnte man das Entstehen von Partnerschaft entwicklungspsychologisch beschreiben?*
8. *Wie kann sich die Erfahrung von Elternschaft auswirken?*

3.8. Mittleres, höheres und hohes Erwachsenenalter als Lebensabschnitt

Dieses Kapitel beschränkt sich auf typische entwicklungspsychologische Befunde über diesen Lebensabschnitt. Umfassende Kenntnisse vermitteln die Gegenstände „Gesundheits- und Krankenpflege", „Pflege von alten Menschen" und „Gerontologie, Geriatrie und Gerontopsychiatrie".

In der Entwicklungspsychologie wurde in den letzten Jahrzehnten die isolierte Betrachtung einzelner Lebensalter – speziell die Entwicklung von Kindern und Jugendlichen – überwunden, indem menschliche Entwicklung über die gesamte Lebensspanne in den Vordergrund rückte. Forschungsgegenstand ist heute auch das „Altern" – jener Vorgang, der mit der Geburt beginnt und mit dem Tod endet. Durch diesen Perspektivenwechsel erwecken die Phasen des Erwachsenenalters größeres psychologisches Interesse. In diesem Zusammenhang gilt – auch in der Fachliteratur – dem mittleren Erwachsenenalter als eigenständiger Lebensphase im Moment noch weniger Aufmerksamkeit als dem höheren, wobei die Erforschung des hohen und sehr hohen Alters immer mehr Bedeutung erlangt. Einer der Gründe dafür liegt in der deutlich gestiegenen Lebenserwartung in allen Industriestaaten, wo mittlerweile zwei Drittel aller Menschen in diesen Ländern 70 Jahre und älter werden. Durch diese dramatische Erweiterung der menschlichen Lebensspanne erreichen immer mehr Menschen heute ein hohes Alter.

Im mittleren und höheren Erwachsenenalter kann man „Aufbau" und „Abbau", „Konstanz" und „Stabilität" in den verschiedensten Lebensbereichen beobachten. Altern ist also keineswegs ein eindimensionaler und einseitiger Prozess der Veränderung. Betrachtet man die Unterschiede zwischen den einzelnen Menschen hinsichtlich des Zeitpunktes, des Ausmaßes und der Richtung der Entwicklungsveränderungen, so entsteht der Eindruck, dass das kalendarische Alter häufig wenig darüber aussagt, was ein älterer Mensch noch leisten kann, welche Verhaltenstendenzen und -vorlieben er hat und wie erfolgreich er sein Leben bewältigt.

Auf Grund von Forschungsergebnissen lässt sich feststellen, dass es so etwas wie „normales Altern" in mancher Hinsicht gar nicht gibt. Interessant sind in diesem Zusammenhang die großen interindividuellen Unterschiede. Selbst viele Vorgänge, die aus biologischer Sicht „normales Altern" abbilden sollten, zeichnen hohe Variabilität zwischen den Menschen und hohe Plastizität im intraindividuellen Wandel aus.

In den USA gibt es eine Forschergruppe, die dem mittleren Erwachsenenalter forschungsrelevante Aufmerksamkeit schenkt.

Vieles im mittleren und höheren Erwachsenenalter ist noch nicht ausreichend untersucht, wofür forschungspraktische Gründe mit verantwortlich sind: Eine Stichprobe erwachsener respektive sehr alter Menschen als „Versuchspersonen" zu gewinnen scheint bis heute viel schwieriger zu sein, als kinderpsychologische Forschung zu betreiben. Das Problem liegt in der Selektivität von Personenstichproben. Wenn etwa heute 70% der Mitglieder einer Geburtskohorte (Angehörige eines Geburtsjahrganges) das Alter von 70 Jahren erreichen, hingegen nur 5% 90 Jahre und älter werden, dann erweist sich das Altern selbst als ein hoch selektiver Prozess, über den es noch viel zu erkunden gibt.

3.8.1. Der Beitrag der Entwicklungspsychologie an die Gerontologie: die entwicklungspsychologische Interventionsgerontologie

Die Befunde einer entwicklungspsychologischen Interventionsgerontologie haben die Gerontologie – und damit die Beschäftigung mit dem höheren und hohen Alter – nachhaltig beeinflusst. Diese „geronto-entwicklungspsychologische" Sichtweise repräsentiert das Wissenskonstrukt einer ganzheitlichen Betrachtung des höheren und hohen Alters. Daneben findet eine Auseinandersetzung mit verschiedenen anderen wichtigen Themen statt: zum Beispiel Altenhilfe, Besonderheiten des Denkens und Problemlösens, des Lernens und der Gedächtnisentwicklung, der Weiterbildung bis hin zur Sexualität im Alter, aber auch der Beitrag über die Sterbebegleitung aus Sicht der Hospizbewegung sowie der eigenverantwortliche Beitrag des (gehobenen) pflegerischen Dienstes für Gesundheits- und Krankenpflege am älteren Menschen.

Zum Begriff der entwicklungspsychologischen Intervention

Intervention umfasst jene Maßnahmen, die der Aufrechterhaltung und Förderung der Kompetenz im Alter dienen. Unter *Kompetenz* versteht man die Fähigkeiten und Fertigkeiten des älteren Menschen zu einem selbstständigen, aufgabenbezogenen und sinnerfüllten Leben in einer anregenden, unterstützenden und mit Aufgaben und Belastungen fördernden Umwelt. Intervention darf sich daher nicht alleine auf den älteren Menschen konzentrieren, sondern muss den älteren Menschen in seiner Umwelt als Ausgangspunkt wählen. Eine Verbesserung der Kompetenz kann nur dann erreicht werden, wenn die personalen Ressourcen und die Anforderungen der Umwelt aufeinander abgestimmt sind. Dies setzt vielfach ein Vorgehen voraus, in dem auch Veränderungen der sozialen und räumlichen Umwelt angestrebt werden.

Lebt der ältere Mensch in einer Umwelt, die nur wenige Anregungen enthält, muss der Anregungsgehalt der Umwelt gesteigert werden. Lebt der ältere Mensch in einer schlecht ausgestatteten Wohnung, so ist größere Unabhängigkeit nur dann zu erreichen, wenn Barrieren innerhalb der Wohnung abgebaut und Hilfsmittel eingerichtet werden. Lebt der ältere Mensch in einer sozialen Umwelt, die ihm alle Aufgaben abnimmt, ihn nicht fordert und – in einzelnen Funktionen – unterstützt, sind auch in dieser Umwelt Veränderungen anzustreben, zum Beispiel durch Aufklärung und Beratung der Angehörigen bzw. deren Einbeziehung in die Rehabilitation.

Schon aus diesen Beispielen geht hervor, wie wichtig es ist, in der Planung und Verwirklichung von Interventionsmaßnahmen eine umfassende Perspektive zu wählen, die den älteren Menschen und seine Umwelt nicht losgelöst voneinander betrachtet, sondern beide miteinander verbindet.

Grundlagen der entwicklungspsychologischen Interventionsgerontologie

Von welchen Grundlagen hat die entwicklungspsychologische Interventionsgerontologie auszugehen? Vier Aspekte sind von Bedeutung:

1. die Entwicklungsfähigkeit des älteren Menschen,
2. die Plastizität des Verhaltens und der Funktionen,
3. die Kompetenz als differenzielles Konstrukt und
4. der Einfluss der Umwelt auf das Verhalten und die Leistungsfähigkeit des älteren Menschen.

Zur Entwicklungsfähigkeit des älteren Menschen

Auch im Alter ist der Mensch entwicklungsfähig. Er ist in der Lage, seine Erfahrungen und sein Wissen zu erweitern, neue Strategien zur Lösung von kognitiven Problemsituationen bzw. von Alltagssituationen zu erweitern und sein Verhalten zu ändern. Interventionsgerontologische Ansätze gehen von Entwicklungspotenzialen des älteren Menschen aus und streben eine Umsetzung dieser Potenziale an. Diese ist allerdings erschwert, wenn der ältere Mensch an zahlreichen Belastungen, Einschränkungen und Verlusten leidet, wenn er selbst seine Potenziale nicht erkennt oder *wenn er in einer Umwelt lebt, die diese Potenziale nicht unterstützt, sondern sie sogar behindert.*

Ziel der entwicklungspsychologischen Interventionsgerontologie ist es, auch beim Bestehen von Belastungen, Einschränkungen und Verlusten die Umsetzung dieser Potenziale zu fördern. Das Selbstbild des älteren Menschen soll so beeinflusst werden, dass er seine Entwicklungsmöglichkeit wahrnimmt, und seine Umwelt soll die Einstellung und das Verhalten gegenüber dem älteren Menschen verändern. Viele Untersuchungen erlauben die Aussage, dass auch bei bestehenden Einschränkungen im physischen oder psychischen Bereich Verbesserungen in der Leistungsfähigkeit des älteren Menschen erzielt werden können, wenn er die Möglichkeit erhält, Erfahrungen und Wissen einzusetzen bzw. zu erweitern, Funktionen zu trainieren und Anregungen sowie Unterstützung aus der Umwelt zu erfahren.

Zur Plastizität des Verhaltens und der Funktionen

Verhalten und Funktionen sind auch im Alter „plastisch", d.h. sie haben ein hohes Veränderungspotenzial. Dies gilt nicht nur für Körperfunktionen, sondern auch für Verhalten und für kognitive Funktionen. Im Verhalten ist zum Beispiel die hohe Anpassungsleistung älterer Menschen an neuartige Situationen sowie an belastende Ereignisse zu beobachten: In der Auseinandersetzung älterer Menschen mit Einschränkungen und Verlusten gelingt es vielen älteren Menschen, diese krisenhaften Situationen allmählich zu verarbeiten und eine neue, tragfähige Zukunftsperspektive zu entwickeln.

In Untersuchungen zur kognitiven Entwicklung wurde deutlich, dass ältere Menschen bessere Leistungen erzielen, wenn sie die Möglichkeit haben, bereits vorhandene kognitive Strategien systematisch einzusetzen oder neue Strategien zu erwerben, was von einem hohen Maß an Reservekapazitäten zeugt, die im Alltag häufig ungenutzt bleiben. Werden (unter Zeitdruck) maximale kognitive Leistungen gefordert, ist allerdings festzustellen, dass die Plastizität älterer Menschen im Vergleich zu jüngeren Menschen geringer ist.

Zur Kompetenz als differenzielles Konstrukt

Eine verallgemeinernde Aussage über Kompetenz ist nicht möglich, vielmehr zeigen einzelne physische, psychische und soziale Funktionen unterschiedliche Kompetenzgrade sowie verschiedenartige Entwicklungsverläufe. *Auch wenn der ältere Mensch in einzelnen physischen Funktionen erhebliche Kompetenzdefizite aufweist, so kann er doch im psychischen oder im sozialen Bereich kompetent sein.* Aus diesem Grund ist bei einer Kompetenzdiagnostik eine Vorgehensweise zu wählen, in der die einzelnen körperlichen, psychischen und sozialen Funktionen sorgfältig analysiert werden.

In der Tendenz, chronisch kranke ältere Menschen generell als „inkompetent“ und behandlungsunfähig zu bezeichnen, wird übersehen, dass vom körperlichen Status allein nicht auf die gesamte Kompetenz des älteren Menschen geschlossen werden kann.

Kontextualität der entwicklungspsychologischen Interventionsgerontologie

Die Kompetenz des älteren Menschen wird in hohem Maße von den Umweltbedingungen beeinflusst. Spricht das soziale Umfeld dem älteren Menschen Kompetenz ab und überträgt es ihm keine Verantwortung mehr, so besteht die Gefahr, dass er sich selbst als inkompetent erfährt und in seinem Verhalten unsicher wird. Aber auch räumliche Umwelten, die den älteren Menschen überfordern oder unterfordern, beeinträchtigen die Kompetenz. Bei Konfrontation mit zahlreichen Veränderungen in der Umwelt, die nicht mehr verarbeitet werden können, besteht die Gefahr, dass die Verhaltenskompetenz zurückgeht. Die gleiche Wirkung hat auch eine wenig anregende und wenig fordernde Umwelt.

Neben den Umweltbedingungen sind die Entwicklungsbedingungen des älteren Menschen in ihrem Einfluss auf seine Kompetenz zu beobachten. Medizinische und psychologische Untersuchungen, in denen verschiedene Alterskohorten miteinander verglichen wurden, zeigen, dass die Kompetenz der heutigen älteren Generationen höher ist als die Kompetenz früherer älterer Generationen. Diese Unterschiede werden auf die besseren Entwicklungsbedingungen zurückgeführt, unter denen die heutigen älteren Generationen aufgewachsen sind.

Aufgabengebiete der entwicklungspsychologischen Interventionsgerontologie

Kompetenz als für die entwicklungspsychologische Interventionsgerontologie zentrales Konstrukt bezeichnet die Fähigkeiten und Fertigkeiten des älteren Menschen, ein selbstständiges, aufgabenbezogenes und sinnerfülltes Lebens in einer anregenden, unterstützenden und die effektive Auseinandersetzung mit Aufgaben und Belastung fördernden Umwelt aufrechtzuerhalten. Ebenso umfassend müssen die Aufgabengebiete der Interventionsgerontologie verstanden werden.

Beispiele für eine anregende Umwelt sind Bildungsangebote für ältere Menschen (in Volkshochschulen, Bildungsstätten und Universitäten usw.). Beispielhaft genannt seien stadtteilorientierte Arbeit, Tagesstätten, Sportangebote und Reiseveranstaltungen für ältere Menschen.

Eine anregende (fordernde) Umwelt trägt dazu bei, die Kompetenz des älteren Menschen zu erhalten und zu fördern. Die praktische Interventionsgerontologie hat unter diesem Aspekt die Aufgabe, ein breites Spektrum von Angeboten zu entwickeln, die dem älteren Menschen die Möglichkeit geben, Erfahrungen, Wissen und Funktionen einzusetzen und zu erweitern.

Anregende und fordernde Umwelten schließen aber auch die soziale und räumliche Umwelt mit ein. Die Interventionsgerontologie sucht daher Möglichkeiten der sozialen Teilhabe älterer Menschen in einer räumlichen Umwelt, die auch bei eingeschränkter Kompetenz zu bewältigen ist und die Aufrechterhaltung eines selbstständigen Lebens fördert.

Aktivierende Gesundheits- und Krankenpflege knüpft an die gesunden Kräfte des Patienten an und bietet ihm lediglich die absolut notwendige Hilfeleistung. Reaktivierende Gesundheits- und Krankenpflege hat die Reintegration von Patienten aus dem Krankenhaus oder Pflegeheim in die eigene Wohnung zum Ziel (siehe auch Übergangspflege nach Erwin Böhm, Wien 1985).

Auch der **unterstützenden Umwelt** kommt große Bedeutung für die entwicklungspsychologische Interventionsgerontologie zu. Die soziale Unterstützungsforschung hat gezeigt, dass durch die Integration des älteren Menschen in einem sozialen Netzwerk nicht nur die Lebensqualität, sondern auch die Auseinandersetzung mit neuen Aufgaben sowie mit Belastungen gefördert wird. Auch die verschiedenen ambulanten Dienste sind in diesem Zusammenhang ausdrücklich zu würdigen. Erhält der ältere Mensch Unterstützung in einzelnen Funktionen, wird auch die Aufrechterhaltung eines selbstständigen Lebens gefördert. „Unterstützung“ ist hier nicht im Sinne einer völligen Versorgung zu verstehen, sondern beschreibt die gezielten Hilfeleistungen in Funktionsbereichen, die der ältere Mensch nicht mehr beherrscht.

Der **Verarbeitung von biografischen sowie gegenwärtigen Konfliktsituationen** und Belastungen wird heute mehr Aufmerksamkeit geschenkt. Weitere wichtige entwicklungspsychologisch-interventionsgerontologische Themen sind die Verarbeitung von bzw. der Umgang mit Verlusten und gesundheitlichen Einschränkungen, die Steigerung der Verhaltenskompetenz und sozialen Kompetenz, die Verbesserung der kognitiven Fähigkeiten und Fertigkeiten sowie die Kontrolle über Ereignisse und Prozesse in der Umwelt. Die Erfolge der Psychotherapie in diesem Zusammenhang sind auch beim älteren Menschen beachtlich und weisen ebenfalls auf die Entwicklungsfähigkeit in dieser Lebensphase hin. Allein wegen des Alters eine psychotherapeutische Behandlung abzulehnen ist nicht gerechtfertigt, allerdings befindet sich die Psychotherapie für ältere Menschen noch im Entwicklungsstadium.

Die Aufgabengebiete der Interventionsgerontologie aus der Perspektive der Umwelt zu sehen darf nicht vergessen lassen, den **älteren Menschen und seine Umwelt immer in Interaktion** zu betrachten. Angebote zur Kompetenzerhaltung bzw. -förderung können nur dann befruchtend wirken, wenn sie mit der individuellen Kompetenzstruktur übereinstimmen. Spricht man von einem selbstständigen, aufgabenbezogenen und sinnerfüllten Leben, so ist auch die Frage zu stellen, in welcher Umwelt dieses aufrechterhalten bzw. gefördert werden kann. Die Selbstständigkeit des älteren Menschen ist nicht unabhängig von der Umwelt, in der er lebt (er ist also nicht in allen Umwelten selbstständig); umgekehrt ist das Ausmaß, in dem Umwelt kompetenzerhaltend bzw. -fördernd wirkt, auch von den spezifischen Fähigkeiten und Fertigkeiten des älteren Menschen beeinflusst (es gibt überfordernde und unterfordernde Umwelten).

Entwicklungspsychologische Befunde zur Interventionsgerontologie

Interventionsmaßnahmen müssen noch stärker auf die Alltagssituationen übertragen werden, um praktische Fähigkeiten und Fertigkeiten zu fördern, da sich nicht nur *das unter Anleitung erfolgende,* sondern *auch das selbstständige Training* positiv auf die Leistungsfähigkeit älterer Menschen auswirkt. Die Steigerung der Kontrolle über Ereignisse und Prozesse in der Umwelt hat bei älteren Menschen nachweislich hohe Priorität, da Kontrolle eine zentrale Dimension der Kompetenz bildet. Ein Umfeld, das selbstständiges Verhalten und Eigeninitiative verstärkt, steigert auch die Kompetenz.

Wie aus Untersuchungen hervorgeht, tendiert das soziale Umfeld häufig dazu, unselbstständiges Verhalten zu unterstützen bzw. zu verstärken, selbstständiges Verhalten hingegen zu ignorieren. Die entwicklungspsychologische Interventionsgerontologie will den älteren Menschen dazu motivieren, Entscheidungen selbstverantwortlich zu treffen und subjektiv bedeutungsvolle Aufgaben zu übernehmen sowie selbstständig zu handeln und nur in einzelnen Bereichen Unterstützung in Anspruch zu nehmen.

Ein weiterer Schwerpunkt in der Planung von interventionsgerontologischen Maßnahmen ist die Einbeziehung der Angehörigen, da sie die Einstellung des älteren Menschen und seine Bereitschaft, an der Kompetenzerhaltung und -steigerung mitzuarbeiten, sehr stark beeinflussen.

3.8.2. Zusammenfassung

Noch vor zwei Jahrzehnten dachte man, wenn von Entwicklungspsychologie die Rede war, an eine Kinder- und Jugendpsychologie. Mittlerweile wurde die menschliche Entwicklung über die gesamte Lebensspanne hinweg zum Forschungsschwerpunkt. Durch diesen Perspektivenwechsel stieg das Interesse an einer entwicklungspsychologischen Betrachtungsweise des mittleren und speziell des höheren Alters.

Das mittlere und höhere Erwachsenenalter ist sowohl durch „Aufbau“ und „Abbau“ als auch durch „Konsistenz“ und „Stabilität“ gekennzeichnet. Altern ist somit kein eindimensionaler und einseitiger Prozess, was empirische Befunde über die interindividuellen Unterschiede beim Altern belegen. In vielen Bereichen kann daher nicht von einem „normalen Altern“ gesprochen werden. Zum Thema Altern als hochselektiver Prozess ist noch vieles zu erkunden.

Die entwicklungspsychologische Interventionsgerontologie ist der Beitrag der Entwicklungspsychologie an die Gerontologie. Unter Intervention versteht man aus dieser Sicht die Maßnahmen zur Aufrechterhaltung und Förderung der Kompetenz im Alter. Kompetenz als differenzielles Konstrukt repräsentiert die Fähigkeiten und Fertigkeiten, die ein aufgabenbezogenes, selbstständiges und sinnerfülltes Leben fördern. Die Intervention darf sich nicht alleine auf den älteren Menschen konzentrieren, sondern muss diesen in seiner Umwelt als Ausgangspunkt wählen. Vier Aspekte sind für die entwicklungspsychologische Interventionsgerontologie von Bedeutung:
(1) Entwicklungsfähigkeit des älteren Menschen, (2) Plastizität des Verhaltens und der Funktionen, (3) Kompetenz als differenzielles Konstrukt und (4) Einfluss der Umwelt auf das Verhalten und die Leistungsfähigkeit des älteren Menschen.

Auch im Alter ist der Mensch entwicklungsfähig und sein Verhalten und seine Funktionen sind plastisch, d.h. sie haben hohes Veränderungspotenzial. Das gilt nicht nur für Körperfunktionen, sondern auch für soziale und kognitive Fähigkeiten. Die Kompetenz des älteren Menschen steht – wie die des Kindes und Jugendlichen – im Kontext mit seiner Umwelt. So gibt es Umwelten, die den älteren Menschen überfordern bzw. unterfordern.
Entsprechend umfangreich sind die Aufgabengebiete der entwicklungspsychologischen Interventionsgerontologie: Sie reichen von der Entwicklung eines breiten Spektrums an Angeboten, die für eine anregende und fordernde Umwelt sorgen, über die Mitwirkung an der unterstützenden Umwelt bis hin zu einer effizienten Einbeziehung der Angehörigen in die (pflegerische) Rehabilitation.

3.8.3. Fragen zur Wissensüberprüfung

1. *Wie ist das mittlere und höhere Alter gekennzeichnet? Welche Sichtweise vertritt die Entwicklungspsychologie?*
2. *Was versteht man in der entwicklungspsychologischen Interventionsgerontologie unter dem Begriff „Intervention"? Was umfasst der Begriff „Kompetenz"? Belegen Sie Ihre Argumente mit Beispielen aus der praktischen Arbeit am älteren Menschen.*
3. *Von welchen Grundlagen hat die entwicklungspsychologische Interventionsgerontologie auszugehen?*
4. *Was sagt der Begriff „entwicklungsfähig" in Bezug auf den älteren Menschen aus?*
5. *Was heißt, Verhalten und Funktionen sind „plastisch"?*
6. *Was bedeutet Kompetenz als differenzielles Konstrukt?*
7. *Die Kompetenz des älteren Menschen ist in hohem Maße von seiner Umwelt abhängig. Führen Sie Beispiele (auch aus Ihrer Praxis) an.*
8. *Beschreiben Sie kurz die Aufgabengebiete der entwicklungspsychologischen Interventionsgerontologie und bringen Sie Beispiele.*

3.9. Das Sterben und der Tod im Alter als Entwicklungsaufgabe

In diesem Jahrhundert ist viel über die Tabuisierung des Sterbens und des Todes und die damit verbundenen Folgen für Einstellung und Umgang mit Tod und Sterben geschrieben worden. Der Tod tritt in unserem Leben verglichen mit früheren Zeiten weniger in Erscheinung und ist vielleicht sogar weitgehend aus unserer täglichen Erfahrung verschwunden. Unbestritten ist aber auch, dass gerade die Angehörigen der (gehobenen) Pflegeberufe – mehr als Angehörige jedes anderen Berufes – in unmittelbare Berührung mit Sterben und Tod kommen.

Die Akzeptanz des Todes, der menschlichen Endlichkeit – der eigenen wie der der Lebenspartner – ist eine Entwicklungsaufgabe des Alters geworden (siehe dazu auch Havighurst und Erikson). Die Verarbeitung solcher (in der Regel) altersabhängigen Entwicklungsaufgaben zeichnet sich im Gegensatz zu anderen kritischen Lebensereignissen dadurch aus, dass sie vorhersagbar ist, dass man sich darauf vorbereiten kann und dass sie von vielen Gleichaltrigen ebenfalls bewältigt werden muss. Dennoch signalisieren im Allgemeinen alle – auch die älteren – Menschen eine sehr geringe Beschäftigung mit dem Tod, wenn auch mit dem hohen Alter häufiger an das Sterben und den Tod gedacht wird.

Die Begleitung von Sterbenden sowie das Herrichten und Versorgen der Verstorbenen im Krankenhaus ist ausschließlich Aufgabe der Angehörigen der gehobenen Pflegeberufe.

Untersuchungen belegen, dass ältere Menschen das Leben nur so lange als lebenswert empfinden, wie die eigene Nützlichkeit und

Entwicklungspsychologie

Diese Darstellung beschränkt sich auf die entwicklungspsychologische Sichtweise, da sich in der Ausbildung zum gehobenen Dienst für Gesundheits- und Krankenpflege gleich mehrere Gegenstände ausführlich mit dem Thema Sterben und Tod auseinander setzen (z.B. Gesundheits- und Krankenpflege, Palliativpflege usw.).

Selbstständigkeit in psychischer wie körperlicher Hinsicht Gewähr leistet sind. Treffen diese Bedingungen nicht mehr zu, scheint dies älteren Menschen eine Legitimation für den eigenen Tod zu sein. Unselbstständigkeit und Nutzlosigkeit oder der soziale Tod werden weit mehr gefürchtet als der körperliche Tod. Zweifellos stellen die Entwicklungsaufgaben der Akzeptanz der eigenen Endlichkeit und der Endlichkeit von Lebenspartnern und Freunden den älteren Menschen vor große Herausforderungen, die bei erfolgreicher Bewältigung Ausdruck erfolgreichen Alterns sein können.

4. Pädagogik

Pädagogisch tätig sind die Angehörigen des gehobenen Dienstes für Gesundheits- und Krankenpflege in vielerlei Hinsicht. In ihrem unmittelbaren Berufsvollzug beispielsweise führen sie Patienten zu bestimmten (erwünschten) Verhaltensweisen und verstärken sie dabei positiv (z.B. selbstständiges Anziehen mit fachlicher Unterstützung) und bereiten die Entlassung im Sinne des Pflegeprozesses vor (z.B. gemeinsames Planen, Beraten, Informieren und Unterstützen usw.).

Pädagogisch tätig sein heißt: Erziehen durch Unterrichten, Anleiten, Informieren, Erklären, Beraten, Begleiten, Unterstützen, Führen, Helfen, Ausgleichen usw.

Nach Absolvierung einer Sonderausbildung können *Lehraufgaben* im Rahmen der Lehrtätigkeit in Schulen für Gesundheits- und Krankenpflege übernommen werden. Diese Lehrtätigkeit ist nach pädagogisch-didaktischen Grundsätzen durchzuführen (z.B. Unterrichtsgestaltung nach den Prinzipien der Methodenvielfalt und der Anschaulichkeit). Die Schüler sollen darüber hinaus zu einem partnerschaftlichen, verantwortungsvollen Umgang miteinander angehalten werden, um sie zu einem ebensolchen Umgang mit anderen Menschen, insbesondere Pflegebedürftigen, zu befähigen.

Der Gesetzgeber hat ***alle*** Angehörigen des gehobenen Dienstes in die praktische Ausbildungsverantwortung in der Gesundheits- und Krankenpflege eingebunden: *„Anleitung und Begleitung der Schüler im Rahmen der praktischen Ausbildung"* ist eine der Aufgaben des eigenverantwortlichen Tätigkeitsbereiches. SchülerInnen die Gelegenheit zu geben, Komplexität, Kontinuität und Erfolg ihrer geleisteten Pflege als berufliche Leistung zu erleben, ist eben nur im pflegerischen Berufsvollzug möglich. Dazu müssen die Angehörigen des gehobenen Dienstes *(a) die praktische Ausbildung ihrer SchülerInnen nicht nur unter dem Primat berufspädagogischer Anliegen durchführen, sondern (b) die gezeigten Leistungen ihrer SchülerInnen auch nach pädagogischen Grundsätzen beurteilen können.* Für beide Tätigkeiten wird unter anderem pädagogisches Grundlagenwissen benötigt.

Angehörige des gehobenen Dienstes für Gesundheits- und Krankenpflege als AusbildnerInnen

Die Notwendigkeit, die Angehörigen des gehobenen Dienstes für Gesundheits- und Krankenpflege als AusbildnerInnen im pflegerischen Berufsvollzug explizit anzusprechen, ergibt sich nicht nur aus den gesetzlichen Bestimmungen des Gesundheits- und Krankenpflegegesetzes, sondern konnte auch durch eine Untersuchung (Fürstler, 1997) gezeigt werden. Dabei wurden SchülerInnen und AbsolventInnen der Krankenpflegeschule und des Kollegs für Gesundheits- und Krankenpflege Krems an der Donau (n=93) darüber befragt, *welche didaktische Vermittlungsform sie in ihrer Ausbildung am häufigsten wahrgenommen haben.* Zur Auswahl standen der Demonstrationsunterricht, der Lehrervortrag, Einzel-, Partner- und Gruppenarbeit, Exkursionen, praktische Anleitung durch PraxisanleiterInnen, PflegelehrerInnen, diplomiertes Pflegepersonal usw. Die Auswertung ergab keine signifikanten Unterschiede, beide Stichproben gaben

Im Zusammenhang mit dem Erwerb der theoretischen und praktischen pädagogischen Fähigkeiten und Fertigkeiten unter besonderer Berücksichtigung der Arbeit mit Patienten, Angehörigen und SchülerInnen wird auf den Gegenstand „Kommunikation, Konfliktbewältigung, Supervision und Kreativitätstraining“ der Ausbildung im gehobenen Dienst für Gesundheits- und Krankenpflege verwiesen. Die folgende Darstellung beschränkt sich neben einer allgemeinen Skizzierung des Faches Pädagogik daher auf das, was darüber hinaus in diesem Kontext noch zu beachten und zu wissen ist, insbesondere Informationen über (a) Fähigkeiten und Fertigkeiten des gehobenen Dienstes für Gesundheits- und Krankenpflege aus pädagogischer Sicht, (b) die Beurteilung von Schülerleistungen nach pädagogischen Grundsätzen und (c) Aspekte der Führung.

überwiegend *„die Anleitung durch das diplomierte Pflegepersonal“* als häufigste didaktische Vermittlungsform an. Deutlich weniger wurde der Lehrervortrag genannt, Exkursionen so gut wie gar nicht. Die Ergebnisse lassen vermuten, dass die *„Anleitung durch die Angehörigen des gehobenen Dienstes für Gesundheits- und Krankenpflege“ (vorherige Bezeichnung: diplomiertes Pflegepersonal)* in den Augen der Befragten im Zentrum des Interesses stand und beachtlichen Eindruck hinterließ, was im Ausbildungsprozess der Befragten möglicherweise unterschätzt wurde.

4.1. Anwendung, Gegenstand und Definition

Die Pädagogik als Wissenschaft ist etwa 200 Jahre alt. In den 60er Jahren des 20. Jahrhunderts tauchte der Begriff *Erziehungswissenschaft* erstmals auf, mit dem man vor allem auf den Wissenschaftscharakter dieser Disziplin hinweisen wollte – gegenüber dem bis dahin vorwiegend gebrauchten Begriff *Pädagogik,* der oftmals mit der Erziehungspraxis gleichgesetzt wurde. Mit dem Terminus *Erziehungswissenschaft* sollte außerdem eine enge Beziehung zu den Naturwissenschaften betont werden, während der *Pädagogik* das zur Verfügungstellen von erzieherischen Normen, Werten und Orientierungen zugeschrieben wurde. Seit einigen Jahrzehnten ist es üblich, beide Begriffe ident nebeneinander zu verwenden, weshalb im Folgenden auch von Pädagogik gesprochen wird. Ganz allgemein versteht man darunter die Erziehungswissenschaft, wobei die „Erziehung“ des Menschen im Mittelpunkt steht.

In der Pädagogik spielen Normen, Werte und Orientierungen (geisteswissenschaftliche Richtung) auch heute noch eine außerordentliche Rolle, sie hängen allerdings eng mit empirisch zu überprüfenden Tatbeständen (in Anlehnung an die Psychologie) zusammen, was zu einem gleichberechtigten *Miteinander von geisteswissenschaftlicher und empirischer Pädagogik* (Untersuchung von Gesetzmäßigkeiten erzieherischer Prozesse) geführt hat.

Erzogen werden schon lange nicht mehr nur kleine Kinder, sondern auch Erwachsene (z.B. Sträflinge im Zuchthaus), Touristen (von pädagogischen Freizeitanimateuren), Skinheads (zur Toleranz gegenüber Ausländern), Drogensüchtige (zur Benutzung sauberer Nadeln), Liebende (zur Benutzung von Kondomen), Fahrschüler (zur Umsicht im Straßenverkehr), Patienten (zur Wiederherstellung oder Erhaltung ihrer Gesundheit) usw. Mit anderen Worten: Pädagogik ist nicht mehr nur die Disziplin, die sich mit der Aufklärung und Anleitung der Erziehung von kleinen Kindern beschäftigt. Mit der Erweiterung der Klientel, die erzogen wird, ist auch der Gestaltungsanspruch von Erziehung und damit von Pädagogik gewachsen.

In einer Gesellschaft, in der zahlreiche Lebensbereiche „pädagogisiert" worden sind, wächst auch die Möglichkeit für eine Wissenschaft, die Gesellschaft und das Leben der einzelnen Menschen zu beeinflussen. Aus dieser Macht, die zwar im Allgemeinen bestritten wird, erwächst eine große Verantwortung. So ist es nicht gleichgültig, in wessen Händen sich ein Erziehungssystem befindet. Immer wieder gab (und gibt) es Diktaturen, in denen eine Zentralregierung das gesamte erzieherische Geschehen im Lande zu steuern beanspruchte.
(Dass viele dieser Diktaturen zusammengebrochen sind, zeigt natürlich auch, dass nicht immer alles steuerbar ist.) In einem Rechtsstaat ist hingegen geregelt, wer wen bis zu welchem Maße erziehen darf (z.B.ist das elterliche Recht in mancherlei Hinsicht eingeschränkt), und auch die Methoden, die im Erziehungsgeschehen eingesetzt werden dürfen, sind begrenzt (z.B. ist das Einsetzen von körperlicher und psychischer Gewalt schlichtweg verboten).

Muss der Mensch erzogen werden? Aus anthropologischen Forschungen scheint sich die generelle Erziehungsbedürftigkeit des Menschen belegen zu lassen. Aber was ist eigentlich Erziehung?

Definition des Erziehungsbegriffes in Anlehnung an: Giesecke, Einführung in die Pädagogik, 1991, S. 70:

Heute können wir unter Erziehung überwiegend ein intentionales (zielgerichtetes), geplantes und normativ orientiertes, überaus komplexes und auf Interaktion ausgerichtetes Handeln verstehen, in der Regel mit Akzentsetzung auf den Heranwachsenden. Erziehung meint also immer nur das, was bewusst geplant, zum Zwecke der optimalen Entwicklung geschieht.

Was bedeutet in diesem Zusammenhang „optimale Entwicklung"? Wozu soll denn erzogen werden? Bis vor wenigen Jahren standen traditionelle Vorstellungen wie Unterordnung, Disziplin, Pflichterfüllung, Anpassung, Gehorsam, Leistung, Ordnung usw. im Mittelpunkt des Erziehungsgeschehens und legitimierten sich auch im Erziehungsbegriff. Gerne wurde der Erzieher dem Handwerker oder Gärtner gleichgesetzt, *„der einen angestrebten Zweck (= Erziehung zur Sittlichkeit, zum Gehorsam und zur Pflichterfüllung usw.) mit Hilfe bestimmter Mittel und Methoden handelnd anstrebt"*. (nach Gudjohns 1999)

Heute verfolgt man zeitgemäßere pädagogische Zielsetzungen: „urteilen und denken, prüfen und zuhören, beobachten und improvisieren"; Verlässlichkeit und Verantwortlichkeit, die Fähigkeit zur Kooperation und zu selbstständigem Handeln zum Austragen von Konflikten. Dieser *Wertewandel* ist mit einer *Veränderung der Erziehungsziele* verbunden. Hinzu kommt, dass die gegenwärtige erziehungstheoretische Diskussion um Pädagogik und Ethik eher eine kritische Tendenz einnimmt, denn zu lang und zu oft wurden Macht und Gewaltausübung gegenüber der

Anwendung, Gegenstand und Definition

Der Begriff Pädagogik leitet sich aus dem Griechischen ab und bedeutet so viel wie „Führung des Knaben, des Kindes vom Haus zur Übungsstätte".

In der Pädagogik werden sowohl Normen, Werte und Orientierungen über die Erziehung gesucht als auch empirisch festgestellt, ob und unter welchen Bedingungen sie verwirklicht werden können.

Im Zuge der Auseinandersetzungen im Rahmen des Wahlkampfes für die Wahl zum Österreichischen Nationalrat im Herbst 1999 hat der Wiener Alterzbischof Kardinal Franz König folgende Werte an die Spitze im Umgang mit Menschen hinzugefügt: (1) Toleranz, (2) Ehrfurcht, (3) Friedensliebe und (4) Solidarität.

nachwachsenden Generation mit Moral, Religion und Recht legitimiert, was nach Alice Miller (1980) nicht selten „im Schlagen (dazu gehört auch „die gesunde Ohrfeige"), Quälen, Dressieren, Entwürdigen, Erschrecken, Herabsetzen, Erpressen, bewusst unter Druck und Angst setzen bis hin zum Androhen und Anwenden von offener und subtiler Gewalt *(„Wenn du nicht tust, was ich von dir verlange, dann ...". „Wenn das noch einmal vorkommt, dann hat das schwere Folgen.")* seinen Ausdruck findet".

Diese üblen Erfahrungen nennt man seit Rutschky (1977) **„schwarze Pädagogik"**. Der heutige Erziehungsbegriff wurde untrennbar mit drei allgemeinen, übergeordneten Erziehungszielen vereinigt.

Drei allgemeine, übergeordnete, mit dem Erziehungsbegriff junktimierte Erziehungsziele

(nach: Giesecke, 1991, in: Gudjons, Pädagogisches Grundwissen, 6. Aufl., 1999, S. 195)

Erziehung zur

1. *Mündigkeit* (als Voraussetzung einer Demokratie: der mündige Bürger)
2. *Partizipation* (im Sinne der gleichberechtigten Teilnahme an den öffentlichen Angelegenheiten)
3. *Emanzipation* (Beseitigung unterdrückter und Gleichberechtigung verhindernder Lebensbedingungen)

Das schließt Pünktlichkeit, Ordnung, Fleiß etc. als oberste Zielvorstellungen aus, als „Wegmarken" (sekundäre Tugenden) zur Erreichung der übergeordneten Ziele aber durchaus ein. Diese Erziehungsziele implizieren, dass Erziehung keinesfalls ein einseitiger Prozess (Generationsgefälle/Machtgefälle) sein kann, sondern immer auf Interaktion (wechselseitige Beeinflussung) ausgerichtet ist. Erziehung *zur Mündigkeit* ist beispielsweise nicht denkbar ohne eine schrittweise zunehmende Beteiligung des „Adressaten" an diesem Prozess, wobei die erzieherische Wirkung im *zunehmenden Überflüssigwerden der Erziehungspersonen zum Ausdruck kommt.*

Wer junge Menschen zu demokratischen und selbstständig handelnden Bürgern erziehen will, erreicht mit einem autoritären, rigiden Erziehungsstil vermutlich das Gegenteil (siehe dazu das Kapitel Aspekte der Führung).

Die Verwirklichung von Erziehungszielen hängt von bestimmten Erziehungsmitteln ab, die *von Loben/Tadeln, Belohnen/Bestrafen, Beraten/Gebieten über Vorbild, Gespräch und Spiel bis zu Büchern, Gebäuden und Institutionen* reichen können. Es besteht daher auch eine direkte Verbindung zwischen *Erziehungsziel und Erziehungsstil.*

Eng mit dem *Erziehungsbegriff* in Zusammenhang steht der **Bildungsbegriff.** Dieser wurde von Wilhelm Humboldt (1767-1835), dem Mitbegründer des preußischen Schulwesens, als Gegenpol zur

„Untertanenmentalität" der Bürger (Reaktion auf den in dieser Zeit absolut herrschenden Adel) eingeführt. *Bildung sollte den Menschen unter anderem zur Selbstbestimmung, auch zur politischen, befähigen.* Im Zuge der Entstehung von Fachschulen, Handelsschulen, Realschulen, Gymnasien und Universitäten (etwa mit Beginn des 19. Jahrhunderts) entwickelte sich Bildung bald zur Sicherung sozialer Privilegien, die dem Bürgertum den Aufstieg bis in höchste Staatsämter ermöglichte, gleichzeitig gingen die Adelsprivilegien zurück.

Anwendung, Gegenstand und Definition

Inhalte des heutigen Bildungsbegriffs

(in Anlehnung an: Klafki, 1991, und Schwendenwein, 1992)

1. die Befähigung jedes Menschen zu vernünftiger Selbstbestimmung und Solidaritätsfähigkeit mit anderen,
2. die Befähigung jedes Menschen nicht nur zu rezeptiver, sondern auch zur verändernd-produktiven Teilnahme an der Kultur,
3. die Befähigung jedes Menschen zu Individualität und Gemeinschaftlichkeit und
4. die Befähigung jedes Menschen, eine eigenständige Lebensbewältigung sinnerfüllt und in sozialer Verantwortung zu praktizieren – durch eine allgemein gültige, d.h. für alle Menschen gleich gültige Bildung, die durch Vielseitigkeit, vor allem moralische, kognitive, soziale, ästhetische und praktische Dimensionen einschließend, ausgezeichnet ist.

Damit ist Bildung – anders als Erziehung – ein lebenslanger Prozess *(lebenslanges Lernen)* und gelingt letztlich immer nur als „Selbst-Bildung". Bildung wird nicht nur in schulischen Institutionen (Volksschulen, Hauptschulen, weiterführende Schulen) für Kinder und Jugendliche, sondern immer häufiger auch in schulähnlichen Institutionen als organisierte Möglichkeit des Lernens bis ins hohe Alter hinein angeboten (z.B. Fort- und Weiterbildungen, Seminare usw.).

Das alte Sprichwort „Was Hänschen nicht lernt, lernt Hans nimmermehr" gilt heute nicht mehr, sondern: „Was Hänschen nicht lernt, lernt eben Hans!"

An Bildungsinstitutionen wird immer wieder kritisiert, dass im Unterrichtsprozess materielle Bildung bevorzugt wird. In diesem Sinne hat sich auch die berufliche Ausbildung auf das umfassende Prinzip des Bildungsbegriffes auszurichten und neben der Vermittlung der unmittelbar berufserforderlichen Lehr- und Lerninhalte auch die Förderung der genannten Fähigkeiten zu verfolgen.
Das gilt für die allgemein- und berufsbildenden (höheren) Schulen ebenso wie für Ausbildungen in der Lehre, an Universitäten oder in der Gesundheits- und Krankenpflege. Denn Bildung ist inhaltlich auf jeden Fall immer wesentlich mehr als das, was man zum alltäglichen Arbeits- und Berufsvollzug unmittelbar benötigt.

Bildung umfasst materielle Bildung (Wissen und Fertigkeiten) und formale Bildung (Fähigkeitenentwicklung).

4.1.1. Gegenwärtige Richtungen und Struktur der wissenschaftlichen Pädagogik

Die gegenwärtige Situation der wissenschaftlichen Pädagogik ist nicht nur durch einen Pluralismus von Theorien, sondern auch durch eine Vielzahl von Fachrichtungen gekennzeichnet. Diese Struktur hat sich, ähnlich wie in der Psychologie, historisch entwickelt.

Montessori-, Freinet-, Waldorf- oder Reformpädagogik sind keine Subdisziplinen, Fachrichtungen oder Praxisfelder, sondern pädagogische Ansätze.

Richtungen und Struktur des Faches Pädagogik

(in Anlehnung an: Gudjons, Pädagogisches Grundwissen, 6. Aufl., 1999, S. 22–23)

Subdisziplinen

Allgemeine Systematische Pädagogik: Anthropologie und Philosophie der Erziehung

- Sozialpädagogik: Einzelfallhilfe, Gruppenarbeit
- Berufspädagogik: Didaktik der Berufserziehung
- Geschichte der Pädagogik: Geschichte der Erziehung und Bildung
- Vergleichende Pädagogik: Erziehung in der Dritten Welt und den USA
- Schulpädagogik: Methodik – Medien – Didaktik
- Erwachsenenpädagogik: Weiterbildung, berufliche Rehabilitation
- Sonderpädagogik: Blindenpädagogik, Behindertenpädagogik
- Vorschulpädagogik: Früh- und Kleinkindpädagogik

Fachrichtungen

- Interkulturelle Pädagogik
- Betriebspädagogik
- Freizeitpädagogik
- Kulturpädagogik
- Medienpädagogik
- Museumspädagogik
- Verkehrspädagogik
- Umweltpädagogik
- Friedenspädagogik
- Sexualpädagogik

Praxisfelder

- Friedenserziehung
- Gesundheitserziehung
- Schule, Kindergarten
- Verkehrserziehung
- Managementerziehung
- Sexualerziehung
- Umwelterziehung

Was im Überblick über das Fach Pädagogik auffällt, ist das Fehlen von Pflegepädagogik. Auf Initiative einiger führender Pflegepersonen wird an österreichischen Universitäten und Fachhochschulen allerdings – wie dies in Deutschland längst üblich ist – intensiv an der Institutionalisierung pflegewissenschaftlicher Studiengänge gearbeitet.

Anwendung, Gegenstand und Definition

4.1.2. Allgemeine Ausbildungsziele im gehobenen Dienst für Gesundheits- und Krankenpflege

Wenn einleitend von drei allgemeinen, übergeordneten Erziehungszielen die Rede war, so folgt in Verbindung mit dem Bildungsbegriff, dass es für jeden sozialen Kontext (z.B. Elternhaus, Schule, Ausbildung, Universitäten usw.) ***spezielle Erziehungs- sowie allgemeine und spezielle Ausbildungsziele gibt. Die Wirkung dieser Ziele zeigt sich im Beherrschen konkreter Fähigkeiten und Fertigkeiten.*** Der Erziehungs- bzw. Ausbildungsauftrag besteht in der gezielten Förderung solcher Fähigkeiten und Fertigkeiten. Für die Ausbildung im gehobenen Dienst für Gesundheits- und Krankenpflege lassen sich eine ganze Reihe allgemeiner und spezieller Ausbildungsziele entwickeln. Neben denen, die der Bildungsbegriff, das Gesundheits- und Krankenpflegegesetz sowie die Ausbildungsverordnung nennen, hat Riegler (1995) solche im Rahmen einer Arbeit kompakt vorgelegt:

Erziehungs- und Ausbildungsziele sowie Ziele und Normen liegen eng beieinander. Ziele beschreiben oder schreiben einen gewünschten Zustand oder eine Fähigkeit vor, werden von jemandem (kraft Konvention, Autorität oder Macht) gesetzt, geben ein Ideal für den zu Erziehenden an und implizieren eine Handlungsaufforderung für den Erzieher, er solle sich so verhalten, dass der zu Erziehende den Sollzustand erreicht (bzw. sich annähert). Erziehungsziele können sich auf verschiedene Dimensionen (kognitiv, affektiv, sozial) beziehen und auf unterschiedlichen Ebenen formuliert sein (Richtziele, Grobziele, Feinziele). Am Beispiel der allgemeinen Ausbildungsziele nach Riegler (1995) sieht man deutlich, dass es sich um Richtziele handelt, für deren gezielte Förderung entsprechende Grob- und Feinziele zu entwickeln wären.

Ab dem Wintersemester 1999/2000 ist es an der Universität Wien möglich, im Rahmen eines „Individuellen Diplomstudiums" Pflegewissenschaft zu studieren. Das Studium bietet eine breite wissenschaftliche Auseinandersetzung mit pflegerelevanten Themen. Die Studierenden haben die Möglichkeit, den Schwerpunkt auf bestimmte pflegerisch-medizinische Spezialgebiete zu legen, eine eher pädagogisch oder auf Management orientierte Ausrichtung zu wählen oder sich stärker auf Forschungsmethodik zu konzentrieren. Das Studium ist unabhängig vom Diplom der Gesundheits- und Krankenpflege (kein Ersatz) und setzt entweder die Reifeprüfung einer höheren Schule oder die Berufsreifeprüfung voraus. Nähere Informationen: Forschungsinstitut für Pflege- und Gesundheitssystemforschung, Abteilung für Pflegeforschung am Rudolfinerhaus Wien, Billrothstraße 78, 1190 Wien

Allgemeine Ausbildungsziele (Richtziele) im gehobenen Dienst für Gesundheits- und Krankenpflege

(nach: Riegler, 1995)

Angehörige des gehobenen Dienstes für Gesundheits- und Krankenpflege sollen fähig sein, den/dem Patienten ...

1. ... „so wie er ist, annehmen zu können".
2. ... durch Anregung, Überzeugungsarbeit und Ermutigung zur Eigenaktivität führen zu können.

3. ... in außergewöhnlichen bzw. schwierigen Situationen hilfreich unterstützen zu können.
4. ... zeitbegrenzt beobachten zu können, wobei die Registrierfähigkeit anderer wichtiger Ereignisse unbedingt beibehalten werden muss.
5. ... geeignete Informationen zu bestimmten Sachverhalten bzw. Problemsituationen so vermitteln zu können, dass er infolgedessen eher rational entscheiden kann.
6. ... einfühlend zu verstehen, wobei ihm dies verbal und nonverbal mitzuteilen ist.
7. ... entsprechende Hilfestellungen anzubieten, die Gesundes erhalten und vorhandene Ressourcen stabilisieren können.

Darüber hinaus sollen sie ...

8. ... Finger- und Handgeschicklichkeit für die unterschiedlichsten Pflegetätigkeiten besitzen.
9. ... körperliche Belastbarkeit und psychisches Leistungspotenzial besitzen, um den erhöhten Anforderungen des pflegerischen Berufsvollzugs gerecht zu werden.
10. ... die Bereitschaft und Fähigkeit zu verantwortlichem Handeln besitzen.
11. ... die Bereitschaft und Fähigkeit zur Gesunderhaltung der eigenen Person im Rahmen der Selbstpflege als Voraussetzung für die gesundheitspflegerische Arbeit mit Patienten besitzen.
12. ... die Bereitschaft und Fähigkeit besitzen, kontinuierlich an der positiven Weiterentwicklung und Festigung der eigenen Persönlichkeit zu arbeiten.

4.1.3. Zusammenfassung

Die Angehörigen des gehobenen Dienstes sind nicht nur in ihrem unmittelbaren pflegerischen Berufsvollzug, sondern auch als Lehrende im Rahmen der Lehrtätigkeit in Schulen für Gesundheits- und Krankenpflege und vor allem auch als in die praktische Ausbildungsverantwortung eingebundene AusbildnerInnen pädagogisch tätig. Pädagogik wird heute als Erziehungswissenschaft verstanden, in der sowohl Normen, Werte und Orientierungen über die Erziehung gesucht werden als auch empirisch überprüft wird, wie sich diese verwirklichen lassen. Erziehung ist auf Mündigkeit, Partizipation und Emanzipation ausgerichtet (übergeordnete Erziehungsziele), und diese Ziele stehen auch in direktem Kontext zu den Erziehungsstilen. Die gegenwärtige Situation der wissenschaftlichen Pädagogik ist von einer Vielzahl an Theorien und Fachrichtungen geprägt. Spezielle Erziehungsziele und allgemeine sowie spezielle Ausbildungsziele sind den übergeordneten Erziehungszielen nachgeordnet bzw. ergeben sich aus diesen und stehen mit dem Bildungsbegriff in Zusammenhang.

4.1.4. Fragen zur Wissensüberprüfung

1. *Wie und wo sind die Angehörigen des gehobenen Dienstes pädagogisch tätig?*
2. *Was kann heute unter Pädagogik verstanden werden? Was ist die Aufgabe von geisteswissenschaftlicher und von empirischer Pädagogik? Wie wird heute Erziehung definiert (= Erziehungsbegriff)? Welche Ziele sind heute mit dem Erziehungsbegriff junktimiert? Was versteht man unter „schwarzer Pädagogik"?*
3. *Wie sieht die gegenwärtige Situation der wissenschaftlichen Pädagogik aus?*
4. *Angenommen, der Gesetzgeber würde Sie fragen, welche allgemeinen Ausbildungsziele er für den gehobenen Dienst für Gesundheits- und Krankenpflege vorschreiben soll. Welche würden Sie ihm vorschlagen?*
5. *Wie stehen Erziehungsziele und Ausbildungsziele sowie Ziele und Normen in Beziehung? Was ist bei der Formulierung von Zielen weiters zu beobachten?*
6. *Was bedeutet der Bildungsbegriff für die Gesundheits- und Krankenpflegeausbildung?*

4.2. Die Beurteilung von Schülerleistungen

Es gibt so gut wie kein Schul- oder Ausbildungssystem auf der Welt, in dem nicht auch Beurteilungen vorgesehen sind. Aus Gründen, die nachfolgend einer Diskussion unterzogen werden sollen, ist die Aufgabe der Leistungsbeurteilung ***jedoch weder so einfach noch so unproblematisch,*** wie man zunächst annehmen könnte. Für den Beurteilten kann eine *negative* Leistungsrückmeldung den Lern- bzw. Ausbildungsprozess massiv beeinträchtigen, besonders *wenn sie in aggressiver und verletzender Form* erfolgt, und sollte daher in der Schule bzw. der Ausbildung keinen Platz haben.

Auch in der Ausbildung zum gehobenen Dienst für Gesundheits- und Krankenpflege sind Beurteilungen vorgesehen.

LehrerInnen *(in diesem Fall auch die Angehörigen des gehobenen Dienstes für Gesundheits- und Krankenpflege, weil sie gemäß den Bestimmungen des Gesundheits- und Krankenpflegegesetzes die praktischen Leistungen der SchülerInnen zu beurteilen haben)* sollten daher – wie dies auch im Rahmen der Psychotherapieausbildung gefordert wird – als ***Verantwortliche reagieren.*** Das bedeutet, dass sie gemeinsam mit den SchülerInnen darauf hinarbeiten, ***Probleme zu lösen,*** und zwar in einer Art, dass kein negatives, die Persönlichkeit verletzendes Gefühl zurückbleibt.

4.2.1. Beurteilungsfehler

Ein grundlegendes Problem der Beurteilung besteht darin, *dass Menschen zwar gute Relativbeobachter, aber schlechte Absolutbeurteiler sind.* Schwierigkeiten entstehen, wenn es um die exakte Beurteilung auf einer

Beurteilungen messen häufig nicht das, was sie zu messen vorgeben (Validität von Beurteilungen). Der Grund sind Beurteilungsfehler.

Absolutskala geht. Und genau darum geht es bei Schülerleistungen. Sowohl bei der Beurteilung der theoretischen als auch der praktischen Leistungen kann, wie viele Untersuchungen gezeigt haben, eine Reihe von Beurteilungsfehlern auftreten, deren häufigste im Folgenden dargestellt sind (in Anlehnung an: Rollet, Lernen und Lehren, 1997, S. 171–172):

- **Kontrasteffekt**

Beurteilt man eine mittlere Leistung nach einer Reihe sehr schlechter Leistungen, ist der Beurteiler geneigt, sie besser zu beurteilen. Umgekehrt kann es ungünstig sein, nach einer mündlichen oder praktischen brillanten Leistung dranzukommen, da selbst eine sonst als sehr gut zu beurteilende Leistung dann Gefahr läuft, schlechter beurteilt zu werden. Durch Objektivierung der Prüfungen können solche Fehler zumindest minimiert werden.

- **Halo-Effekt**

Es ist durch Untersuchungen belegt, dass man bei guten oder besonders sympathischen SchülerInnen dazu neigt, Fehler zu übersehen, und bei schlechten oder als unsympathisch empfundenen SchülerInnen auch dort Fehler findet, wo eigentlich keine sind. Beispielsweise kann eine schlechte Schrift eine gute Leistung drücken oder eine empfundene Antipathie (auch unbewusst!) dem Schüler gegenüber kann dazu führen, dass die Beurteilung eine viel schlechtere Bewertung abgibt, als ihm objektiv zusteht.

- **Welleneffekt**

Dieser Beurteilungsfehler hängt damit zusammen, dass menschliche Leistung – und dazu gehört auch das Beurteilen – von vielen Einflüssen abhängig ist: Ermüdung, Interesse, Stress usw. Bei längeren Beurteilungsserien kann man feststellen, dass die ersten Beurteilungen eher streng sind, um zunächst milder zu werden und dann wieder strikter zu werden oder umgekehrt.

- **Individuelle Beurteilungsbevorzugungen**

Diese individuellen Beurteilungsbevorzugungen führen häufig ebenfalls zu fehlerhaften Beurteilungen. Dazu gehört die individuelle Neigung des Beurteilenden zu Extremurteilen oder im Gegenteil zur Mitte der Notenskala. Es gibt Beurteiler, denen es schwer fällt, schlechte Beurteilungen auszustellen, (Mildefehler) und andere, die grundsätzlich nur schlechte Noten vergeben.
Den hin und wieder gehörten Tatbestand, dass es Beurteiler geben soll, die ein „Sehr Gut“ oder „Ausgezeichnet bestanden“ aus dem Grund verweigern, weil SchülerInnen (am Anfang der Ausbildung) gar nicht „Sehr gut“ sein können, ist grober Unfug, nicht im Sinne des Gesetzgebers und dazu höchst ungerecht.

- **Beurteilungsfehler durch ungleiche Aufgabenstellungen**

In vielen Schulen ist man dazu übergegangen, bei Schularbeiten den Schülern nicht mehr zwei Aufgabenstellungen (Gruppe A und B) vorzulegen, sondern nur mehr eine. Dies hat folgenden Grund: Zwei Aufgabenstellungen zu formulieren, die im Schwierigkeitsgrad vollkommen gleich gehalten sind, ist nicht möglich. Entweder ist die Aufgabe der Gruppe A schwerer als die der Gruppe B oder umgekehrt. (Zur Vorkehrung gegen Schwindelversuche werden die Arbeitstische der SchülerInnen mit aufstellbaren Kartons getrennt.)
Es liegt auf der Hand, dass bei einer mündlichen Prüfung, vor der eine ganze Klasse steht und die am selben Tag abgenommen wird, von vornherein mit diesem Beurteilungsfehler zu rechnen ist. Denn eine mündliche Prüfung mit 25 bis 50 im Schwierigkeitsgrad vollkommen gleich gehaltenen Fragestellungen zu entwickeln ist einfach unmöglich. Das ändert auch die geübte Praxis des „Fragenziehens" nicht. Daher sollte aus Gründen der Objektivität bei solchen Prüfungen eher auf die schriftliche Form zurückgegriffen werden. Das ist nicht nur objektiver, sondern auch wesentlich ökonomischer und reduziert darüber hinaus das Auftreten weiterer Beurteilungsfehler. Das impliziert aber nicht, dass auf mündliche Prüfungen gänzlich verzichtet werden sollte.

Beurteilungsfehler sind besonders deshalb problematisch, weil Beurteilungen für die gegenwärtige und zukünftige Situation der SchülerInnen von großer Bedeutung sind. Daher sollte man sich auf die Aussagekraft der Beurteilung verlassen können.

4.2.2. Funktionen der Beurteilung

Beurteiler sollten sich im Klaren darüber sein, dass Leistungsbeurteilungen in jedem Fall eine Reihe von Funktionen einnehmen (in Anlehnung an: Rollet, Lernen und Lehren, 1997, S. 171–173):

- **Rückmeldefunktion für den Beurteiler**

Sind die Beurteilungen ein Spiegelbild der tatsächlichen Leistungen der SchülerInnen, **können** sie den Lehrenden ein Bild vom Erfolg ihrer Ausbildungsbemühungen vermitteln.

- **Rückmeldefunktion für den Schüler**

Die SchülerInnen können sich einen Eindruck von ihren eigenen Leistungen verschaffen, wenn die Beurteilungen geeignet sind, diese widerzuspiegeln.

- **Berichtsfunktion**

Man darf nicht übersehen, dass Beurteilungen eine wichtige Informationsquelle z.B. für zukünftige Arbeitgeber sind.

- **Anreizfunktion**

Diese Funktion wird von Beurteilern bei weitem überschätzt, soweit es schlechte Beurteilungen betrifft.
Die Meinung, eine schlechte Beurteilung könnte die SchülerInnen „motivieren", mehr zu leisten, ist von wenigen Ausnahmen abgesehen unzutreffend. Eher wirkt sie entmutigend. Anders verhält es sich mit guten Beurteilungen: Gute Beurteilungen, von denen die SchülerInnen den Eindruck haben, sie hätten sie verdient, wirken in der Regel höchst aufbauend und motivierend.

- **Disziplinierungsfunktion**

Die Praxis, SchülerInnen, die sich etwas zu schulden kommen haben lassen, durch schlechte Beurteilungen „zu bestrafen", ist abzulehnen. **Beurteilungen sollten immer ein Spiegelbild der Leistungen der SchülerInnen und nach einem objektiven Maßstab sein.**

- **Sozialisierungsfunktion**

Auch gerechte Beurteilungen können Rückwirkungen auf das Selbstkonzept der SchülerInnen haben, die nicht immer erwünscht sind. (So müssen SchülerInnen häufig ihre Erfolgserwartungen durch schlechte Beurteilungen zurückstecken.)

- **Selektionsfunktion**

Seit jeher werden Beurteilungen für verschiedene schullaufbahnbezogene und berufliche Selektionsaufgaben; eingesetzt – wenn auch nicht immer vom Beurteiler gewollt.

- **Zuteilungsfunktion**

In Zeiten knapper Ressourcen ist eine der **wichtigsten Funktionen** von Beurteilungen, Lebenschancen im Sinne von Berechtigungen zu vergeben. In Zeiten der steigenden Arbeitslosigkeit, verbunden mit wirtschaftlicher Rezession, haben nur jene eine Chance auf dem Arbeitsmarkt, die mindestens einen sehr guten Ausbildungserfolg nachweisen können. Dabei wird häufig übersehen, dass es nicht so sehr auf die Noten ankommt, sondern auf die vorhandenen Kompetenzen.

- **Chancenausgleichsfunktion**

Gelegentlich werden Beurteilungen nicht zur objektiven Leistungsfeststellung verwendet, sondern als Mittel, Benachteiligungen auszugleichen.

Beurteiler sollten sich ihrer Verantwortung für das spätere Schicksal der ihnen anvertrauten SchülerInnen bewusst sein und ihr Ausbildungsgeschehen so gestalten, dass sie mit vollem Recht gute Beurteilungen für den hohen Leistungsstand ihrer SchülerInnen geben können.

4.2.3. Gütekriterien: Objektivität, Reliabilität und Validität von Leistungsbeurteilungen

In der Testpsychologie hat man zur Bewertung der Messeigenschaften eines Testverfahrens drei Kriterien (Gütekriterien) entwickelt, die man mit *Vorteil* auf die Leistungsbeurteilung anwenden kann (in Anlehnung an: Rollet, Lernen und Lehren, 1997, S. 174–175):

- **Objektivität**

Im Sinne der Testpsychologie ist eine Beurteilung dann objektiv, wenn verschiedene Beurteiler derselben Schülerleistung zum selben Ergebnis kommen. Untersuchungen haben ergeben, dass Beurteilungen nicht objektiv sind. So ließ man zwei Aufsätze durch 92 (!) Lehrer beurteilen. In beiden Fällen wurden die Beurteilungen 1 bis 5 vergeben, d.h. die Beurteilungen derselben Aufsätze streuten über die gesamte Notenskala. Selbst Mathematikschularbeiten sind davon nicht ausgenommen. Beurteilungen im Rahmen der Schule oder des Ausbildungsgeschehens können daher nicht als objektiv angesehen werden.

- **Reliabilität (Zuverlässigkeit)**

In der Testpsychologie bezeichnet die Reliabilität die Eigenschaft eines Messinstruments, sich während des Messvorgangs nicht zu verändern. In Untersuchungen wurden 61 Lehrern je drei Biologieschularbeiten und zwei Geschichtsarbeiten zur Beurteilung vorgelegt; und nach elf Wochen wurde der Vorgang wiederholt. Im Sinne der Reliabilität wäre zu erwarten gewesen, dass die erteilten Beurteilungen beim ersten und zweiten Mal dieselben sind. Die Ergebnisse waren enttäuschend. Die Beurteilungen zwischen dem ersten und dem zweiten Mal waren nicht ident und gingen zu einem beachtlichen Teil erheblich auseinander.

- **Validität (Gültigkeit)**

Unter Validität versteht man in der Testpsychologie die Forderung, dass ein Test wirklich das misst, was er zu messen vorgibt. In diesem Sinne ist auch eine Prüfung ein Testverfahren. So simpel diese Forderung klingt, sie ist nicht leicht zu erfüllen. Manche schriftliche Prüfungen „messen" vielmehr die Fähigkeit, geschickt zu schwindeln, als die tatsächlichen Leistungen. Prüfungen sind darüber hinaus oft eher ein Test für Angstfreiheit oder ein Test für das Umgehen mit Angst als eine objektive Leistungsfeststellung.
Manche Beurteiler sind der Meinung, dass ein „Sehr Gut" nur ein Schüler verdient, der etwas weiß, was er nicht in der Schule gelernt hat. Sie glauben damit so etwas wie „Interesse am Gegenstand (der Station)" mitzuerfassen. Durch eine solche Praxis spiegelt die Beurteilung nicht mehr den tatsächlichen Zusammenhang zwischen Beurteilung und gezeigter Leistung wider. Die Validität einer Beurteilung muss immer durch ein *überprüfbares Kriterium* nachgewiesen werden.

- **Vorhersagefähigkeit als spezielle Form der Validität**

Wenn eine Beurteilung geeignet ist, späteren Ausbildungserfolg vorherzusagen, dann muss es einen hohen Zusammenhang zwischen der augenblicklichen Beurteilung der SchülerInnen und ihren späteren Beurteilungen geben. Dies ist ebenso oft der Fall, wie es Ausnahmen gibt. Man weiß zum Beispiel, dass Volksschulnoten bei weitem den späteren Lernerfolg nicht voraussagen können. Die Begründungen sind vielfältig und hängen auch von der Sympathie des Lehrers den SchülerInnen gegenüber ab.

Beurteilungen sind nur sehr eingeschränkt als Prognoseinstrument für spätere Leistungen verwendbar. Gute Beurteilungen sind absolut keine Garantie für späteren Lebenserfolg, genauso wenig wie schlechte Beurteilungen unbedingt Misserfolg im Leben bedeuten müssen.

4.2.4. Bezugssysteme von Beurteilungen

Empirische Untersuchungen haben gezeigt, dass in der Schule und im Ausbildungsgeschehen vorwiegend drei Systeme der Beurteilungsermittlung verwendet werden (in Anlehnung an: Rollet, Lernen und Lehren, 1997, S. 176–179):

- **Normierte Beurteilung**

Bei der normierten Beurteilung wird entweder (a) auf die „Gauß'sche Normalverteilungskurve" oder aber (b) auf ein soziales Bezugssystem (z.B. gute oder schlechte Klasse) zurückgegriffen. Entsprechend der Normalverteilung als Bezugssystem gibt es immer ganz wenige „Sehr Gut" und „Nicht genügend", etwas mehr „Gut" und „Genügend", und am häufigsten wird die Note „Befriedigend" verteilt. **Da Schulklassen keine Zufallsstichproben abbilden, ist dieses Bezugssystem für Noten völlig ungeeignet und abzulehnen.**
Bei sozialen Bezugssystemen gewinnen (a) entweder nur die guten oder (b) nur die schwächeren SchülerInnen. Ein schwächerer Schüler hat in einer guten Klasse – wenn sie als Bezugssystem für Beurteilungen herhalten muss – nie Chancen, zu einer besseren Beurteilung zu kommen, auch wenn er eine Leistungssteigerung verzeichnet. **Auch dieses Bezugssystem ist ungerecht und daher abzulehnen.**

- **Kriterienbezogene Beurteilung**

Die Zwecke eines Beurteilungsvorganges, der die tatsächlichen Leistungen widerspiegeln kann, werden weit besser durch das kriterienbezogene Bezugssystem erreicht. **Es eignet sich nicht nur für mündliche und schriftliche Prüfungen, sondern auch sehr gut für praktische Beurteilungen.** Die schlechten Ergebnisse hinsichtlich Objektivität, Reliabilität und Validität von Beurteilungen gehen sicher zu einem Großteil darauf zurück, dass keine klaren Vorstellungen über die Kriterien der zu beurteilenden Leistung bestehen. Voraussetzung für ein kriterienbezogenes Beurteilungssystem ist aber, dass entsprechende überprüfbare

Lehr- und Lernziele (Ausbildungsziele) entwickelt wurden und die eigentliche Beurteilung am Erreichen dieser Ziele gemessen wird. **Für die praktische Beurteilung in der Gesundheits- und Krankenpflege wäre vorteilhaft**, die gezeigte Leistung auf der vom Verordnungsgeber normierten Notenskala abzubilden und daraus die Beurteilung zu errechnen.

- **Individuelles Bezugssystem**

Beim kriterienbezogenen Beurteilungssystem werden alle SchülerInnen nach demselben Maßstab beurteilt. In manchen Fächern ist es möglich, eine individuelle Beurteilung vorzunehmen. Dies trifft vor allem auf Fächer zu, in denen Begabungen sehr streuen (z.B. Musikerziehung). **Für den Bereich der Beurteilung in der Gesundheits- und Krankenpflege kann auf dieses Beurteilungsbezugssystem nicht zurückgegriffen werden, weil mit der Gesamtheit der Beurteilungen auch eine berufliche Berechtigung erworben wird.**

Die Art der Beurteilung hat Einfluss auf die Persönlichkeitsentwicklung und sollte daher gerecht sein. Der Beurteiler sollte sich mit diesem Problem intensiv auseinander setzen und optimale Möglichkeiten der Beurteilung anstreben.

4.2.5. Beurteilungen im Rahmen der praktischen Ausbildung

Beurteilungen eines Praktikums im Rahmen der praktischen Ausbildung in der Gesundheits- und Krankenpflege sind in ihrem Sachverhalt überaus komplex und sicher schwierig durchzuführen. Bedingt ist dies unter anderem durch (a) die Einbindung des Praktikums in den Stationsablauf, (b) den längeren Zeitraum der Leistungserbringung (Tage bis Wochen), (c) die Unmöglichkeit, solche Leistungserbringungssituationen zu standardisieren, und (d) die Tatsache, dass mehrere Personen, die noch dazu zeitversetzt den Schüler anleiten, zu einer Beurteilung finden müssen.
Diese schwer in den Griff zu bekommenden Umstände führen leicht zu Beurteilungsfehlern. Daher werden heute meist verantwortliche Beurteiler (z.B. entsprechend geschulte Praxisanleiter) mit dieser Aufgabe betraut, die auch das Praktikum der SchülerInnen verantwortlich gestalten.

Die Verordnung für die Ausbildung im gehobenen Dienst für Gesundheits- und Krankenpflege schreibt vor, dass die Leistungen in der theoretischen und praktischen Ausbildung mit so genannten Noten, den Beurteilungsstufen, zu beurteilen sind. Für *die theoretische Ausbildung* normiert der Verordnungsgeber folgende fünfstufige Beurteilungsskala: (1) Sehr Gut, (2) Gut, (3) Befriedigend, (4) Genügend und (5) Nicht genügend. Für *die praktische Beurteilung* ist dagegen eine vierstufe Beurteilungsskala vorgesehen: (1) Ausgezeichnet bestanden, (2) Gut bestanden, (3) Bestanden und (4) Nicht bestanden.

Eine Definition der Beurteilungsstufen „Ausgezeichnet bestanden", „Gut bestanden", „Bestanden" und „Nicht bestanden" sieht der Verordnungsgeber derzeit leider nicht vor – sie ist daher ausständig. Für die Beurteilungsstufen „Sehr gut", „Gut", „Befriedigend", „Genügend" und „Nicht genügend" allerdings kann auf die Vorgaben des Schulunterrichtsgesetzes zurückgegriffen werden.

Man ist sich heute in den Schulen für Gesundheits- und Krankenpflege darüber einig, dass der zu beurteilende Gegenstand der praktischen Leistung im Rahmen eines Praktikums sich auf klar definierte Kriterien beziehen soll. Die Kriterien sind im Regelfall die (1) Erreichung und (2) Anwendung der zugrunde liegenden praktischen Ausbildungsziele, die auf (a) das Wissen, (b) die Fähigkeiten und (c) die Fertigkeiten mit dem Ziel einer (d) Befähigung zur Übernahme und Durchführung sämtlicher Tätigkeiten, die in das Berufsbild fallen, ausgerichtet sind, sowie der Grad der gezeigten (3) Eigenständigkeit und (4) Selbstständigkeit bei der Übernahme und Durchführung der pflegerischen Tätigkeiten. Der Verordnungsgeber erklärt in diesem Zusammenhang audrücklich, dass die praktische Ausbildung unter Anleitung und Aufsicht durchzuführen ist. Die Aufsicht wird dabei, je nach Ausbildungsstand des Schülers und durchzuführender pflegerischer Tätigkeit, entweder eine unmittelbare sein müssen oder eine mittelbare sein können.

Merkmale, die die Persönlichkeit des Schülers und seine Eigenschaften beschreiben, wie gepflegtes Erscheinungsbild, Freundlichkeit, Ausgeglichenheit, Pünktlichkeit, Gewissenhaftigkeit, mitmenschliches Verhalten, Interesse und Ordnungssinn, zählen heute meist nicht mehr zu den zu beurteilenden (und damit auf einer Skala zu messenden) Kriterien. Diese Merkmale lassen sich auch nicht auf der vom Verordnungsgeber erlassenen Beurteilungsskala abbilden (vom Problem der Objektivität ganz abgesehen) und sollten daher im Beurteilungsbogen auch nicht mehr aufscheinen.

Die Beurteilung von Schülerleistungen ist eine sehr verantwortungsvolle Aufgabe, für deren Erfüllung u.a. pädagogisches Grundlagenwissen benötigt wird.

Abschließend sei eine persönliche Bemerkung gestattet: Beurteiler haben „die Karten in der Hand". Wenn aber Beurteilte das Gefühl haben, dass ungerecht beurteilt wird (aus welchen Gründen auch immer), „verspielen" Beurteiler diese Karten!

Dennoch spielen diese Merkmale eine wesentliche Rolle, da es sich um Eigenschaften handelt, die zur Erreichung der genannten Kriterien erheblich beitragen. So setzt beispielsweise die Übernahme und Durchführung der pflegerischen Aufgaben durchaus ein freundliches und höfliches Auftreten, ein angemessenes äußeres Erscheinungsbild, aber auch Pünktlichkeit, Interesse sowohl am Patienten als auch an der Sache sowie Ordnungssinn und vor allem Verantwortungsbewusstsein voraus. Das alles sollte allerdings von den SchülerInnen mitgebracht und nicht erst (mühsam) im Ausbildungsprozess erlernt werden müssen. Wenn bei solchen, die Persönlichkeit auszeichnenden Eigenschaften Auffälligkeiten beobachtet werden (negative wie positive), können sie eine (praktische) Beurteilung gut erklären helfen. So können positive Eigenschaften eine ausgezeichnet beurteilte Leistung zwar nicht begründen, aber hervorragend unterstreichen – was mit einem verbalen Zusatz im Beurteilungsbogen zum Ausdruck gebracht werden kann.

4.2.6. Zusammenfassung

Es existiert so gut wie kein Ausbildungssystem auf der Welt, in dem nicht auch Beurteilungen vorgesehen sind. Auch in der Ausbildung zum gehobenen Dienst für Gesundheits- und Krankenpflege gibt es dafür gesetzliche

Grundlagen. Bei Beuteilungen sowohl von theoretischen als auch von praktischen Leistungen können Beurteilungsfehler auftreten. Diese sind problematisch, weil Beurteilungen für die gegenwärtige und die zukünftige Situation von SchülerInnen von großer Bedeutung sind und man sich daher auf ihre Aussagekraft verlassen können sollte.

Beurteilungen erfüllen eine ganze Reihe von Funktionen, daher sollten Beurteiler sich der Verantwortung für das spätere Schicksal ihrer SchülerInnen bewusst sein und ihr Ausbildungsgeschehen so gestalten, dass sie mit Recht gute Beurteilungen für hohen Leistungsstand ausstellen können. Beurteilungen von Schülerleistungen im Sinne der Gütekriterien (Objektivität, Reliabilität und Validität) sind nachweislich wenig zuverlässig und daher als Prognoseinstrument für späteren Lebenserfolg nur sehr bedingt geeignet. Die Zwecke des Beurteilungsvorganges kann ein kriterienbezogenes Bezugssystem am besten einlösen, was auch für Beurteilungen von praktischen Schülerleistungen im Rahmen eines Praktikums gilt, das in seinem Kontext überaus komplex und schwierig zu beurteilen ist. Man ist sich in den Schulen für Gesundheits- und Krankenpflege heute darüber einig, dass sich der zu beurteilende Gegenstand der praktischen Leistungen im Rahmen eines Praktikums auf klar definierte Kriterien beziehen soll, die (1) in der Erreichung und Anwendung der praktischen Ausbildungsziele sowie (2) im Grad der gezeigten Eigenständigkeit und Selbstständigkeit bei der Übernahme und Durchführung der pflegerischen Tätigkeiten ihre Ausprägung finden.

4.2.7. Fragen zur Wissensüberprüfung

1. *Welche Beurteilungsfehler im Rahmen der Beurteilung sind Ihnen bekannt? Warum sollte man sie zu vermeiden versuchen?*
2. *Welche Funktionen der Beurteilung kennen Sie? Was sollten Beurteiler in diesem Zusammenhang bedenken?*
3. *Wie sind Beurteilungen im Zusammenhang mit den in der Testpsychologie bekannten Gütekriterien zu diskutieren?*
4. *Welche Bezugssysteme werden für die Ermittlung von Noten verwendet? Welches würden Sie verwenden, welche nicht? Warum?*
5. *Welche Beurteilungsstufen schreibt der Verordnungsgeber für die praktische Leistungsbeurteilung vor? Welche Kriterien würden Sie heranziehen? Welche nicht? Warum?*
6. *Die Kriterien „freundliches und höfliches Auftreten, angemessenes Erscheinungsbild, Pünktlichkeit, Interesse am Patienten und an der Sache sowie Ordnungssinn und Verantwortungsbewusstsein usw." sind wichtige Voraussetzungen für die pflegerische Tätigkeit. Wie würden Sie Auffälligkeiten dieser Eigenschaften, die Sie an Ihren zukünftigen SchülerInnen beobachten, in die Beurteilung aufnehmen?*
7. *Der Gesetzgeber betont im Zusammenhang mit der praktischen Ausbildung der SchülerInnen in Gesundheits- und Krankenpflegeschulen zwei wesentliche Aspekte (beide beginnen mit A). Charakterisieren Sie diese.*

4.3. Aspekte der Führung

Führung ist ein wichtiges Thema in Gesundheitsorganisationen geworden, wenn auch relativ spät im Vergleich zu anderen Bereichen (beispielsweise Industrie und Wirtschaft). Das mag unter anderem daran liegen, dass Krankenhäuser durch Jahrzehnte eher als „Anstalten" und nicht so sehr als wirtschaftliche Unternehmen (im heutigen Verständnis Nonprofitunternehmen) definiert wurden.

> Das Führungsthema betrifft Angehörige des gehobenen Dienstes für Gesundheits- und Krankenpflege besonders, da sie eine entscheidende Rolle im Gesundheitswesen einnehmen.

Inzwischen weiß man, dass der Beitrag der Nonprofitunternehmen zum Bruttoinlandsprodukt beachtlich ist. Seit einigen Jahren ist unbestritten, dass Krankenhäuser im Speziellen und Gesundheitsorganisationen im Allgemeinen wirtschaftliche Unternehmen besonderer Art sind, in denen daher auch unternehmerische Grundsätze, z.B. das Prinzip der Wirtschaftlichkeit, zu gelten haben. Mit dieser Umorientierung setzten auch Diskussionen über Führung im Gesundheitswesen ein.

4.3.1. Zum Begriff der Führung

Führung ist ein vielschichtiges gesellschaftliches Phänomen, das sich unter verschiedenen Gesichtspunkten analysieren lässt. Innerhalb vieler Wissenschaften gibt es daher Führungsforschung, z.B. innerhalb der Psychologie, der Pädagogik, der Soziologie, der Geschichtswissenschaft, der Kommunikationswissenschaft, der Volkswirtschaftslehre oder der Betriebswirtschaftslehre.

Führung ist von Erziehung ganz klar abzugrenzen, wenn man sich im Rahmen der Pädagogik mit ihr beschäftigt. Erziehung ist in der Regel mit Akzentsetzung auf den Heranwachsenden beschränkt, obwohl auch Erwachsene dann und wann erzogen werden (müssen). Der Erzieher wird nach Erreichen der Erziehungsziele (z.B. wenn der Heranwachsende mündig geworden ist) nicht mehr gebraucht. Führung hingegen spielt sich in Organisationen ab, in der Regel mit Akzentsetzung auf den Führenden.

Eine allgemeine Definition über Führung gibt es nicht. Alle mit Führungsforschung befassten Wissenschaften legen eigene Definitionsversuche vor, die eines gemeinsam haben:

Sie verstehen Führung ganz allgemein als einen sozialen Beeinflussungsprozess, in dem eine Person (der Führende) versucht, andere Personen (die Geführten) zur Erfüllung gemeinsamer Aufgaben zu veranlassen.

Definitionsbeispiele über Führung

(entnommen aus: Heimerl-Wagner/Köck. Management in Gesundheitsorganisationen, 1996, S. 189)

- Führung in Organisationen: zielorientierte soziale Einflussnahme zur Erfüllung gemeinsamer Aufgaben in/mit einer strukturierten Arbeitssituation.
- Führung ist eine Interaktionsbezeichnung, bei welcher der eine Beteiligte (der Führende) ein auf die Erreichung eines von ihm gesetzten Zieles gerichtetes Verhalten beim anderen Beteiligten (dem Geführten) auslöst und aufrecht erhält.
- Die Aussage, ein Führer versucht andere Personen in eine vorgegebene Richtung zu beeinflussen, ist relativ simpel, scheint aber die Essenz dessen auszudrücken, was wir unter „Leadership" (= Führung) verstehen. „Leadership" ist definiert als ein Beeinflussungsprozess von Aktivitäten organisierter Gruppen in Richtung einer Zielerreichung.
- Führung wird definiert als zwischenmenschlicher Vorgang, bei dem der Führende den Geführten in Hinblick auf die Erreichung bestimmter Ziele beeinflusst. Gleichzeitig wird der Führende aber auch durch den Geführten beeinflusst. Führung ist daher als dynamisches Wechselspiel zu verstehen. Das Führungsverhalten des Vorgesetzten stellt nur einen Einflussfaktor unter anderen dar. Trotzdem hängt es weitgehend vom Führungsverhalten des Vorgesetzten ab, inwieweit Mitarbeiter (die Geführten) Initiative entwickeln, Fähigkeiten entfalten und so ihr mögliches Potenzial dem Krankenhaus zur Verfügung stellen. Der Vorgesetzte gewährt den Mitarbeitern Handlungsspielräume, lässt Eigenständigkeiten zu, ermöglicht Erfolgserlebnisse und gewährt Anerkennung. Dies wirkt sich auf die Zufriedenheit und im weiteren auf die Arbeitsleistung der Mitarbeiter aus (nach: Ingruber, 1994, S. 60).

Manche Definitionen gehen sogar so weit, dass sie Führung fast mit Kommunikation gleichsetzen, die immer dort zu beobachten ist, wo Menschen miteinander in Interaktion stehen – und das ist in den meisten sozialen Situationen der Fall. Daher beeinflusst in solchen Gruppensituationen jeder jeden, wenn auch in unterschiedlichem Ausmaß, sodass nur noch wenig Verhalten als „Nichtführungsverhalten" übrig bleibt.

In der *Führungsforschung* geht es allerdings nicht um Einflussphänomene in sozialen Organisationen, sondern darum, wie eine Person, der eine Vorgesetztenposition übertragen wurde, ihre Führungsaufgabe meistert. Führungsdefinitionen beziehen sich daher meist auf Rolleninhaber innerhalb geplanter sozialer Einheiten (z.B. Gesundheitsorganisationen) und bezeichnen *jene Verhaltensweisen dieser Personen* als Führung, die im Sinne ihrer Intention das Verhalten formal unterstellter Mitglieder der Arbeitseinheit zu beeinflussen suchen.

Aspekte der Führung

Alle Definitionsbeispiele über Führung stellen den sozialen Beeinflussungsprozess, den Führenden, die Geführten und die Erfüllung gemeinsamer Aufgaben in das Zentrum ihres Definitionsversuchs.

Zur Aufgabe der Führungsforschung

Zum Ziel der Führungsforschung

Das *Ziel der Führungsforschung* liegt darin, herauszufinden, was den Prozess der Führung, also die Beeinflussung anderer zur Zielerreichung, erfolgreich macht. Das wird unter anderem anhand folgender Merkmale gemessen: (1) Zielerreichungsgrad, (2) Leistungseinstellung der Gruppe, (3) Zufriedenheit mit dem Führenden, (4) Umgang der Gruppenmitglieder untereinander, (5) Akzeptanz des Führenden durch die Gruppe und (6) Aufrechterhaltung der Position des Führenden innerhalb der Gruppe. Der Begriff *Führung* impliziert, dass es in Organisationen – auch in Gesundheitsorganisationen – jeweils „Führende" und „Geführte" gibt, die in einer hierarchischen Über- und Unterordnung zueinander stehen, wobei die Geführten sozial beeinflusst werden müssen/sollen, damit es zu einer adäquaten Zielerreichung kommt. (Ingruber hat darauf hingewiesen, dass auch die Führenden durch die Geführten beeinflusst werden, und hat damit den Führungsprozess als einen Interaktionsprozess charakterisiert.)

Auch im Berufsvollzug des gehobenen Dienstes für Gesundheits- und Krankenpflege wird geführt.

Auch im Bereich des gehobenen Dienstes für Gesundheits- und Krankenpflege gibt es Führungskräfte, die eine Führungsfunktion wahrzunehmen haben. *Es kann sich aber bei Führung keinesfalls um so genanntes „Herrschaftswissen" handeln,* d.h. dass die Beschäftigung mit diesem Wissen ausschließlich Führenden vorbehalten ist. Einerseits handelt es sich bei Führung – ähnlich wie bei Erziehung – sicher nicht um einen einseitigen Prozess, sondern um einen Interaktionsprozess, an dem *beide, Führende und Geführte,* ganz wesentlich beteiligt sind. Andererseits müssen alle Angehörigen des gehobenen Dienstes für Gesundheits- und Krankenpflege in ihrem Berufsvollzug „führen", wenn man Führung weiter als unmittelbar auf eine Arbeitsorganisation bezogen definiert.

4.3.2. Macht als Grundlage der Führung

(Fallbeispiel aus: Heimerl-Wagner/Köck, Management in Gesundheitsorganisationen, 1996, S. 191)

In einer österreichischen Tageszeitung („Kleine Zeitung", 24. September 1986) war folgende Agenturmeldung zu finden:

„In den USA versuchte ein Unbekannter einen Kranken per Telefon zu ermorden. Er verordnete eine Todespillendosis. Der Mann rief im Krankenhaus in Santa Monica (Kalifornien) an, stellte sich bei der Stationsschwester als behandelnder Arzt vor und gab ihr nach kurzer Erörterung des Krankheitsbildes den Auftrag, einem an AIDS leidenden Patienten eine hohe Dosis eines bestimmten Medikaments zu verabreichen. Das Befinden des 49-jährigen Patienten verschlechterte sich rapide, er fiel in tiefe Bewusstlosigkeit, wurde aber gerettet. Die Polizei ermittelt nun wegen Mordversuchs gegen Unbekannte. In Kalifornien war es bisher üblich, dass Ärzte manchmal per Telefon medikamentöse Behandlungen änderten. Das ist ab sofort verboten."

Handelt es sich um einen vernachlässigbaren Einzelfall? Diese Frage wurde überprüft, und zwar anhand eines in den USA durchgeführten wissenschaftlichen Experiments:

Es erhielten Dienst habende Krankenschwestern verschiedener Krankenhäuser den Telefonanruf eines Arztes, dem sie nie persönlich begegnet waren. Der Arzt nannte seinen Namen und sagte, er sei am selben Tag vor einigen Stunden im Krankenhaus gewesen, um einen Patienten zu untersuchen. Er käme später zurück, wolle aber, dass der Patient in der Zwischenzeit ein bestimmtes Medikament bekäme. Der Arzt bat die Krankenschwester, im Medikamentenschrank nachzusehen, ob das Medikament ASTROTON 5 mg Kapseln da wäre. Die Schwester sah nach und fand eine Packung mit der Aufschrift „ASTROTON 5 mg Kapseln, Durchschnittsdosis 5 mg, tägliche Höchstdosis 10 mg". Als die Schwester zum Telefon zurückkehrte, ordnete der Arzt an, sie solle dem Patienten 20 mg Astroton geben. Er käme in zehn Minuten, um die Anweisung zu unterschreiben, das Medikament solle aber sofort verabreicht werden. Ein beobachtender Dienst habender und in das Experiment eingeweihter Arzt beendete das Experiment, nachdem er das Verhalten der Krankenschwester notiert hatte.

Die Aufforderung des Arztes widersprach ganz eindeutig verschiedenen Krankenhausregeln. Nicht nur, dass die verschriebene Menge das Doppelte der täglichen Höchstmenge war – es ist auch nicht erlaubt, medizinische Anordnungen per Telefon zu geben (in Akutsituationen sieht der Gesetzgeber eindeutige Richtlinien vor), und Astroton stand außerdem nicht auf der Medikamentenliste des Krankenhauses und wurde von jemandem verschrieben, den die Schwester nicht kannte.

Wie viel Prozent waren Ihrer Meinung nach dennoch im Begriff, dieses Medikament zu verabreichen? Geben Sie selbst eine Schätzung ab! Das exakte Ergebnis (Prozent) können Sie nun berechnen: Dividieren Sie die Zahl 1000 durch 10 und ziehen Sie die Zahl 5 ab! Haben Sie richtig geschätzt oder lagen Ihre Schätzungen darüber oder darunter?

So viel Prozent des im Experiment untersuchten Pflegepersonals zeigten sich gehorsam. So viel Prozent waren also bereit, ohne Widerspruch die gefährliche, telefonisch angeordnete Überdosis dem genannten Patienten zu verabreichen, obwohl sie die Wirkung des Fantasiemedikaments, das ihnen zuvor in den Arzneischrank geschmuggelt worden war, nicht kennen konnten. 50% des Pflegepersonals gaben im nachfolgenden Interview an, dass ihnen zwar die Diskrepanz zwischen normaler und verordneter Dosis aufgefallen war, sie aber bei der Verweigerung der geforderten Dienstleistung starke Unwillensäußerungen seitens des Arztes befürchtet hätten.

Im Zusammenhang mit diesem Experiment bzw. Vorfall stellt sich die Frage, worauf die potenzielle Chance von Vorgesetzen (in diesem Fall Ärzten) basiert, bei ihren Mitarbeitern (in diesem Fall Krankenschwestern) auf Folgebereitschaft oder Gehorsam zu stoßen? Warum tun Geführte in aller Regel das, was Führende von ihnen verlangen, und zwar vielfach in einem destruktiven Ausmaß.

Die Möglichkeit einer Person, dem Verhalten anderer den eigenen Willen aufzuzwingen, wird als *Macht* bezeichnet. Dabei können alle

Aspekte der Führung

Im Spielfilm „Schindlers Liste", der u.a. die furchtbare Situation in den deutschen Konzentrationslagern beleuchtet, kommt folgende Episode vor: Ein SS-Kommandant, der mit Schindler ins Geschäft kommen möchte, lässt in Gegenwart Schindlers Massenerschießungen durchführen und sagt lächelnd zu ihm: „Schauen Sie, welche Macht ich habe." Darauf Schindler: „Das ist nicht Macht. – Macht haben Sie, wenn Sie wissen, sie könnten diese Leute erschießen lassen, aber Sie tun es nicht!" Die Originalliste Schindlers wurde 1999 gefunden. Er bekam zunächst 600, später weitere 600 KZ-Häftlinge als Zwangsarbeiter für seine Emailfabrik zugewiesen, wobei er die Nationalsozialisten für diese Zwecke mit Geld und Sachspenden bestochen und so viele Menschen auf ungewöhnliche Weise vor dem sicheren Tod gerettet hat.

Diese Problematik ist *nicht* mit der im Gesundheits- und Krankenpflegegesetz ganz klar geregelten Anordnungs- und Durchführungsverantwortung zu verwechseln!

denkbaren Qualitäten eines Menschen und alle denkbaren Konstellationen dafür ausschlaggebend sein, dass jemand in einer gegebenen Situation seinen Willen durchzusetzen vermag. Warum aber hat ein Führender gegenüber dem Geführten Macht? Man kann davon ausgehen, dass Vorgesetzte etwas besitzen, was ihre Mitarbeiter nicht besitzen: *die Kontrolle über ganz bestimmte Ressourcen.* Darauf und auf dem richtigen Einsatz dieser Ressourcen basiert aber letztlich die Fähigkeit des Führenden (in der Folge A genannt), auf den Geführten (in der Folge B genannt) Macht auszuüben. Diese Ressourcen sind – ähnlich wie im Erziehungsprozess: (1) Belohnung, (2) Bestrafung, (3) Legitimation, (4) Identifikation, (5) Sachkenntnis und (6) Information.

Macht als Ressourcen der Führung

(aus: Heimerl-Wagner/Köck, Management in Gesundheitsorganisationen, 1996, S. 191)

Macht spielt ja nicht nur in Führungssituationen eine erhebliche Rolle – denn die Macht und das Spiel mit ihr liegt in der Natur des Menschen. Die einen kämpfen um die Macht, andere verteidigen ihre Macht, wieder andere wollen sich vor ihr schützen oder das Spiel um die Macht einfach nur kenntnisreich beobachten – ob in der Politik, im Beruf oder in der Liebe. (nach: Greene, Power, Die 48 Gesetze der Macht, 1999)

- **Macht durch Belohnung**

Dies bedeutet, dass der Führende (A) den Geführten (B) in Situationen versetzen kann, die B als positiv empfindet. A kann z.B. den Stundenlohn erhöhen, Freizeit gewähren, Beförderung vorschlagen oder er kann durch soziale Zuwendung B sein Wohlwollen ausdrücken. Weiters kann A Situationen wieder aufheben, die von B als unangenehm empfunden wurden.

- **Macht durch Bestrafung**

A kann weiters B in Situationen versetzen, die als negativ empfunden werden. Er kann z.B. eine Entlassung beantragen, Versetzungen in die Wege leiten und eine schlechte Beurteilung abgeben. Schließlich kann A gegenüber B emotional zurückweisend handeln.
Die Wirkung dieser beiden Machtgrundlagen ist dabei abhängig von der Größe und dem Ausmaß der Belohnung/der Bestrafung sowie von der Wahrscheinlichkeit, dass diese auch tatsächlich gegeben werden.

- **Macht durch Legitimation**

Diese Machtgrundlage stützt sich darauf, dass es A auf Grund sozialer Normen (z.B. Rolle als Vorgesetzter) in sozialen Organisationen zusteht, von B etwas zu verlangen. A darf auf Grund dieser Normen erwarten, dass B seinen Anweisungen nachkommt, bzw. B empfindet es von sich aus als Pflicht, diesen Erwartungen zu entsprechen.

- **Macht durch Identifikation**

Die Macht von A beruht hier auf dessen Wirkung, für B als Bezugsperson zu fungieren. Das Kleinkind nimmt sich seine Eltern zum Modell und richtet sein Verhalten danach aus. Durch Identifizierung strebt es danach, das eigene Ich ähnlich zu gestalten. Die Eltern werden dabei als die besten, klügsten, liebevollsten und kompetentesten Menschen auf der ganzen Welt wahrgenommen. Diese Grunderfahrung stellt schließlich die Basis für die spätere Autoritätsentwicklung bzw. identifikatorische Idealisierung von Vorgesetzten dar. Warum identifizieren wir uns aber mit Vorgesetzten? Weil wir durch sie verstärkt werden; an ihrem Erfolg partizipieren möchten; Angst haben, ansonsten ihre Zuneigung zu verlieren. Und weil wir uns als ihnen ähnlich erleben wollen, um vielleicht selbst einmal so mächtig zu sein.

- **Macht durch Sachkenntnis**

Grundlagen der Macht durch Sachkenntnis sind das Wissen oder die Fähigkeiten von A, wobei entscheidend für die Wirkung dieser Machtressource ist, dass es gleichgültig ist, ob B zu Recht oder zu Unrecht annimmt, dass A über diese Sachkenntnis verfügt. Vergleichsmaßstäbe für die Überlegenheit von A gegenüber B können z.B. der Wissensstand von B selbst sein oder von B herangezogene externe Standards.

- **Macht durch Information**

Macht basiert hier auf der Information, die A an B weitergibt, wobei A die Chance hat, seine Informationen zu monopolisieren (für sich zu behalten). Letzteres schließt die Möglichkeit ein, die Untergebenen durch Zurückhaltung, Selektion oder Verfälschung der Information durch A zu beeinflussen.

Die hier genannten Grundlagen der Macht von Führenden reichen aus, um unter normalen Umständen zu garantieren, dass Geführte von sich aus das tun, was von ihnen verlangt und erwartet wird. Dabei ist zu betonen, dass der Erfolg des hierarchischen Modells genau daran geknüpft ist, dass alle Beteiligten die ihnen zugedachten Funktionen der Anordnung bzw. der Ausführung und des Gehorsams ausfüllen; wäre dies nicht der Fall, könnten beispielsweise Operationen nicht arbeitsteilig durchgeführt werden.

Fatale Konsequenz – und darauf ist insbesondere auch im Kontext von Gesundheitsorganisationen hinzuweisen – ist, dass solcherart sowohl „gute" als auch „üble" Ziele erreicht werden können. Die hierarchische Befehlskette erlaubt dabei den Geführten, die Verantwortung ihres eigenen Handelns an das System zu delegieren, und zwar in dem Sinn, dass man nur der beruflichen „Pflicht" zu entsprechen hatte. Wie sehr diese Abspaltung zwischen individueller Moral und der Auffassung dienstlicher Anordnung gehen kann, hat Hilde Steppe (1993 und 1997) in zwei Werken umfassend untersucht: Sie hat die Rolle der Krankenpflege im Nationalsozialismus (1933-1945) hinterfragt und konnte nachweisen, dass Tausende Menschen (Behinderte, psychisch Kranke usw.) durch Krankenschwestern auf ärztliche Anordnung umgebracht wurden. Besonders grausam wurde in der Heil- und Pflegeanstalt Meseritz-Obrawalde gemordet (angeordnete Tötung durch Nahrungsentzug, Giftspritzen, Luftinjektionen usw.). Das Erschreckende darüber hinaus

Steppe (1993) hat darauf hingewiesen, dass für Deutschland eine berufspolitische Erklärung seitens der Berufsverbände der Krankenpflege längst überfällig ist, in der zum Ausdruck kommt, dass die berufliche Krankenpflege ein nicht unwichtiger Bestandteil der Vernichtungsmaschinerie der Nationalsozialisten gewesen ist und diesen vielen hilflos ermordeten Patienten, denen durch eine menschenverachtende Politik unermessliches Leid zugefügt wurde, wenigstens posthum ihre Würde zurückgegeben wird. Eine solche Erklärung ist auch für die österreichische berufliche Krankenpflege ausständig und überfällig, was jedoch den Berufsverbänden vorbehalten ist.

„... mit Tränen in den Augen haben wir dann diese Spritzen aufgezogen ..." (Steppe, Pflege im Nationalsozialismus, 1993)

In Österreich wurden auf diese Weise im Schloß Hartheim bei Linz ebenfalls Tausende Behinderte getötet.

war, dass die angeklagten Krankenschwestern im Obrawaldeprozess (1949) alle betonten, wie sehr sie bei diesen Tötungen mit großem „Mitgefühl und pflegerischem Einfühlungsvermögen" vorgingen.

Führungskräfte bzw. potenzielle Machtinhaber sollten sich ihrer eminenten Verantwortung bewusst sein, die sie im Rahmen ihrer Rolle als hierarchisch Übergeordnete zu tragen haben, und stets im Auge behalten, welche sozialen Konsequenzen mit Machtbeziehungen verbunden sind bzw. sein können. Untergebene müssen sich immer wieder verdeutlichen, wer im konkreten Fall in wessen Auftrag und mit welcher Legitimation Machtpositionen innehat bzw. wo und wann sie als Vollzugsorgan eines Vorgesetzten fungieren und dabei Taten vollbringen, die mit ihrer individuellen Moral als Mensch kollidieren.

In diesem Zusammenhang ist nun doch auf die im Gesundheits- und Krankenpflegegesetz normierte (gesetzlich geregelte) Anordnungs- und Durchführungsverantwortung hinzuweisen: Die Anordnungsverantwortung im mitverantwortlichen Tätigkeitsbereich liegt beim anordnenden Arzt, die Durchführungsverantwortung der angeordneten Intervention beim Angehörigen des gehobenen Dienstes für Gesundheits- und Krankenpflege. Auch heute kann es in diesem Kontext zu kriminellen Handlungen kommen.

Der Gesetzgeber betont jedoch explizit, dass die Angehörigen des gehobenen Dienstes für Gesundheits- und Krankenpflege in Bezug auf ärztliche Anordnungen grundsätzlich den Anordnungen des Arztes vertrauen können, nur bei eindeutig erkennbaren falschen Anordnungen wird dieser Vertrauensgrundsatz durchbrochen (in Anlehnung an den in der Straßenverkehrsordnung bekannten Vertrauensgrundsatz).

Anders als unter Anwendung des Vertrauensgrundsatzes wäre die Teilung solch hoher Verantwortungsbereiche – nämlich in eine (a) ärztliche Anordnungsverantwortung und (b) pflegerische Durchführungsverantwortung –, wie sie die medizinische und pflegerische Behandlung im mitverantwortlichen Tätigkeitsbereich jetzt repräsentieren, rechtlich und vor allem auch ethisch und moralisch undenkbar.

Steppe konnte nachweisen, dass es in der Zeit des Zweiten Weltkrieges auch Krankenschwestern gab, die mutig und offen gegen den Nationalsozialismus auftraten, Widerstand leisteten, ihre Schützlinge dem sicheren Tod entzogen und sich oft genug dafür auch vor dem Volksgerichtshof zu verantworten hatten. Dieser war gnadenlos, berüchtigt, gefürchtet und hatte vor allem eine Aufgabe: die Gegner des Nationalsozialismus zu vernichten. Eine Anklage endete fast immer mit der Todesstrafe. Nicht wenige der denunzierten Krankenschwestern wurden hingerichtet oder schwerst misshandelt. Schwester Anna Berta Königsegg, eine in Salzburg tätige Vinzentinerin und Oberin, Schwester Maria Restituta (Helene Kafka), eine in Mödling tätige Franziskanerin, und Schwester Gertraud Seele, eine in Berlin tätige Krankenschwester, sind einige wichtige Beispiele.

4.3.3. Profil der Führungspersönlichkeit

Mit dem Aufstieg in die Führungshierarchie verringert sich der Anteil an Fachaufgaben, während der Anteil an Führungsaufgaben zunimmt. **Führungsverantwortung** bedeutet, dass der Vorgesetzte für das Ganze verantwortlich ist, nicht aber für alles, was in seinen Zuständigkeitsbereich fällt. Er hat daher im Rahmen der Führungsverantwortung auch für einen eventuell auftretenden Schaden einzustehen, der in Zusammenhang mit seiner Führungsrolle gebracht werden kann. Die ideale Führungspersönlichkeit wird durch eine ganze Reihe von Eigenschaften bestimmt, wovon die wichtigsten im Folgenden zusammengefasst sind.

Ideales Profil der Führungspersönlichkeit

(angelehnt an: Ingruber, Krankenhausbetriebslehre, Grundlagen für modernes Krankenhausmanagement, 1994, S. 61–62)

Eigenschaften	Die Führungspersönlichkeit ...
Echtheit und Offenheit	... legt eigene Interessen, Bedürfnisse, Ziele und Meinungen offen, damit diese kalkulierbar werden.
Handlungsaktivität	... ist entscheidungsfähig. Leistungs- und Wirtschaftsdenken wird mit Humanität verbunden. Impulse werden gegeben. Gleichzeitig behält die Führungskraft den Überblick, um im richtigen Augenblick die richtigen Schritte zu setzen.
Integrationstalent	... fördert die Teamentwicklung, unterstützt Gemeinsames und lässt wechselseitige Ergänzungen zu, erkennt Neigungen und Interessen und fördert sie.
Konfrontationsstabilität	... weicht Konflikten – welcher Art auch immer – nicht aus. Sie ist konsequent in ihrem Handeln.
Persönliches Engagement	... delegiert nicht nur, sondern springt auch persönlich ein, wenn dies erforderlich ist. Von Mitarbeitern verlangt sie nur das, was sie auch selbst zu tun bereit wäre. Sie steht hinter ihren Mitarbeitern, wenn von oben Druck kommt.
Positive Ausstrahlung	... arbeitet in erster Linie mit Vertrauen, sie vertraut ihren Mitarbeitern. Sie entschärft Krisenstimmungen, vermeidet Panik und psychischen Stress und fördert Kreativität.
Psychische Stabilität	... ist an Menschen interessiert, im Konkreten an ihren Mitarbeitern. Sie ist ausgeglichen in der Gefühlsstimmung, trägt für ihr eigenes Denken und Handeln Selbstverantwortung, ist zur Selbstkritik fähig und nimmt eine positive Grundhaltung ein. Sie erträgt auch Misserfolge, verkraftet Rückschläge und anerkennt Erfolge ihrer Mitarbeiter.
Realitätsnähe	... erkennt Gruppenkonflikte, Frustrationsphasen von Mitarbeitern und ignoriert sie nicht.

Über diese hier angeführten Eigenschaften sollte eine Führungskraft sowohl in ihrem eigenen als auch im Interesse ihrer Mitarbeiter idealerweise verfügen.

Da der Führungspersönlichkeit kraft ihres Amtes auch Macht verliehen wird bzw. sie Machtressourcen ausschöpft, sollte sie sich bewusst sein, dass der Gebrauch der Macht in erster Linie ein hohes Maß an Verantwortung bedeutet.

Vertrauen schaffen ... ist kalkulierbar in ihren eigenen Zusagen. Verständnis und Gerechtigkeit sind ihr ein Anliegen, sie spricht nicht nur über ihre Mitarbeiter, sondern auch mit ihnen.

Verlässlichkeit und Gerechtigkeit ... hält sich an das mit dem Mitarbeiter Vereinbarte, Zusagen kommt sie nach.

Bereitschaft zur eigenen Entwicklung ... ist an fachlicher Weiterbildung interessiert und arbeitet permanent an der Weiterentwicklung der eigenen Persönlichkeit.

Eine Reihe von Untersuchungen hatte zum Thema, was erfolgreich von erfolglos Führenden unterscheidet. Insgesamt konnte man folgendes Eigenschaftsprofil zusammentragen:

Eigenschaften von erfolgreich Führenden

(nach: Heimerl-Wagner/ Köck, Management in Gesundheitsorganisationen, 1996, S. 201)

Erfolgreich Führende haben in der Regel:

1. ein starkes Verantwortungsbewusstsein,
2. ein ausgeprägtes Bedürfnis nach Aufgabenerfüllung,
3. Energie und Ausdauer im Hinblick auf die Zielsetzung,
4. Kreativität und Originalität bei der Problemlösung,
5. Selbstvertrauen,
6. Gefühl persönlicher Identität,
7. die Bereitschaft, Konsequenzen von Entscheidungen zu akzeptieren,
8. die Bereitschaft, interpersonellen Stress zu ertragen,
9. die Fähigkeit, das Verhalten anderer zu beeinflussen,
10. die Fähigkeit, soziale Interaktionen handzuhaben.

Den genannten Einzelmerkmalen ist zwar nur ein geringer Erklärungswert für den Führungserfolg zuzuschreiben, ginge man jedoch von der Annahme eines „Eigenschaftsbündels" aus, so könnte man damit doch zwischen effektiven (erfolgreichen) und ineffektiven (erfolglosen) Führenden bzw. zwischen Führenden und Nicht-Führenden unterscheiden.

So wie Erziehung von Führung abgegrenzt wurde, lässt sich auch Führung von Management unterscheiden. Seit Mitte der 80er Jahre hat man in der Führungsforschung eine rigorose Trennung zwischen Management und Führung vorgenommen: „Die Führungskraft mobilisiert die emotionalen und geistigen Ressourcen der Organisation, in der sie führt, ihre Werte, ihr Engagement und ihren Erwartungshorizont. Der Manager mobilisiert die physischen Ressourcen der Organisation, die er managt, ihr Kapital, ihre menschlichen Kompetenzen, ihre Rohstoffe und ihre Technologie. Hauptaufgaben des Managements sind daher Planung, Finanzierung und Kontrolle. Damit hat man den Funktionsinhaber des Managements als „funktionale Autorität" und den der Führung als „emotionale Autorität" bezeichnet.

Aspekte der Führung

Bei einer strikten Trennung von Führung und Management gerät man allerdings in ein Dilemma. Es wird in Zukunft um Fragen gehen, die das Handeln von Führungskräften und Managern gleichermaßen betrifft.

Fragen im Zusammenhang mit Führung und Management in Gesundheitsorganisationen

(nach: Heimerl-Wagner/Köck, Management in Gesundheitsorganisationen, 1996, S. 204–205)

Diese Fragen werden in den nächsten Jahren im Zentrum der gesundheitspolitischen Diskussionen stehen. Der pflegerische Berufsvollzug wird, wie dies derzeit in Deutschland geschieht, dabei eine besondere Rolle zu spielen haben. In Österreich befinden sich diese Diskussionen erst im Ansatz.

1. Wird der Patient als Kostenfaktor oder als Mensch mit Bedürfnissen betrachtet?
2. Steht soziale Distanz bzw. soziale Nähe im Umgang mit Menschen im Vordergrund?
3. Wird eine Spezialisierung oder eine Generalisierung der Berufsrollen vorangetrieben?
4. Wird der Mittelpunkt auf Bewahrung/Tradition oder auf Veränderung/Flexibilität gerichtet?
5. Steht das Wie und Wann im Vordergrund oder die Frage nach dem Was und Warum?
6. Werden kurzfristige oder langfristige Perspektiven verfolgt?
7. Wird auf Kooperation oder Konkurrenz Wert gelegt?

Heute vertritt die Führungsforschung nicht mehr den Ansatz „entweder-oder" (= auf der einen Seite Management und auf der anderen Seite Führung), weil das Vernachlässigen eines Aspekts vermutlich das Scheitern von Vorgesetzten bedeuten würde. Heute geht es vielmehr darum, beide Aspekte in der Führungstätigkeit zu vereinen. Das heißt, es geht um „sowohl-als auch". Führende müssen auch managen, und Manager müssen auch führen können.

Die Herausforderung der Zukunft wird, auf die Darstellung heilender, insbesondere pflegerischer Berufe bezogen, wahrscheinlich sein:

> „Angesichts der Technologie, mit der Patienten in Gesundheitsorganisationen vielfach konfrontiert werden, könnte sich mehr Herz durchaus positiv auf den Gesundheitserfolg auswirken – demgegenüber steht die Tatsache der Kostenexplosion von Gesundheitsorganisationen, was nicht zu Unrecht den Ruf nach mehr Management laut werden lässt."

4.3.4. Führungsstile und Führungsverhalten

Genauso wie im Rahmen der Pädagogik nicht die Frage im Mittelpunkt steht „Wer ist ein Erzieher auf Grund welcher Eigenschaften?", geht es auch in der Führungsforschung nicht primär um die Frage „Wer ist ein Führender auf Grund welcher Eigenschaften?“. Erfolgsgrundlage wird sein: „Was tut ein Führender?“ „Welchen Führungsstil wendet er gegenüber Mitarbeitern *in bestimmten Situationen* an?“

Daher spricht man heute weniger von Führungsstilen als vielmehr von einem gezeigten Führungsverhalten. (In der Pädagogik würde man dann auch nicht von Erziehungsstilen, sondern vom Erzieherverhalten sprechen). In der Führungsliteratur wird gegenwärtig im Wesentlichen zwischen drei polaren Führungsverhaltensdimensionen unterschieden.

Führungsstile treten nicht in Reinkultur auf, sondern zeigen als Führungsverhalten unterschiedliche Ausprägungen und Färbungen.

Drei polare Führungsverhaltensdimensionen

(nach: Heimerl-Wagner/Köck, Management in Gesundheitsorganisationen, 1996, S. 206)

Führungsstil ▼		**Führungsstil** ▼
Aufgabenorientierung	↔	Mitarbeiterorientierung
autoritäre Orientierung	↔	kooperative Orientierung
transaktionale Orientierung	↔	transformationale Orientierung

Im Prinzip kann diese Darstellung von Führungsstilen und Führungsverhalten auch auf die Erziehungsstile und das Erzieherverhalten im Rahmen der Erziehung umgelegt werden. Geht man noch weiter, könnte man dies auch auf die Pflegestile und das pflegerische Verhalten anwenden. Zu beachten ist, dass sowohl Erziehung als auch Pflege in ihren besonderen sozialen Kontexten zu sehen sind.
Im Rahmen der Führungsforschung wird heute nicht mehr von einem „demokratischen Führungsstil“ gesprochen. Ein Merkmal einer Demokratie sind ja Mehrheitsentscheidungen. So können durchaus Entscheidungen – in den westlichen Demokratien sogar die Regel – getroffen werden, die durch 51% von 30% der Wahlberechtigten herbeigeführt wurden, und diese Entscheidungen sind dann für alle Bürger bindend (Beispiel Schweiz). Was man früher unter demokratischem Führungsstil verstanden hat, repräsentiert der Begriff „Kooperation“ im Zusammenhang mit Führung wesentlich besser. Das heißt aber nicht, dass es im Rahmen der Kooperation nicht auch gelegentlich demokratisch herbeigeführte Mehrheitsentscheidungen geben kann.

demokratisch versus kooperativ

Im Rahmen der Führungsforschung wird heute auch nicht mehr der Begriff „Laisser-faire“-Stil (=machen lassen) verwendet, weil er im Sinne der Definition kein Beeinflussungsinstrument darstellt. Hier setzt der Führende so gut wie keine Beeinflussung und überlässt die Geführten sich selbst. Das heißt aber nicht, dass es im Rahmen der Kooperation nicht auch Momente geben kann, in denen der Führende die Beeinflussung an seinen Mitarbeitern zurücknimmt.

Im Rahmen der Führungsforschung werden darüber hinaus ***zwei Führungstheorien*** unterschieden: Bei den **universellen** Führungstheorien geht man davon aus, dass es einen Führungsstil gibt, der immer und überall zum Erfolg führt. Im Gegensatz dazu nimmt man bei den ***situativen*** Führungsstilen an, dass es diesen besten Weg der Führung nicht gibt. *Situative Führungsansätze* versuchen daher zu spezifizieren, unter welchen situativen Voraussetzungen (Art der Aufgabe, Beschaffenheit der Gruppe, Rahmenbedingungen durch die Organisation usw.) welches Verhalten angebracht ist und zum Erfolg führt.

4.3.4.1. Dimensionen des Führungsverhaltens

Im Wesentlichen geht man heute davon aus, dass Führungsverhalten zumindest von drei Dimensionen bestimmt ist: dem Grad (1) der Aufgaben- und Mitarbeiterorientierung, (2) des Kooperationsverhaltens und (3) des Motivationsverhaltens der Führungskraft.

(1) Aufgaben- und mitarbeiterorientierte Führung als Beispiel einer universellen Führungstheorie

Die *erste Dimension,* die das Führungsverhalten bestimmt, ist die gezeigte Aufgaben- und Mitarbeiterorientierung des Vorgesetzten, die zwischen den Polen *„Aufgabenorientierung und Mitarbeiterorientierung"* angesiedelt ist. Hier steht die Frage im Mittelpunkt: „Wie prägt Aufgaben- oder Mitarbeiterorientierung das Führungsverhalten?"

Aufgabenorientiertes versus mitarbeiterorientiertes Führungsverhalten

1. Als *Aufgabenorientierung* wird im Wesentlichen ein Verhalten beschrieben, bei dem der Vorgesetzte die Gruppenaktivität und seine Beziehung zur Gruppe organisiert und auch definiert. Er definiert also die Rolle, deren Übernahme er von jedem Mitglied erwartet, weist Aufgaben zu, plant voraus, legt Wege der Arbeitsausführung fest und drängt auf Produktion.

2. Als *Mitarbeiterorientierung* wird im Wesentlichen ein Verhalten beschrieben, das auf gegenseitiges Vertrauen, Achtung und eine gewisse Wärme und Enge der Beziehung zwischen dem Vorgesetzten und seiner Gruppe hinweist. Das bedeutet nicht, dass diese Dimension ein oberflächliches „Auf-die-Schulter-Klopfen" oder „Beim-Vornamen-Nennen" meint. Diese Orientierung scheint ein tiefergehendes Bemühen um die Bedürfnisse der Gruppenmitglieder zu betonen und beinhaltet Verhaltensweisen, etwa mehr Mitbeteiligung der Untergebenen bei Entscheidungen und die Förderung vermehrter Kommunikation.

Man nimmt an, dass diese beiden Führungskategorien voneinander unabhängig sind. Eine Führungskraft kann danach sowohl eine hohe

Aspekte der Führung

Im Zusammenhang mit den Pflegestilen (S. 232) ist die Verwendung des Kundenbegriffs im Gesundheitswesen zu problematisieren. Auch von „Pflegekunden" wird gesprochen. Zunehmend kommen aber Zweifel hinsichtlich der Verwendung des Kundenbegriffs auf, da er impliziert, dass Kunden so autonom agieren wie die Anbieter und Erbringer von Leistungen. Doch bei der „Autonomie" von Patienten ist zu bedenken, dass sie sich in fast allen Situationen, wo sie in Kontakt mit Gesundheitseinrichtungen treten, in einem Zustand reduzierter Autonomie befinden – auch wenn das Ziel von Medizin und Pflege immer auf Wiederherstellung dieser Autonomie ausgerichtet sein muss! Nicht zu vergessen ist, dass der Patient im Zustand der Krankheit und Pflegebedürftigkeit leidender und vor allem hilfesuchender Patient ist. Das sensible Herangehen an diese Problematik ist viel entscheidender als die (kritiklose) Implementierung von Begriffen, die in diesem Zusammenhang wenig valide sind.

mitarbeiterorientierte Führung als auch eine hohe aufgabenorientierte Führung an den Tag legen. In diesem Zusammenhang werden fünf auf diese Weise näher charakterisierte Führungsstile abgeleitet (insgesamt lassen sich aber 81 unterschiedliche Führungsstile ableiten):

Fünf Führungsstile der aufgaben- und mitarbeiterbezogenen Führung

(nach: Heimerl-Wagner/Köck, Management in Gesundheitsorganisationen, 1996, S. 210)

1. *Höchstmaß an Aufgabenorientierung* gepaart mit einem *niedrigen Maß an Mitarbeiterorientierung*. Eine von diesen Vorstellungen ausgehende Führungskraft konzentriert sich einzig und allein auf die Arbeit und damit auf ein Maximum an Ausstoß. Sie setzt Macht und Autorität ein und gewinnt Kontrolle über die Mitarbeiter, indem sie diktiert, was sie zu tun haben und wie sie ihre Aufgabe zu erfüllen haben.

2. *Niedriges Maß an Aufgabenorientierung* gepaart mit einem *hohen Maß an Mitarbeiterorientierung*. Bei diesem Führungsverhalten richtet sich das Hauptaugenmerk auf die Förderung positiver Gefühle unter Kollegen und Mitarbeitern, auch wenn dies auf Kosten der Arbeitsleistung geht.

3. *Geringe Aufgabenorientierung* gepaart mit *geringer Mitarbeiterorientierung* zeichnet das Führungsverhalten von Führenden aus, die gerade so viel tun, wie unbedingt erforderlich ist, um sich in der Organisation halten zu können.

4. Die goldene Mitte: *gleich hohe Aufgabenorientierung wie Mitarbeiterorientierung*. Hier geht es um die Einstellung „immer die goldene Mitte wählen“ oder „leben und leben lassen“. Wer diese Einstellung hat, geht konform mit dem Status quo.

Hohe Aufgabenorientierung gepaart mit hoher Mitarbeiterorientierung gilt als das beste Führungsverhalten.

5. *Hohe Aufgabenorientierung* gepaart mit *hoher Mitarbeiterorientierung*. Dieses Führungsverhalten ist ein zielorientierter Teamansatz. Der Führende versucht, qualitativ und quantitativ hochwertige Ergebnisse durch Mitwirkung, Mitsprache, Mitverantwortung, durch gemeinschaftlichen Einsatz und gemeinschaftliche Konfliktlösung zu erreichen.

6. In jüngster Vergangenheit hat man diesen fünf Stilen einen sechsten hinzugefügt: den *autoritär-patriarchalischen*. Dieses Führungsverhalten ist dasjenige eines wohlwollenden Diktators, nach dem Motto: „Wenn Sie das tun, was ich Ihnen anschaffe, dann geht es Ihnen bei mir gut.“ Die Mitarbeiterorientierung ist hier jedoch in direkter Abhängigkeit zu den Aufgaben zu sehen.

In einer größeren Untersuchung, die in Deutschland bei 1.032 Mitarbeitern und 504 Vorgesetzten durchgeführt wurde, konnte folgende prozentmäßige Verteilung der einzelnen Führungsstile ermittelt werden:

Prozentmäßige Verteilung der einzelnen Führungsstile

(aus: Heimerl-Wagner/Köck, Management in Gesundheitsorganisationen, 1996, S. 210)

1. 34% der Führungskräfte sind schlicht und einfach autoritär (z.B. der wohlwollende Diktator): Sie ignorieren Meinungen, wenn sie nicht mit den eigenen übereinstimmen; Arbeiten werden zugewiesen, worüber es in der Regel keine Diskussionen gibt; sie kümmern sich weder um den Aufgabenerledigungsprozess noch um persönliche Belange, legen aber großen Wert auf Fügsamkeit gegenüber Anordnungen; werden Vorschriften nicht genau eingehalten oder nicht alle Regeln beachtet, kommt es zu negativen Sanktionen und Konsequenzen.

Gut ein Drittel der Führungskräfte ist im Führungsverhalten autoritär.

2. 16% der Führungskräfte sind *aufgabenorientiert:* Aufgrund genauer Kenntnisse der Arbeitszusammenhänge, Vorschriften und Regeln werden durch die Führungskräfte stets klare und detaillierte Arbeitsanweisungen gegeben; Bedürfnisse der Mitarbeiter werden wenig berücksichtigt, sie sind ausführende Organe und erhalten selten die Chance, ihre Arbeit nach eigenem Ermessen zu bewältigen.

Ob diese Untersuchung repräsentativ war, geht aus der Literatur nicht hervor – intuitiv überzeugt sie aber!

3. 13% der Führungskräfte sind *mitarbeiterorientiert:* Sie gehen auf den Einzelnen ein, haben immer ein offenes Ohr für Probleme; sie greifen selten in den Arbeitsprozess ein; sie überlassen es ihren Mitarbeitern, wie diese ihre Arbeit einteilen; sie kritisieren nie ungerechtfertigt und sprechen Anerkennung aus, wenn jemand gute Arbeit geleistet hat.
4. 22% sind *sowohl aufgaben- als auch mitarbeiterorientiert:* Sie sorgen sich um die Probleme ihrer Mitarbeiter, haben ein offenes Ohr, ohne die Aufgaben aus dem Auge zu verlieren.

Lediglich ein Fünftel der Führungskräfte ist im Führungsverhalten kooperativ.

5. 15% weisen einen *derart individuellen Führungsstil* auf, dass dieser mit dem Begriff „Freistil" umschrieben wurde.

Zusammenfassend kann man sagen, dass das Führungsverhalten *„hohe Aufgaben- wie Mitarbeiterorientierung"* als der beste Führungsstil gilt, der in jeder Führungssituation zum Erfolg führt. Allerdings – und das wird heute betont – ist dies im Zusammenhang mit *dem Reifegrad der Mitarbeiter* zu sehen, d.h. die Führungskraft sollte über diesen Führungsstil verfügen, diesen aber situationsadäquat variieren können.

Reifegrad der Mitarbeiter als Beispiel einer situativen Führungstheorie

Bei der situativen Führungstheorie wird die Wahl des Führungsstils vom Reifegrad der Mitarbeiter abhängig gemacht, wobei dieser vor allem durch die Merkmale Fähigkeit und Fertigkeiten (= Kompetenz der Mitarbeiter, betrifft die Dimensionen der Aufgabenorientierung) sowie Selbstvertrauen und Motivation (= Engagement der Mitarbeiter, betrifft

Siehe dazu das Kapitel Lernen (instrumentelles Koordinieren).

die Dimensionen der Mitarbeiterorientierung) bestimmt wird. Auf Grund des Reifegrades des Mitarbeiters wird vom Vorgesetzten der situativ richtige Führungsstil gewählt. Mitarbeiter bringen nach dieser Überlegung sowohl Kompetenz als auch Engagement in den Arbeitsprozess ein, können aber in beiden Bereichen Schwächen aufweisen. Die zentrale Idee ist es, diese Schwächen (a) in einer oder (b) in beiden Dimensionen zu reduzieren. Im Einzelnen werden dazu folgende pädagogische Maßnahmen genannt:

Pädagogische Maßnahmen im Rahmen der situativen Führungstheorie

(aus: Heimerl-Wagner/Köck, Management in Gesundheitsorganisationen, 1996, S. 212)

1. *Dirigieren:* Dirigieren ist das Richtige für Mitarbeiter, denen Kompetenz fehlt, die aber ein hohes Maß an Engagement mitbringen. Sie brauchen Lenkung und Überwachung, um sich in die Arbeit einzufinden.
2. *Trainieren:* Trainieren ist das Richtige für Menschen, die zwar einige Kompetenz haben, aber wenig engagiert sind. Sie brauchen Lenkung und Überwachung, weil sie noch immer relativ unerfahren sind. Außerdem brauchen sie Unterstützung und Lob, um Selbstvertrauen aufzubauen, und sie müssen an den Entscheidungen beteiligt werden, um zu lernen.
3. *Sekundieren:* Sekundieren ist das Richtige für Menschen, die kompetent sind, denen es jedoch an Selbstvertrauen oder an Motivation fehlt. Sie brauchen dank ihrer Kompetenz nicht viel Lenkung, wohl aber Unterstützung, um ihrem Selbstvertrauen und ihrer Motivation „aufzuhelfen".
4. *Delegieren:* Delegieren ist das Richtige für Menschen, die sowohl kompetent als auch engagiert sind. Sie sind fähig und motiviert, eine Arbeit selbstständig und ohne viel Überwachung oder Unterstützung zu bearbeiten.

Das Ziel des Führenden liegt darin, beim Mitarbeiter einen kontinuierlichen Entwicklungsprozess einzuleiten. Bei steigendem Reifegrad kann dann sowohl Aufgabenorientierung als auch Mitarbeiterorientierung zu Gunsten von *Selbstständigkeit und Selbstmotivation* zurückgenommen werden. Treten erneut Engagement- bzw. Kompetenzprobleme auf, dann ist der Prozess neu aufzurollen, indem wieder Hilfestellungen geboten werden.

Das Konzept der situativen Führung birgt auch Gefahren.

Das Konzept der *situativen Führung* wirkt zunächst überzeugend, birgt jedoch die Gefahr in sich, dass der Vorgesetzte damit jedes Führungsverhalten legitimieren kann (er bestimmt ja den Reifegrad des Mitarbeiters). Er kann somit auch die Selbstständigkeit und Selbstmotivation des Mitarbeiters als Zeichen der Reife in Abrede stellen und sich der Verpflichtung enthoben fühlen, die Mitarbeiter zu immer höherem Reifegrad zu führen, was nur möglich ist, wenn die Mitarbeiter selbstständig arbeiten können.

Anerkennung und Kritik im Führungsprozess

Wie kann Verhalten durch *Anerkennung und Kritik* beeinflusst werden? Wie Feed-back sich auf das Verhalten auswirkt, haben die Klassiker der Lernforschung (Thorndike, Skinner) in zahlreichen Experimenten eindrucksvoll nachgewiesen. Thorndike leitete beispielsweise das *Gesetz des Effekts* ab, wo neben der positiven Konsequenz (Lob, Belohnung, Anerkennung) auch negative Konsequenzen (Strafe) berücksichtigt werden.

> „Jede Handlung, die in einer entsprechenden Situation positive Konsequenz verschafft, wird mit dieser Handlung assoziiert, so daß bei einem erneuten Eintreten dieser Situation die entsprechende Handlung mit höherer Wahrscheinlichkeit als zuvor wieder auftritt. Umgekehrt wird jede Handlung, die in einer bestimmten Situation negative Konsequenzen verschafft, mit dieser Situation assoziiert, so daß, wenn sich die Situation wiederholt, diese Handlung weniger wahrscheinlich auftritt als zuvor."

In diesem Zusammenhang ist über das Einsetzen von Strafe als negative Konsequenz sowohl in Erziehung als auch in Führung nachzudenken. Zu allen Zeiten haben Autoritäten ihre Ansichten über Nutzen und Schaden von Bestrafung in Erziehung und Führung geäußert. Eine Reihe von Untersuchungen hat gezeigt, dass Bestrafung in Erziehung und Führung in der Regel kontraproduktiv ist und negative Nebenwirkungen verursachen kann, die noch viel weniger erwünscht sind als das Verhalten (unerwünschtes Verhalten), das eigentlich unterbunden werden sollte.

Mögliche Nebenwirkungen von Strafe in Erziehung und Führung

(in Anlehnung an: Zimbardo, Psychologie, 1995, S. 280)

Bestrafung ganz allgemein (a) durch den Erzieher in Erziehung oder (b) durch die Führungskraft in Führung kann ...

1. zu heftigen Gegenaggressionen gegen die strafende Person oder Institution führen.
2. den künftigen Einsatz von körperlicher und psychischer Gewalt seitens der bestraften Person fördern.
3. das Selbstbild der bestraften Person schwer verletzen.

Wenn Strafen körperlich und/oder psychisch schweren Schaden anrichten, sind die Folgewirkungen nicht zu unterschätzen.

Der Einsatz von Gewalt und Strafen im pflegerischen Umgang mit dem Patienten bedeutet immer Schwäche und Überforderung. In der Regel geht ein Machtkampf (durchaus auch unbewusst) voraus und kann in Sarkasmus und menschenverachtendem Verhalten enden. (vgl. dazu Burnout und Supervision) Darüber hinaus ist zu bedenken, dass der Einsatz von Gewalt und Strafen im pflegerischen Umgang mit dem Patienten kriminell ist, durch den Staatsanwalt verfolgt wird und vor dem Richter endet.

4. so viel Angst und Schrecken verursachen, dass die bestrafte Person unfähig wird, das unerwünschte Verhalten zu kontrollieren (in der Gruppe ist davon nicht nur die bestrafte Person betroffen).
5. einen Heranwachsenden von Gleichaltrigen oder einen Mitarbeiter von der Gruppe isolieren, da sie ihn als von der Autorität stigmatisiert meiden.
6. schwerste körperliche als auch schwerste psychische Verletzungen verursachen.

Oft genug ist der Bestrafende aufgeregt und gerät während der Bestrafung „außer sich". Untersuchungen über körperliche Bestrafung haben ergeben, dass Bestrafung brutal sein kann und Schläge mit der Hand oder dem Stock oder sonstiges Werkzeug beinhalten kann. Die psychische Bestrafung ist nicht weniger brutal und beinhaltet oft genug auch öffentliche Verspottung.

Strafen bleiben in aller Regel wirkungslos, wenn

1. das Verhalten auf einem starken inneren Bedürfnis basiert (z.B. Rauchverhalten),
2. sie als unangemessen und ungerecht erlebt werden,
3. sie nicht als unangenehm empfunden werden (z.B. Kritik wird als Amüsement wahrgenommen).

Strafen unterdrücken eher das unerwünschte Verhalten, als dass es gelöscht wird (etwa nach dem Motto: „Achtung, die Alte kommt!"). Strafen ziehen meist Angst und Unsicherheit nach sich und belasten die Interaktionsbeziehungen.

Dennoch kann nicht von einer durchgehenden Überlegenheit der Belohnung gegenüber der Bestrafung gesprochen werden. ***Belohnung*** hat allerdings den entscheidenden Vorteil, dass schon bestehendes Verhalten verstärkt wird.
Durch Strafen kann das nicht gewünschte Verhalten meist nicht gelöscht und damit auch nicht garantiert werden, dass das unerwünschte Verhalten nicht mehr gezeigt wird. Die psychologische Forschung hat jedoch einige Bedingungen ermittelt, unter denen es am wahrscheinlichsten ist, dass Bestrafung (wenn man schon glaubt, sie einsetzen zu müssen) unerwünschtes Verhalten eliminiert und dabei möglichst wenig Schaden anrichtet.

Bestrafung unter dem Aspekt, dass sie möglichst wenig Schaden anrichtet

(in Anlehnung an: Zimbardo, Psychologie, 1995, S. 280)

Der Erzieher, die Führungskraft ...

Anbieten einer alternativen Reaktion ... soll auf die Verfügbarkeit wenigstens einer alternativen erwünschten Verhaltensweise hinweisen, die die Strafe nicht nach sich zieht und positiv verstärkt werden kann.

Reaktionsspezifität ... soll klar erklären, welche Verhaltensweise bestraft wird und warum.

Zeitplan und Dauer ... soll – wenn schon erforderlich – leichte und kurze Bestrafungen sofort nach dem Auftreten der Reaktion setzen. Verzögerte Bestrafung unterdrückt die unerwünschte Verhaltensweise, eliminiert sie aber nicht – etwa der Einsatz von „Bußen" (Fernsehverbot, Zurücknehmen von Anerkennung usw.) (ACHTUNG: Das Einsetzen von körperlicher und psychischer Gewalt ist nicht nur inhuman, sondern auch verboten!)

Intensität Bestrafungen sollten aus humanitären Gründen nur so intensiv sein, dass die unerwünschte Verhaltensweise unterbunden wird. Zurückgenommene Anerkennung sollte nicht auch noch die öffentliche Verspottung beinhalten.

Keine Doppelbotschaften Während der Bestrafung sollte keine Sympathiekundgebung erfolgen, etwa nach dem Motto: „Weil ich dich lieb habe, ..."

Abgesteckte Grenzen Begrenzung der Bestrafung auf die Situation, in der das unerwünschte Verhalten gezeigt wurde – nicht zulassen, dass sie auf andere Situationen und Zeitpunkte ausgedehnt wird.

Begrenzung auf die unerwünschte Verhaltensweise, nicht auf allgemeine Eigenschaften der Persönlichkeit übertragen ... soll darauf achten, dass niemals von bestimmten unerwünschten Verhaltensweisen, die bestraft werden, auf allgemeine Charaktereigenschaften der bestraften Person generalisiert

Auch die „gesunde Ohrfeige" macht krank und verletzt – nicht nur körperlich, sondern setzt das Kind auch in seiner Würde herab! (nach Pernhaupt/Czermak, Über die alltägliche Gewalt im Umgang mit Kindern, 1980)

Doppelbotschaften sind besonders grausam und verletzen doppelt!

wird („Sie sind dumm" oder „Sie sind kriminell veranlagt"). Verhaltensweisen mögen unerwünscht sein, Menschen sollten jedoch nie zu dem Eindruck veranlasst werden, sie selbst seien unerwünscht. Negative Etikettierungen (vor allem bewusst herbeigeführte) können zu bleibender Stigmatisierung führen – und das ist höchst inhuman!

Jeder Mensch braucht Lob und Anerkennung!

Im Sinne der Führungsforschung heißt das, dass das angemessene Einsetzen von Kritik und Strafe die pädagogischen Fähigkeiten des Erziehers bzw. der Führungskraft mindestens so fordert wie das gebührende Einsetzen von Lob und Anerkennung, das besser gelingt, wenn dabei die Vorgangsweise überlegt wird.

Lob und Anerkennung im Führungsprozess hat Wirkung und gelingt besser, wenn ...

(nach: Heimerl-Wagner/Köck, Management in Gesundheitsorganisationen, 1996, S. 215)

1. den Mitarbeitern von vornherein gesagt wird, dass der Vorgesetzte ihnen mitteilen wird, was er von ihrer Arbeit hält.
2. das Lob unmittelbar in oder kurz nach der Situation, in der zu loben war, erfolgt.
3. den Mitarbeiten gesagt wird, was sie gut gemacht haben. Das sollten Führungskräfte auch konkret aussprechen und dabei ins Detail gehen.
4. den Mitarbeitern vermittelt wird, wie sehr sich Führungskräfte über das freuen, was ihre Mitarbeiter gut gemacht haben, und wie wichtig das für die Gesamtorganisation (die Station) ist und für alle, die dort arbeiten.
5. der Mitarbeiter die Freude der Führungskraft nachempfinden und spüren kann, dass es die Führungskraft ehrlich meint.
6. die Führungskraft dies den Mitarbeitern auch mit entsprechenden Gesten zeigt (z.B. Beispiel die Hand geben). Hauptsache, es wird klar, dass die Führungskraft den beruflichen Erfolg ihrer Mitarbeiter aktiv unterstützt.

Anerkennung und Lob sind umso effektiver, je unmittelbarer und deutlicher sie ausgesprochen werden und je gezielter auf die guten Aspekte der Leistung Bezug genommen wird. Anerkennung ist aber auch auszusprechen, wenn dauerhaft gute Leistungen erzielt werden. Entscheidend scheint auch zu sein, dass Anerkennung durch Taten ergänzt werden sollte (z.B. Gewährung von Freizeit, Berücksichtigung besonderer Wünsche im Rahmen der Fort- und Weiterbildung usw.). Das angemessene Anwenden von Kritik ist wirkungsvoller, wenn die Vorgangsweise dabei ebenso gut überlegt wird.

Umgang mit Kritik im Führungsprozess

(nach: Heimerl-Wagner/ Köck, Management in Gesundheitsorganisationen, 1996, S. 216)

1. Den Mitarbeitern sollte nicht nur im Zusammenhang mit Anerkennung und Lob, sondern auch im Zusammenhang mit Kritik klar gemacht werden, dass man ihnen mitteilen wird, was man von ihrer Arbeit hält.

4. Wenn Mitarbeiter zu kritisieren sind, dann sofort – Kritik sollte aber nie psychisch verletzen (zumindest nicht bewusst!).

5. Den Mitarbeitern sollte klar gesagt werden, was sie falsch gemacht haben. Das sollte konkret und detailliert ausgedrückt werden.

6. Der Mitarbeiter sollte spüren, dass die Kritik ernst gemeint ist und dass die Führungskraft hinter dieser Kritik auch steht.

7. Im Rahmen der Kritik sollte die Kontaktaufnahme zum Mitarbeiter im Vordergrund stehen, sie sollte nicht zum Anlass genommen werden, Kontakte zum Mitarbeiter abbrechen zu können.

8. Trotz der Kritik sollte der Mitarbeiter das Gefühl haben, dass er geschätzt wird. Das heißt, dass dem Mitarbeiter gegenüber betont wird, dass viel von ihm gehalten wird – aber nicht von der Leistung in dieser speziellen Situation.

9. Führungskräfte sollten immer daran denken: „Wenn die Kritik vorbei ist, ist sie vorbei." Nachtragendes Führungsverhalten wirkt sich in der Regel sehr destruktiv aus.

Die Beziehung „Lob und Anerkennung" versus „Kritik und Strafe" als pädagogische Methoden des Führungsprozesses ähnelt der Beziehung „gute Noten" versus „schlechte Noten" bei der Beurteilung im Rahmen der Schule oder der Ausbildung: Der Einsatz von Lob und Anerkennung, wenn sie als ehrlich und verdient empfunden werden, wirkt im Allgemeinen weit motivierender, als dies Kritik und Strafe je können.

(2) Autoritäre und kooperative Führung

Die *zweite Dimension,* die das Führungsverhalten eines Vorgesetzten bestimmt, ist sein gezeigtes Kooperationsverhalten, das zwischen den Polen *„autoritärer und kooperativer Führung"* angesiedelt ist. Aus den unterschiedlichen Ausprägungen lässt sich erkennen, ob die Willensbildung eher beim Vorgesetzten oder eher bei den Mitarbeitern liegt. Im Prinzip werden heute folgende Abstufungen unterschieden: (1) autoritäre, (2) patriarchalische, (3) informierende, (4) beratende, (5) kooperative, (6) delegative und (7) autonome Führung.

Führungsstile zwischen den Polen autoritärer und kooperativer Führung

(in Anlehnung an: Heimerl-Wagner/Köck, Management in Gesundheitsorganisationen, 1996, S. 218)

1. *Der autoritäre Führungsstil* ist gekennzeichnet durch eine sehr geringe Entscheidungsbeteiligung der Mitarbeiter und eine sehr geringe Mitarbeiterorientierung. **Besonders intensive Formen** des autoritären Führungsstils zeichnen sich dadurch aus, dass es in der Gruppe der Geführten jemanden gibt, der Vorteile aus diesem Führungsstil zieht – in der Regel sind dies die engen Vertrauten der Führungskraft. Diese erhalten – solange sie sich bei der Führungskraft der Geneigtheit erfreuen – durchaus eine (sehr) hohe Mitarbeiterorientierung. Verspielen sie diese Geneigtheit, werden sie höchst autoritär weitergeführt. Diese besondere Variante kann einen autoritären Führungsstil über unglaublich lange Zeit aufrechterhalten, weil er durch (bewusste) ungleiche Verteilung von Mitarbeiterorientierung gestützt wird.
2. *Der patriarchalische Führungsstil* weist zwar eine höhere Mitarbeiterorientierung und Fürsorge auf, bietet jedoch genauso wie der autoritäre Führungsstil eine sehr geringe Entscheidungsbeteiligung der Mitarbeiter und sieht Delegation nicht vor.
3. *Der informierende Führungsstil* beschränkt sich auf das Zulassen von Fragen seitens der Mitarbeiter, ohne dass sie in den Entscheidungsprozess involviert werden.
4. *Beim beratenden (konsultativen) Führungsstil* ist die Entscheidungsbeteiligung der Mitarbeiter auf die Entscheidungsvorbereitung beschränkt.
5. *Beim kooperativen Führungsstil* wird eine hohe Teamorientierung mit einem hohen Anteil an gemeinsamen Problemlösungen und wechselseitiger Unterstützung verbunden.
6. *Delegative Führung* – die Steigerung des kooperativen Führungsstils – gewährt einen hohen Entscheidungs- und Handlungsspielraum, allerdings nur, wenn unter Delegation nicht das Abschieben von uninteressanten Aufgaben verstanden wird.
7. Bei sehr weit gehender Delegation spricht man von *autonomer Führung*.

Heute weiß man, dass eine Mischung aus *kooperativer, delegativer und autonomer Führung* am deutlichsten den veränderten Bedürfnissen von Mitarbeitern (verstärkte innere Einbindung, Information und Mitsprache, Selbstentfaltung der Mitarbeiter) entspricht. *Führung,* wie sie der *kooperative Führungsstil* repräsentiert, führt zu mehr Zufriedenheit bei Mitarbeitern, als dies bei *autoritärer Führung* der Fall ist. Die Produk-

Der Pflegeberuf hatte in seiner Berufsgeschichte (1) nicht nur unter der fehlenden Anerkennung seitens der Medizin und (2) den in logischer Konsequenz ausbleibenden Emanzipationserfolgen zu leiden, sondern wies (3) gleichzeitig seit seiner Neukonstruktion im 19. Jahrhundert bis weit in unsere Zeit hinein sowohl in seinem Berufsvollzug als auch in seinen Krankenpflegeschulen ein ungewöhnlich hohes Maß an rigiden und auffallend autoritären Führungsstrukturen auf, in denen die strikte, bedingungslose, kaum in Frage gestellte, sondern vielmehr absolut verinnerlichte „Unterordnung" der zentrale Pfeiler war. Dies zu überwinden ist Aufgabe gegenwärtiger und vor allem zukünftiger Führungskräfte der beruflichen Gesundheits- und Krankenpflege.

tivität und Effizienz der Arbeitsleistung kann – allerdings nur über einen kurzen Zeitraum – durch autoritäres Führungsverhalten eher gesteigert werden als durch kooperatives Führungsverhalten, speziell dann, wenn die kooperative Führung (a) Aufgabenstellung und Produktionsziele ignoriert oder (b) sehr rasch Entscheidungen zu treffen sind (z.B. im Rahmen von Reanimationen). Auf längere Sicht ist der positive Effekt des kooperativen Führungsverhaltens wesentlich zielführender, insbesondere in Hinblick auf die Entwicklung, Einsatzbereitschaft, Loyalität und das Engagement der Mitarbeiter.

(3) Transaktionale und transformationale Führung

Die dritte Dimension, die das Führungsverhalten von Vorgesetzten bestimmt, ist die Fähigkeit, *Mitarbeiter entsprechend zu motivieren.* Es geht darum, dass ein Mitarbeiter etwas tut oder unterlässt, weil er dafür etwas bekommt, was ihm wichtig ist (z.B. höhere Position) bzw. was er dazu benutzen kann, um angestrebte Wünsche zu realisieren (z.B. auf Urlaub fahren). Der klassische Fall einer *transaktionalen Orientierung* ist ein Führungsverhalten, das mit Belohnung/Bestrafung bzw. Anerkennung/Kritik arbeitet.

Von *transformationaler Führung* spricht man, wenn sich Führende und Geführte (Vorgesetzte und Mitarbeiter) gegenseitig zu höheren Ebenen der Motivation und Moralität heben. Die spezifische Wirkung beginnt dort, wo Belohnung und Bestrafung aufhören, nämlich bei der Veränderung des Bedürfnis- und Anspruchsniveaus der Geführten. Diese werden dann dazu motiviert, sich für höhere Ziele einzusetzen, die über ihre Eigeninteressen hinausgehen, z.B. zu Gunsten einer Idee, einer Gruppe, einer Organisation, einer Nation.

Herausragende Beispiele (und wahrscheinlich auch nie erreichte) sowohl in die positive als auch negative Richtung sind Martin Luther Kings „I have a dream", Hitlers „Tausendjähriges Reich" oder Gandhis Vision eines Indien, in dem Christen, Hindus und Moslems friedlich und unabhängig leben können.

Führungstechniken

Über die Führungsstile und das Führungsverhalten hinaus unterscheidet man so genannte „Führungstechniken", von denen drei in der Literatur gut beschrieben sind: *(1) Management by exception (Führung über das Ausnahmeprinzip), (2) Management by delegation (Führung durch Delegation) und (3) Management by objectives (Führung durch Zielsetzung).*

Management by exception

Bei dieser Führungstechnik wird das so genannte *Ausnahmeprinzip* angewendet. Der Vorgesetzte behält sich die Entscheidung in Ausnahmefällen vor, während alle Routinefälle an die Mitarbeiter delegiert werden. Die Aufgaben des Mitarbeiters werden dabei in zwei Gruppen eingeteilt: *Aufgaben im Delegationsbereich* sind die Normalfälle, für die der Mitarbeiter die notwendigen Kompetenzen erhält und die er völlig selbstständig erfüllt. *Aufgaben außerhalb des Delegationsbereiches* gehören zwar fachlich in den Bereich des Mitarbeiters, die Entscheidungskompetenzen sind jedoch dem Vorgesetzten oder einer noch höheren Instanz vorbehalten. Diese Fälle werden als *„außergewöhnliche"* bezeichnet.

Management by delegation

Unter *Delegation* versteht man die – je nach Aufgabe kurz- oder langfristige – *Übertragung von Aufgaben, Kompetenzen und Verantwortung* an nachgeordnete Mitarbeiter. Dabei muss der Mitarbeiter die *Kompetenz, d.h. die Rechte* erhalten, die zur ordnungsgemäßen Aufgabenerfüllung erforderlich sind. Er übernimmt *die Verantwortung,* die mit der Übertragung von Aufgaben und Kompetenzen verbunden ist. Dem Mitarbeiter wird ein eigenständiger Zuständigkeitsbereich zugewiesen, innerhalb dessen er selbstständig planen, entscheiden und handeln kann und muss. Der Vorgesetzte sollte ohne Notwendigkeit nicht eingreifen.

Grundsätzlich kann jede Aufgabe delegiert werden, die der betreffende Mitarbeiter auf Grund seiner Fähigkeiten zu erfüllen im Stande ist. Die Zuständigkeit des Mitarbeiters wird primär durch die Zielsetzung der Aufgabe, durch die Stellenbeschreibung, durch allgemeine Vorschriften und Richtlinien abgegrenzt. Der Mitarbeiter erhält durch die Delegation einen Handlungsspielraum, er ist nicht mehr reines Ausführungsorgan. Das Grundprinzip der Delegation ist das *Kongruenzprinzip,* d.h. dass sich Aufgaben, Kompetenzen und Verantwortung genau decken müssen. Falls sich diese drei Elemente nicht decken, kann dies zu Kompetenzlücken, Kompetenzüberschneidungen oder unverantwortlichem Handeln führen.

Ein Vorteil der Delegation ist die Steigerung von Selbstwertgefühl und Verantwortungsbewusstsein beim Mitarbeiter, da die Kompetenzübertragung als Vertrauensbeweis empfunden wird und Erfolgserlebnisse entstehen können. Das Prinzip der Delegation *kann aber auch zu Problemen führen,* und zwar, wenn die Gefahr besteht, dass Delegation mit dem Abschieben von uninteressanten Aufgaben verwechselt wird (von beiden Seiten) und Vorgesetzte häufig unberechtigt in die delegierte Arbeit eingreifen oder dass auf der Zielvorgabe durch den Vorgesetzten entschieden wird und nicht auf Grund von Zielvereinbarung.

Management by objectives

Management by objectives (MBO) ist zurzeit die umfassendste Führungstechnik. *Es gibt drei Varianten: (1) Führung durch Zielvorgabe (= die autoritäre Variante), (2) Führung durch Zielvereinbarung (= die kooperative Variante) und (3) Führung durch Zielorientierung (= neutrale Variante).*

Der Kerngedanke liegt darin, dass mitarbeiterbezogene und aufgabenbezogene Ziele in einer Organisation in Einklang gebracht werden. Das Verlangen des einzelnen Mitarbeiters nach Anerkennung und individuellen Unterschieden, der Stolz auf die eigene Leistung, die Nutzung, das Wachstum und die Entwicklung der persönlichen Fähigkeiten stehen dabei im Einklang mit den aufgabenbezogenen Zielen.

Grundannahmen der Führung durch Zielvereinbarung (kooperative Variante)

(in Anlehnung an: Ingruber, Krankenhausbetriebslehre, Grundlagen für modernes Krankenhausmangement, 1994, S. 70)

1. Ziele bestimmen das Verhalten

Damit allerdings ein Ziel auf das Verhalten des Mitarbeiters bestimmend wird, muss es von diesem akzeptiert sein.

2. Ziele erhöhen die Wirksamkeit

Klare Ziele ermöglichen für den Mitarbeiter einen zweckmäßigen Kräfteeinsatz. Dies erhöht die Effizienz seiner Arbeit.

3. Klare Ziele ermöglichen Erfolgskontrolle

Wenn der Mitarbeiter weiß, welche Erwartungen in ihn gesetzt werden und wie seine Leistungen gemessen werden, kann er auch die Selbstkontrolle besser steuern.

4. Vereinbarte Ziele fördern die Annahme

Ein Mitarbeiter akzeptiert das Ziel eher, wenn es von ihm vorgeschlagen oder mit ihm gemeinsam erstellt wurde. Es erhöht die Arbeitszufriedenheit und damit die Arbeitsleistung.

5. Schwierige Ziele erhöhen den Anreiz

Eine Steigerung des Schwierigkeitsgrades der Zielerreichung erhöht den Anreiz und über diesen die Leistung. Dies allerdings nur so lange, als die Zielerreichung möglich ist.

6. Erreichte Ziele verschaffen Belohnungen

Die Erwartung einer Belohnung für die Zielerreichung hat eine Steigerung der Leistung zur Folge. Die Belohnung selbst kann als Anreiz dienen. Bleibt die Belohnung aus, verlieren vereinbarte Ziele ihre Anziehungskraft!

7. Festgelegte Ziele ermöglichen Eigenständigkeit

Wenn Ziele festgelegt werden, die Wege und die Mittel aber dem Mitarbeiter überlassen werden, ist die Eigenständigkeit größer, wodurch im Regelfall die Zufriedenheit und der Arbeitseinsatz steigen.

Der entscheidende Vorteil der ***Führung durch Zielvereinbarung*** ist, dass er alle Vorteile des (a) aufgaben- und mitarbeiterbezogenen, (b) kooperativen und (c) transaktionalen bzw. transformationalen Führungsstils in sich vereinigt. Dadurch wird den Bedürfnissen der Mitarbeiter nach Entfaltung und Wachstum, Mitsprache und Entscheidungsmöglichkeit Rechnung getragen. Der Mitarbeiter wird dabei als Mensch und Individuum anerkannt.

4.3.5. Zusammenfassung

Führung ist ein vielschichtiges und gesellschaftlich interessantes Phänomen, das sich unter verschiedenen Aspekten analysieren lässt. Allen Definitionsansätzen ist gemeinsam, dass sie Führung als sozialen Beeinflussungsprozess verstehen, in dem eine Person (der Führende) versucht, andere Personen (die Geführten) zur Erfüllung gemeinsamer Aufgaben zu veranlassen. Definiert man Führung weiter, so müssen auch Angehörige des gehobenen Dienstes für Gesundheits- und Krankenpflege in ihrem unmittelbaren Berufsvollzug „führen". Das Ziel der Führungsforschung besteht darin, herauszufinden, was Führung erfolgreich macht. Unter anderem wird dieser Erfolg am Zielerreichungsgrad, an der Leistungseinstellung der Gruppe, der Zufriedenheit mit dem Führenden, am Umgang der Gruppenmitglieder untereinander und an der Akzeptanz des Führenden mit der Gruppe gemessen.

Eine der Grundlagen von Führung ist Macht, wodurch sowohl gute als auch üble Ziele erreicht werden können. Mit dem Aufstieg in die Führungsebene verringert sich der Anteil an Fachaufgaben, während der Anteil an Führungsaufgaben zunimmt. Die ideale Führungspersönlichkeit kann sich durch eine ganze Reihe von Eigenschaften auszeichnen, wobei das Zusammentreffen vieler den Erfolg von Führung erhöht.

In den 80er Jahren wurde Führung von Management deutlich abgegrenzt. Die Fragen der Zukunft führen jedoch zu einem Verschmelzen dieser beiden Kompetenzen in der Art, dass Führende auch managen und Manager auch führen können müssen. Den Führungsstil als solchen gibt es nicht, Führungsstile treten auch nicht in Reinkultur auf, sondern – verschieden gefärbt – als Führungsverhalten. Dieses wird im Wesentlichen durch drei Verhaltensdimensionen bestimmt: (a) aufgaben- und mitarbeiterorientiert, (b) autoritär und kooperativ und (c) transaktional und transformational. Darüber hinaus differenziert man noch zwischen universellen und situativen Führungstheorien.

Management by objectives (Führung durch Zielvereinbarung) ist jene Führungstechnik, die alle entscheidenden Vorteile der (a) aufgaben- und mitarbeiterorientierten, (b) kooperativen und (c) transaktionalen und transformationalen Führungsdimension in sich vereinigt.

Anerkennung und Kritik spielen im Führungsprozess (ähnlich wie im Erziehungsprozess) eine wesentliche Rolle. Durch sie versucht man das Verhalten der Geführten zu beeinflussen. Bestrafung bringt eher größere Probleme mit sich, weil sie in der Regel nicht geeignet ist, unerwünschtes Verhalten zu löschen – darüber hinaus ist das Anwenden von körperlicher und psychischer Bestrafung schlichtweg verboten. Belohnung hat den entscheidenden Vorteil, dass sie ein bereits gezeigtes positives Verhalten verstärkt.

4.3.6. Fragen zur Wissensüberprüfung

1. *Wie würden Sie Führung von Erziehung abgrenzen?*
2. *Wie würden Sie Führung zu definieren versuchen? Was ist das Besondere an dieser Definition? Kann sie als die Definition über Führung gelten?*
3. *Was verstehen Sie unter Macht? Was ist das Besondere an ihr?*
4. *Welche Ressourcen können als Machtgrundlage im Rahmen des Erziehungs-, aber auch Führungsprozesses herangezogen werden?*
5. *Wie würde das Führungsprofil Ihrer idealen Führungspersönlichkeit aussehen?*
6. *Was zeichnet erfolgreich Führende aus?*
7. *Welche Probleme bringt die Abgrenzung Führung von Management heute?*
8. *Nennen Sie die verschiedenen Führungsdimensionen? Welche bestimmen dabei das Führungsverhalten?*
9. *Was versteht man unter „aufgaben- und mitarbeiterorientiertem" Führungsverhalten?*
10. *Insgesamt 81 Führungsstile lassen sich aus dem „aufgaben- und mitarbeiterorientierten" Führungsverhalten ableiten. Beschreiben Sie die wesentlichen sechs Stile.*
11. *Durch welche Merkmale wird der Reifegrad der Mitarbeiter beschrieben? Welche pädagogischen Maßnahmen werden genannt, um Mitarbeiter zu einem höheren Reifegrad zu führen? Was sind die Gefahren dabei?*
12. *Anerkennung und Kritik spielen im Führungsprozess eine große Rolle – welche?*
13. *Stichwort „Einsatz von Strafe" – welche Tipps würden Sie geben? Begründen Sie Ihre Entscheidung.*
14. *Kann man von einer durchgehenden Überlegenheit der Belohnung gegenüber der Bestrafung sprechen? Wie richten Strafen möglichst wenig Schaden an? Begründen Sie Ihre Ansicht.*
15. *Was sollten Führungskräfte bedenken, wenn sie wollen, dass Lob und Anerkennung Wirkung zeigen?*
16. *Was sollten Führungskräfte bedenken, wenn sie wollen, dass Kritik angenommen wird?*
17. *Wie ist der autoritäre Führungsstil gekennzeichnet? Was ist bei den meisten autoritär geführten Gruppen zu beobachten?*
18. *Was zeichnet den kooperativen Führungsstil aus?*
19. *Welche Mischung von Führungsstilen kommt heute den geänderten Bedürfnissen (nach Mitsprache, Information und Einbindung) am weitesten entgegen?*
20. *Kann man sagen, dass die kooperative Führung in jedem Fall dem autoritären Führungsstil überlegen ist?*
21. *Erklären Sie die Begriffe „transaktionale und transformationale Führung".*
22. *Was versteht man unter „Management by exception"?*
23. *Was versteht man unter „Management by delegation"? Welche Probleme könnten sich bei der Delegation zeigen?*
24. *Was versteht man unter „Management by objektives" (MBO)? Was sind die entscheidenden Vorteile?*

5. Sozialhygiene

Die Gesundheitsförderung und -beratung, als wesentlicher Teil der Sozialhygiene, ist gemäß dem Gesundheits- und Krankenpflegegesetz eine Tätigkeit, die im Rahmen des interdisziplinären Tätigkeitsbereiches den Angehörigen des gehobenen Dienstes für Gesundheits- und Krankenpflege zukommt. Der Verordnungsgeber (das Bundesministerium für Arbeit, Gesundheit und Soziales) hat in der Ausbildung explizit den Unterrichtsgegenstand *„Gesundheitserziehung und Gesundheitsförderung im Rahmen der Pflege"* eingeführt und diesen sogar als Diplomprüfungsfach vorgesehen.

Der Gesetzgeber betont darüber hinaus, dass das Zusammenwirken zwischen Angehörigen aller Gesundheitsberufe sowohl im intra- als auch im extramuralen Bereich zu den Grundsäulen eines funktionierenden Gesundheitssystems zählt. Im Rahmen der Gesundheitsförderung und -beratung treten die Angehörigen des gehobenen Dienstes als gleichberechtigte Mitglieder auf, wobei sie das Vorschlags- und Mitentscheidungsrecht sowie die Durchführungsverantwortung für alle pflegerischen Maßnahmen tragen. Dabei sind die Schnittstellen in der Gesundheitsförderung und -beratung von besonderer Bedeutung für die Qualität und Kontinuität. Angehörige des gehobenen Dienstes für Gesundheits- und Krankenpflege müssen daher die notwendige Koordination und Beratung etwa bei der Entlassung aus dem Krankenhaus leisten. Sie üben diese Aufgaben auf der Grundlage ihrer berufsspezifischen Kenntnisse und in Zusammenarbeit mit den Angehörigen anderer Berufe (beispielsweise mit ÄrztInnen oder diplomierten SozialarbeiterInnen) aus. Die Gesundheitsberatung erhält im Rahmen der Gesundheitsförderung einen immer wichtigeren Stellenwert. Die Angehörigen des gehobenen Dienstes für Gesundheits- und Krankenpflege sollen mit ihrem Wissen dazu beitragen, Informationen über positive und negative Auswirkungen von Verhaltensweisen sowie über die Möglichkeiten der Betreuung zu erteilen.

Die nachfolgende Darstellung über Sozialhygiene beschränkt sich auf das Wesentliche und verweist auf die profunde Auseinandersetzung im Gegenstand *„Gesundheitserziehung und Gesundheitsförderung im Rahmen der Pflege"*. In diesem Zusammenhang wird auch auf die Wiedergabe epidemiologisch-statistischer Befunde verzichtet.

5.1. Gegenstand, Aufgaben und Definition

Faktoren wie Bewegungsarmut, Übergewicht, psychische Frustration infolge Leistungsdruck und Nichterfüllung erhöhter Erwartungen sowie Störungen des sozialen Gleichgewichtes können im Rahmen der Sozialhygiene nicht unberücksichtigt bleiben. Genauso wenig wie die sozialen Folgen der Wohndichte und die Lücken der häuslichen Pflege im sozialen Milieu oder nach einem Krankenhausaufenthalt. Mit zunehmender Technisierung und Industrialisierung wurden der ärztliche Beruf, der gehobene Dienst für Gesundheits- und Krankenpflege sowie die berufliche Sozialarbeit mehr und mehr mit sozialen und sozialhygienischen Fragen konfrontiert. Dementsprechend weit ist auch die Definition über Sozialhygiene (in Anlehnung an: Beck/Schmid, Sozialhygiene in Hygiene und Umweltmedizin, 6. Aufl., 1994, S. 291):

Gegenstand, Aufgaben und Definition

Die Sozialhygiene ist sowohl ein Teilgebiet des medizinischen Faches Hygiene als auch ein interdisziplinär anzusiedelndes Fach, das die Mitwirkung aller Gesundheitsberufe erfordert, insbesondere den des Arztes, den des diplomierten Sozialarbeiters und den des Angehörigen des gehobenen Dienstes für Gesundheits- und Krankenpflege. Die Sozialhygiene befasst sich mit den Wirkungen der sozialen Faktoren bzw. der sozialen Umwelt auf die Gesundheit des Menschen. Diese Faktoren können zu einer erheblichen Beeinträchtigung der Gesundheit führen.

Um ihre Aufgaben der primären Prävention zu erfüllen, braucht die Sozialhygiene gute demographische Angaben über die Ermittlung (a) der Bevölkerungsgesamtzahl, (b) des Altersaufbaus und (c) der Geschlechterverteilung, (d) der Morbidität und (e) der Natalität. Die Aufgaben sind insbesondere (1) die Gesundheitserhaltung, (2) die Gesundheitsförderung und Gesundheitserziehung sowie (3) die Krankheitsverhütung durch Erkennen und Nutzen positiver Umwelteinflüsse zur Verbesserung der Lebensbedingungen und Ausschalten von Risikofaktoren belebter und unbelebter Natur. Durch die Erfolge der Präventivmedizin – vor allem in der Seuchenverhütung, in der Gesundheitsvorsorge und in der kurativen Medizin – hat sich die Lebenserwartung in den industrialisierten Ländern drastisch erhöht.

Die Methoden der primären Prävention sind seit langem *(a) Expositionsprophylaxe* (Verminderung der Schadstoffemissionen in der Außenluft, Trinkwasseraufbereitung, Abwasserbeseitigung), *(b) Impfungen, (c) Verbesserungen der Lebensbedingungen* (gesunde, ausgewogene Ernährung, adäquate Kleidung und Wohnung, richtiges Verhältnis zwischen Arbeit und Freizeit, Urlaub) und *(d) Psychohygiene* (Erkennung und Verhütung pathogener Einflüsse auf die psychosoziale Umwelt des Menschen, wie z.B. Konfliktstoffe und Schwierigkeiten in der Umgebung des Patienten).

Die *Gesundheitserziehung* ist heute eine der besonders dringlichen Aufgaben der Primärprävention. Sie sollte auch stets Teil der ärztlichen Behandlung sein und in nicht wenigen Fällen auch der pflegerischen (z.B. Entlassung des älteren und allein stehenden, aber auch in Partnerschaft lebenden, jedoch körperlich und/oder psychisch (fachliche) Hilfe suchenden Menschen, aus dem Krankenhaus in sein häusliches Milieu). Die Methoden der Gesundheitserziehung reichen von (a) Aufklärung, (b) Beratung, (c) Massenmedien über (d) Plakate, (e) Merkblätter bis hin zu (f) Vorträgen in Kindergärten, Schulen, Betrieben und in der Öffentlichkeit sowie (g) Ausstellungen (Gesundheitsmessen).

Die Ehe- und Familienberatung ist ebenso Teil der präventiven Gesundheitsleistungen wie die Gesundheitspflege, Gesundheitshilfe und Gesundheitsfürsorge während der Schwangerschaft sowie die Gesundheitsfürsorge für das Neugeborene, das Kind und den Jugendlichen. Die Gesundheitserziehung und Gesundheitsförderung für ältere Menschen ist ein relativ neues Gebiet und wird zunehmend mehr mit Fragen der psychischen Vergreisung und der Gefahr der Vereinsamung konfrontiert.

Möglichkeiten der Gesundheitsfürsorge und Gesundheitsberatung eröffnen sich heute notwendigerweise auch bei psychischen (sozialpsychiatrischen) Erkrankungen, Alkoholismus-, Drogen- und HIV-Erkrankungen (vor allem im Rahmen der sekundären Prävention = Verhinderung von Rückfällen) sowie im Rahmen des Wohnens, der Freizeit und des Urlaubes. Schließlich sind die Gesundheitsförderung und Gesundheitserziehung vor allem auch in der Prävention der Volkskrankheiten tätig (z.B. Geschlechtskrankheiten, Tuberkulose, Herz- und Kreislauferkrankungen) und arbeiten eng mit dem öffentlichen Gesundheitswesen zusammen.

5.1.1. Zusammenfassung

Die Gesundheitsförderung und -beratung ist gemäß dem Gesundheits- und Krankenpflegegesetz eine Tätigkeit, die im Rahmen des interdisziplinären Tätigkeitsbereiches den Angehörigen des gehobenen Dienstes für Gesundheits- und Krankenpflege zukommt. Sie ist eine wichtige Methode der Sozialhygiene, die heute im Wesentlichen ein interdisziplinäres Fach darstellt, in dem Ärzte, Sozialarbeiter, Angehörige des gehobenen Dienstes für Gesundheits- und Krankenpflege mit anderen sozialen Berufen zusammenarbeiten. Die Sozialhygiene leistet in erster Linie primäre Prävention – immer öfter auch sekundäre. Die Methoden der Gesundheitserziehung sind vielfältig und reichen von der Aufklärung und Beratung in Massenmedien, Schulen und Ausstellungen über die Ehe- und Familienberatung, die Gesundheitsförderung und Gesundheitserziehung von Neugeborenen über Jugendliche bis hin zu den älteren Menschen. Die Gesundheitserziehung und Gesundheitsförderung arbeiten eng mit dem öffentlichen Gesundheitswesen zusammen.

5.1.2. Fragen zur Wissensüberprüfung

1. *Was betont der Gesetzgeber im Zusammenhang aller Gesundheitsberufe im Rahmen der Gesundheitserziehung und -förderung?*
2. *Wie würden Sie den Begriff Sozialhygiene definieren?*
3. *Welche Aufgaben haben Gesundheitserziehung und Gesundheitsförderung im Rahmen der primären und sekundären Prävention?*

Weiterführende Literatur

Amthauer, R.: (1970) Intelligenz-Struktur-Test. Hogrefe, Göttingen.

Baumann, U. und Perrez, M. (Hg): (1990) Lehrbuch Klinische Psychologie, Band 1: Grundlagen, Diagnostik, Ätiologie, Verlag Hans Huber, Bern.

Beck E. G. und Schmidt P.: (1996) Hygiene und Umweltmedizin, 6. durchgesehene Auflage, Ferdinand Enke Verlag, Stuttgart.

Bernhard, Th.: (1982) Ein Kind. Residenz, Salzburg. Taschenbuchausgabe: dtv, München, 1985.

Bernstein, B.: (1972) Studien zur sprachlichen Sozialisation, Schwann, Düsseldorf.

Birbaumer, N. und Schmidt, R. F.: (1991) Biologische Psychologie, 2. korrigierte Auflage, Springer, Berlin.

Bräutigam, W., Paul, Chr. und von Rad, M.: (1992) Psychosomatische Medizin, 5. überarbeitete und erweiterte Auflage, Thieme, Stuttgart.

Brehm, J.: (1966) A Theory of Psychological Reactance, Academic Press, New York.

Ebhart, J. und Stefenelli, N.: (1998) Krankenschwestern, Krankenpfleger, in: Stefenelli, N. (Hg): Körper ohne Leben, Begegnung und Umgang mit Toten, Böhlau Verlag Ges.m.b.H. und Ko. KG, Wien-Köln-Weimar.

Erickson, M. und Rossi, E.: (1981) Hypnotherapie, Pfeiffer, München.

Erikson, E.: (1981) Jugend und Krise. Die Psychodynamik im sozialen Wandel, Ullstein, Frankfurt.

Fahrenberg, J., Hampel, R. und Selg, H.: (1984) Das Freiburger Persönlichkeitsinventar, 4., revidierte Auflage, Hogrefe, Göttingen.

Freud, S.: (1991) Vorlesungen zur Einführung in die Psychoanalyse, Taschenbuchausgabe: Fischer, Frankfurt am Main.

Fürstler, G.: (1992) Die Sonderstellung der Krankenpflegeausbildung in Österreich, Diplomarbeit an der Grund- und Integrativwissenschaftlichen Fakultät der Universität Wien (Erziehungswissenschaft).

Fürstler, G.: (1997) Das Kolleg für Gesundheits- und Krankenpflege in Krems an der Donau (NÖ), Dokumentation eines einmaligen Schulversuchs, Dissertation an der Grund- und Integrativwissenschaftlichen Fakultät der Universität Wien (Erziehungswissenschaft)

Giesecke, H.: (1999) Einführung in die Pädagogik, 4. Auflage, Juventa Verlag, München-Weinheim

Greene, R.: (1999) Power. Die 48 Gesetze der Macht, Carl Hanser Verlag, Wien – München.

Gudjons, H.: (1999) Pädagogisches Grundwissen, Überblick – Kompendium – Studienbuch, 6. durchgesehene und ergänzte Auflage, Verlag Julius Klinkhardt, Bad Heilbrunn.

Heckhausen, H.: (1989) Motivation und Handeln, 2. völlig überarbeitete und ergänzte Auflage, Springer, Berlin.

Heim, E. und Willi J.: (1986) Psychosoziale Medizin 2, Klinik und Praxis: Gesundheit und Krankheit in bio-psycho-sozialer Sicht, Springer Verlag, Berlin-Heidelberg.

Heimerl-Wagner, P. und Köck, Chr. (Hg): (1996) Management in Gesundheitsorganisationen: Strategien, Qualität, Wandel, Ueberreuter, Wien.

Herkner, W. (1986): Psychologie, Springer, Wien.

Hetzer, H. und Arbinger, R. (Hg): (1995) Angewandte Entwicklungspsychologie des Kindes- und Jugendalters, 3. Auflage als unveränderter Nachdruck der 2., überarbeiteten Auflage, UTB für Wissenschaft: Uni-Taschenbücher, Quelle und Meyer Verlag, Heidelberg.

Ingruber, H.: (1994) Krankenhausbetriebslehre, Grundlagen für modernes Krankenhausmanagement, Dieter Göschl Ges.m.b.H., Wien.

Weiterführende Literatur

Institut für Psychologie der Universität Wien (Hg): (1998) Psychologie als Wissenschaft, Skriptum zur Eingangsphase für das Studium der Psychologie, 2. Auflage, WUV-Universitätsverlag, Wien.

Jonak, F. (Hg) und Kövesi, L: (1990) Das österreichische Schulrecht, 3. Auflage, Österreichischer Bundesverlag, Wien.

Jung, C. G.: (1968) Der Mensch und seine Symbole, Walter, Olten.

Kemetmüller, E.: (1998) Ethik in der Pflegepädagogik, Zum Verhältnis von Theorie und Praxis unter dem Aspekt einer philosophisch-kritischen Bildungstheorie, Wilhelm Maudrich, Wien.

Krczal, A. (Hg): (1992) Beiträge zur Praxis des Krankenhausmanagements, Festschrift Michael Hofmann zum 60. Geburtstag, Service Fachverlag, Wien.

Lenzen, D.: (1997) Erziehungswissenschaft, Ein Grundkurs, 3. durchgesehene und mit einer aktualisierten Bibliographie versehene Auflage, Reinbek bei Hamburg.

Liessmann, K. P.: (1992) Vom Denken. Einführung in die Philosophie, 2., veränderte Auflage, Braumüller, Wien.

Lück, H.: (1991) Geschichte der Psychologie, Kohlhammer, Stuttgart.

Maslow, A.: (1970) Motivation and Personality, Revised Edition, Harper & Row, New York.

Mietzel, G.: (1997) Wege in die Entwicklungspsychologie, Band 1: Kindheit und Jugend, 3. Auflage, Beltz Psychologie VerlagsUnion, Weinheim.

Mietzel, G.: (1997) Wege in die Entwicklungspsychologie, Band 2: Erwachsenenalter und Lebensende, 2. neu ausgestattete Auflage, Beltz Psychologie VerlagsUnion, Weinheim.

Mussen, P.: (1986) Einführung in die Entwicklungspsychologie (Übersetzung aus dem Amerikanischen von Werner J. Koppitz). 8. Auflage, Juventa Verlag, Weinheim-München.

Nilsson, L.: (1990) Ein Kind entsteht, Bilddokumentation über die Entwicklung des Lebens im Mutterleib, Mosaik Verlag, München.

o. A.: Individuelles Diplomstudium Pflegewissenschaft lt. § 17 Universitätsstudiengesetz, Entwurf Juni 1999, Informationsblatt, Wien.

Oerter, R. und Montada, L.: (1987) Entwicklungspsychologie, Ein Lehrbuch, 2., völlig neu bearbeitete und erweiterte Auflage, Psychologie Verlags Union, München-Weinheim.

Oerter, R. und Montada, L.: (1998) Entwicklungspsychologie, 4. korrigierte Auflage, Psychologie VerlagsUnion, Weinheim.

Olechowski, R.: (1998) Methodologie der empirisch-pädagogischen Forschung, Vorlesung an der Grund- und Integrativwissenschaftlichen Fakultät der Universität Wien, Vorlesungsskriptum, Wien.

Österreichisches Bundesinstitut für Gesundheitswesen (ÖBIG): (1998) Offenes Curriculum – allgemeine Krankenpflege Ausbildung – Kap. 21: Soziologie, Psychologie, Pädagogik und Sozialhygiene – Konzeptentwicklung: Mag. Dr. Gerhard Fürstler, akademisch geprüfter Lehrer der Gesundheits- und Krankenpflege, akademisch geprüfter Krankenhausmanager, Schule für Gesundheits- und Krankenpflege Krems an der Donau; Mag. Dr. Clemens Hausmann, Psychologe, cert. NLP Master-Practitioner, Lehrer und Vortragender an mehreren Gesundheits- und Krankenpflegeschulen und Med. techn. Akademien, Schule für Gesundheits- und Krankenpflege am Kardinal Schwarzenberg´schen Krankenhaus, Schwarzach; Abstimmung: ÖBIG-Redaktionsteam, S. 238–S. 246.

Österreichisches Bundesinstitut für Gesundheitswesen (ÖBIG): (1998) Offenes Curriculum – allgemeine Krankenpflege Ausbildung – Kap. 22: Kommunikation, Konfliktbewältigung, Supervision und Kreativitätstraining – Konzeptentwicklung: > Präkonzept: A. Schauer-Mühl, > Stellungnahme zum Präkonzept: + ARGE der OÖ Schuldirektorinnen, Dr. Clemens Hausmann/SGKP Schwarzach, Dr. Gerhard Fürstler, SGKP Krems an der Donau, Mag. Stelzl, SGKP Graz. > Verfasser: Anneliese Schauer-Mühl, DGKS, akademisch geprüfte Lehrerin der Gesundheits- und Krankenpflege am AKH Linz; Mag. Dr. Clemens Hausmann, Psychologe, cert. NLP Master-Practitioner, Lehrer und Vortragender an mehreren Gesundheits- und Krankenpflegeschulen und Med. techn. Akademien, Schule für Gesundheits- und Krankenpflege am Kardinal Schwarzenberg´schen Krankenhaus, Schwarzach; Abstimmung: ÖBIG-Redaktionsteam, S. 248–S. 259.

Oswald, D. W. (Hg) et al: (1991) Gerontologie: medizinische, psychologische und sozialwissenschaftliche Grundbegriffe, 2. überarbeitete und erweiterte Auflage, Kohlhammer, Stuttgart-Berlin.

Popper, K. (1973): Objektive Erkenntnis: ein evolutionärer Entwurf, Hoffmann & Campe, Hamburg.

Riegler, B.: (1995) Pflegebegriffsbezogene Analyse ausgewählter Weiterbildungsgrundlagen diplomierter Krankenpflegepersonen in Wien, Diplomarbeit an der Grund- und Integrativwissenschaftlichen Fakultät der Universität Wien (Erziehungswissenschaft).

Rollet, B.: (1997) Lernen und Lehren, Eine Einführung in die Pädagogische Psychologie und ihre entwicklungspsychologischen Grundlagen, 5. revidierte und ergänzte Auflage, WUV-Universitätsverlag, Wien.

Rosenstiel, Lutz von et al.: (1988) Organisationspsychologie, 7. Auflage, Kohlhammer, Stuttgart-Berlin (Urban-Taschenbücher, Band 501).

Satir, V.: (1975): Selbstwert und Kommunikation, Hoffman & Campe, Hamburg.

Schaefer, K.: (1985) Ernst Schwarz – das Werk der Liebe in Waiern – das Verlorene suchen – das Leben finden, Satz und Druck: Wulfenia, Feldkirchen in Kärnten.

Schenk-Danzinger, L.: (1992) Entwicklung Sozialisation Erziehung, Von der Geburt bis zur Schulfähigkeit, Schulbuchnummer 0517, 2. Auflage, Nachdruck 1992, Österreichischer Bundesverlag, Wien.

Schenk-Danzinger, L.: Entwicklungspsychologie, 24., unveränderte Auflage, Schriften zur Lehrerbildung und Lehrerfortbildung, Band 1, Österreichischer Bundesverlag, Wien.

Schilder, Chr.: (1998) Vorschriften und Empfehlungen für das Herrichten der Verstorbenen im Krankenhaus, in: Stefenelli, N. (Hg): Körper ohne Leben, Begegnung und Umgang mit Toten, Böhlau Verlag Ges.m.b.H. und Ko. KG, Wien-Köln-Weimar, S. 251.

Schwendenwein, W.: (1998) Theorie des Unterrichtens und Prüfens, 6. überarbeitete und erweiterte Auflage (WUV-Studienbücher Sozialwissenschaften, Band 4), WUV-Universitätsverlag, Wien.

Seidl, E.: (Hg) (1993) Betrifft: Pflegewissenschaft, Beiträge zum Selbstverständnis einer neuen Wissenschaftsdisziplin, Pflegewissenschaft heute, Band 1, Wilhelm Maudrich, Wien.

Seligman, M.: (1983) Erlernte Hilflosigkeit, 2. Auflage, Urban & Schwarzenberg, München.

Spiel, W. und Spiel, G.: (1987) Kompendium der Kinder- und Jugendneuropsychiatrie, UTB für Wissenschaft: Große Reihe, München-Basel.

Spielhofer, K. et al: (1988) Lesebuch für Entwicklungspsychologie, Pädagogik, Kind im Krankenhaus, Selbstverlag W. Willig, Balingen.

Staudinger, U., und Baltes, P. B. (1994): The Psychology of Wisdom, in: Encyclopedia of Intelligence, Vol. 2, Macmillan, New York.

Steppe, H.: (1993) Krankenpflege im Nationalsozialismus, 7. völlig überarbeite und erweiterte Auflage, Mabuse, Frankfurt am Main.

Stoppard, M.: (1992) So fördere ich mein Kind, Ravensburger Buchverlag Otto Maier GmbH, Ravensburg.

Verordnung der Bundesministerin für Arbeit, Gesundheit und Soziales über die Ausbildung im gehobenen Dienst für Gesundheits- und Krankenpflege (Gesundheits- und Krankenpflege-Ausbildungsverordnung – GuK-AV) (Ansichtsexemplar, verteilt durch das Bundesministerium an alle Schulen für Gesundheits- und Krankenpflege, Frühjahr 1999).

Weiterführende Literatur

Watzlawick, P.: (1983) Anleitung zum Unglücklichsein, Piper, München.

Weiss-Faßbinder, S. und Lust, A.: (1998) Gesundheits- und Krankenpflegegesetz – GuKG samt sämtlichen Erläuterungen, 2. durchgesehene und ergänzte Auflage, Wien.

Willig, W.: (1990) Arbeitstexte für Psychologie, Soziologie, Pädagogik an Pflegeschulen, Ein praxisorientiertes Lehrbuch für Schüler an Krankenpflegeschulen, 7. Auflage (entspricht der 4. überarbeiteten und erweiterten Auflage 1986), Selbstverlag. Willig, Balingen.

Wirsing, K.: (1997) Psychologisches Grundwissen für Altenpflegeberufe. Ein praktisches Lehrbuch, Beltz, Weinheim.

Zimbardo G. P.: (1988) Psychologie (Bearbeiter und Herausgeber: S. Hoppe-Graf, Erziehungswissenschaftliche Fakultät der Universität Leipzig), 6. Auflage, Springer, Berlin.

Zimbardo, P.: (1995) Psychologie, 6. neu bearbeitete und erweiterte Auflage, Springer, Berlin.